U0189570

原书第 4 版

Handbook of Critical and Intensive Care Medicine

实用重症监护医学

原著 [美] Joseph Varon

主译 马少林 朱 峰 叶海燕

中国科学技术出版社
·北 京·

图书在版编目（CIP）数据

实用重症监护医学：原书第 4 版 /（美）约瑟夫·瓦隆 (Joseph Varon) 原著；马少林，朱峰，叶海燕主译 .
— 北京：中国科学技术出版社，2023.1
书名原文：Handbook of Critical and Intensive Care Medicine, 4e
ISBN 978-7-5046-9715-8

Ⅰ . ①实… Ⅱ . ①约… ②马… ③朱… ④叶… Ⅲ . ①险症—护理—手册 Ⅳ . ① R459.7-62

中国版本图书馆 CIP 数据核字 (2022) 第 129415 号

著作权合同登记号：01-2022-4147

First published in English under the title

Handbook of Critical and Intensive Care Medicine

Edited by Joseph Varon

Copyright © Springer Nature Switzerland AG 2021

This edition has been translated and published under licence from Springer International Publishing AG.

All Rights Reserved

策划编辑	丁亚红　焦健姿	
责任编辑	方金林	
装帧设计	佳木水轩	
责任印制	徐　飞	

出　　版	中国科学技术出版社
发　　行	中国科学技术出版社有限公司发行部
地　　址	北京市海淀区中关村南大街 16 号
邮　　编	100081
发行电话	010-62173865
传　　真	010-62179148
网　　址	http://www.cspbooks.com.cn

开　　本	710mm×1000mm　1/16
字　　数	557 千字
印　　张	32.5
版　　次	2023 年 1 月第 1 版
印　　次	2023 年 1 月第 1 次印刷
印　　刷	运河（唐山）印务有限公司
书　　号	ISBN 978-7-5046-9715-8 / R·2939
定　　价	298.00 元

（凡购买本社图书，如有缺页、倒页、脱页者，本社发行部负责调换）

译者名单

主　审　陈德昌

主　译　马少林　朱　峰　叶海燕

译　者（以姓氏汉语拼音为序）

陈丽敏　范晓明　高　颖　侯文佳　黄丹蕾　黄思思
蒋秩晗　李　佳　李佳坤　李颖川　刘　娇　刘晓彬
刘　杨　罗明豪　罗　哲　马琪敏　马少林　潘晓俊
钱易婍　沈　拓　宋景春　孙玉明　王飞飞　王康安
王朋妹　王瑞兰　王学斌　王玉松　杨青男　叶海燕
尹　希　张常晶　张金旻　张毅杰　周芳庆　朱　彪
朱　峰　朱晓萍

内容提要

　　本书引进自 Springer 出版社，由美国联合纪念医学中心 /
联合总医院的 Joseph Varon 博士领衔编写，是一部简明且全面
的管理危重患者的综合指南，详细阐述了著者在重症监护执业
生涯中的工作经验。全书共 20 章，按照器官系统阐述，包括
神经系统疾病、心血管疾病等，还介绍了一些特殊主题，如环
境疾病、创伤和毒理学。全新版本对前一版各章进行了彻底更
新，并增补了不少新的内容。本书内容实用，结构清晰，图文
并茂，可作为在重症监护病房（ICU）工作的临床医师、研究
人员及医学生的实用指南。

中文版序

　　重症医学是研究危及生命的疾病状态的发生、发展规律及其诊治方法的专业学科。在过去的几十年里，全球重症医学迅猛发展，世界各地 ICU 的数量大幅增长，临床各级医师、护理人员、研究员、医学生、药剂师、呼吸治疗师和其他医疗服务提供者花费数月或数年的职业生涯来治疗和照顾危重患者。这些情况都需要相关人员在处理患者的复杂问题方面接受特殊培训，拥有丰富的临床经验和能力。此外，还必须能够解释通过多种监测设备获得的数据，并且将这些信息与疾病的病理生理学知识相结合，以及与多学科团队沟通合作，共同管理患者。

　　25 年前，当 Joseph Varon 博士编写本书的第 1 版时就意识到一部简明实用的重症医学著作的重要性。2020 年，在 COVID-19 疫情严重之时，Joseph Varon 博士又更新了重症相关医护人员的简明治疗指南。于是，*Handbook of Critical and Intensive Care Medicine, 4e* 在前三版的基础上，成为面向每一位 ICU 执业者的简明、全面且用户友好的最新指南。书中章节遵循大纲格式，按照器官系统阐述，还介绍了一些特殊主题，如环境疾病、创伤和毒理学。本书不仅更新了前一版中的章节，还增补了全新的章节内容。所有章节均由该领域的权威人士撰写，结合经验与循证，是一部具有重要参考价值的临床一站式参考书。

　　本书的读者要理解一件事，即重症医学不是一个静态的领域，而是每天都在发生变化，这一点很重要。因此，本书并非旨在定义治疗标准，而是作为重症医学当前临床实践的一般指南。作者在编写本书时希望它能使成千上万的危重患者受益，更重要的是，希望它能帮助临床执业医护人员获得多学科的诊治方法。

为了让国内广大读者更好地理解和掌握书中的内容，上海重症医学领域的相关专家和青年才俊对此书进行了翻译。他们既有扎实的理论基础，又有丰富的临床一线诊疗经验，在翻译中，既忠于原著，又兼顾临床常用表达方式。他们为了能完成本书的翻译和校对工作，在繁忙的临床工作之余付出了艰辛的劳动。期待本书中文版能够得到重症医学同仁的认可。

上海交通大学医学院附属瑞金医院

译者前言

　　全球的重症医学，尤其是我国的重症医学，起步均较晚，但是在所有从业者的共同努力下，呈现出高速发展的态势。重症医学在日常医疗服务和突发公共事件中承担了最为重要的医疗救治任务，是一个医院、一个地区、一个国家医疗救治水平的集中体现。

　　重症医学以生理紊乱为导向的目标性治疗学科理念，不同于传统专科以诊断为导向的目标性治疗学科理念。学科理念的先进性、完整性和时间的敏感性，决定了重症医学从业者需要具有更扎实、更高水平的医学素质和临床重症处理能力。我们组织专家共同翻译的 *Handbook of Critical and Intensive Care Medicine, 4e*，涵盖了当代重症医学的主要内容和话题，遵循大纲格式，不仅包括按器官系统划分的神经疾病和心血管疾病等，还包括一些特殊话题，如环境疾病、创伤和毒理学等。全新版本既有更新内容又有全新章节，将经验与循证相结合，内容丰富新颖而又言简意赅，为临床实践提供了切实可行的指导及整治策略。

　　本书译者多从事重症医学多年，均为临床和科研的临床医师和青年才俊。他们对重症患者的诊断和治疗有丰富的经验，很多都有国外学习、工作的经历，对国内外重症医学的医疗体系十分了解和熟悉，并且语言功底扎实。译者们忠于原著，秉承着严谨的科学态度，分工明确，协同合作，翻译架构清晰，确保了本书内容翔实、科学、流畅。本书是一部质量较高、实用性很强的著作，适合广大重症医学从业者阅读参考。

上海市医学会危重病专科分会副主任委员　
同济大学附属东方医院重症医学科主任

原书前言

今年对医疗服务提供者来说比以往任何时候都更具挑战性。COVID-19 疫情大流行向我们表明，重症监护是迄今为止极为重要的专业之一。那么，为什么还要写另一部关于危重患者管理的书呢？25 年前，当我编写本书第 1 版时，我就意识到一部简洁精华版参考书的重要性，这对那些治疗危重患者的人很有用。在过去的 60 年里，我们看到世界各地 ICU 的数量大幅增长。实际上，据估计，有很大一部分医疗费用来自于这些专科病房的患者。医学生、住院医师、研究员、主治医师、重症监护护士、药剂师、呼吸治疗师和其他医疗服务提供者（无论其最终执业领域如何）将花费数月或数年的职业生涯来治疗和照顾危重或严重受伤的患者。这些临床医师必须在处理患者的复杂问题方面接受特殊培训，且具有丰富经验和能力。此外，这些临床医师必须解释通过多种监测设备获得的数据，并且必须将这些信息与疾病的病理生理学知识相结合。更重要的是，在 ICU 或危重患者身边工作的任何人都必须与多学科团队一起接触患者。我想到了一句话，即"一个团队里没有我，只有我们"。

全新第 4 版是为世界各地从事重症医学的每一位执业医师编写的。我试图提出基本的和普遍接受的临床信息，我在该领域的个人经验、实践情况和一些重要公式，以及实验室检查值和相关图表，我们认为这些对重症监护执业医师十分有用。本书的章节按照器官系统（即神经疾病、心血管疾病）设置，还涉及了一些特殊主题（即内环境紊乱、外伤、毒物学）。每章都进行了更新，许多章节都是全新的。

重症医学不是一个静态的领域，每天都在发生变化，读者在阅读本书时，理解这一点很重要。因此，本书并非旨在定义治疗标准，而是作为重症医学当前临床实践的一般指南。我写这本书是希望它能使成千上万的危重患者受益，但更重要的是，它能帮助执业临床医师采取多学科的方法。

Joseph Varon, MD, FACP, FCCP, FCCM, FRSM
Houston, TX, USA

马少林　译

致　谢

以下专家帮助我评议了这一版的书。我想感谢他们的帮助和协助，使这份手稿准确且前沿。

Abbas Alshami, MD
Steven Douedi, MD
Mustafa AlTaei, MD
Mohammed Alazzawi, MD
Division of Internal Medicine
Jersey Shore University Medical
Center, Hackensack Meridian Health
Neptune, NJ, USA

Swapnil Patel, MD
Division of Internal Medicine
Internal Medicine Residency Program
Hackensack Meridian
School of Medicine
Jersey Shore University
Medical Center, Hackensack
Meridian Health
Neptune, NJ, USA

谨将本书再次献给所有与 COVID-19 抗争的医护人员，以及我的孩子 Adylle、Jacques、Daryelle 和 Michelle，感谢他们成年后对我无数日夜和周末忙忙碌碌的理解，在这些日子里，我不在他们身边，而在照顾那些当时最需要我的患者。

Joseph Varon, MD, FACP, FCCP,
FCCM, FRSM

马少林　译

目　录

第 1 章　重症监护病房
Approach to the Intensive Care Unit (ICU)

一、欢迎来到重症监护病房

（一）什么是重症监护病房

重症监护病房（intensive care unit，ICU）是指采用最先进的技术，对危重和高危患者进行有创和无创监测，以及提供积极治疗的医院区域。在这些病房中，患者的生理变量会持续报告给医师，以便提供滴定治疗。

作为医学生、住院医师、主治医师或其他医疗服务提供者，可能需要在这些单位花费数百小时来治疗重症患者。了解这些专业领域的功能和组织结构将有助于执业医师理解重症监护。

（二）ICU 的历史发展

ICU 的起源仍然存在争议。1863 年，Florence Nightingale 写道："在乡村小医院里，有些地方有一个从手术室辟出的小房间，患者可以一直待在那里，直到他们康复，或至少从手术的直接影响中恢复"。这可能是对 ICU 的最早描述。恢复室是 20 世纪 20 年代在 Johns Hopkins 医院开办的。20 世纪 30 年代，德国出现了第一个组织良好的术后 ICU。在美国，更专业的术后恢复室于 20 世纪 40 年代在梅奥医学中心建立。到 20 世纪 50 年代末，第一个休克治疗单元在洛杉矶建立。堪萨斯城于 1962 年设立了急性心肌梗死患者初始监护室。

（三）ICU 的经济影响

自最初发展以来，美国 ICU 床位迅速并且显著增长。目前，美国有 60 000 多张 ICU 床位，而重症监护费用占国民生产总值的 2.5% 以上。

（四）ICU 的组织

美国的 ICU 可以是开放式的或封闭式的。任何在该医疗机构具有批准入院权限的主治医师均可使用开放式 ICU，许多专科医师可同时管理患者。这些医师不需要接受重症监护医学的专门培训。在封闭式 ICU 中提供了一种不同的系统，由 ICU 团队对入院患者进行管理，并由接受过重症监护医学专业培训的医师进行协调。尽管患者的治疗可能涉及专科治疗，但所有医嘱均由 ICU 团队撰写，所有决定均由该团队批准。

ICU 也可按其计划治疗的患者类型进行组织。在一些研究中，由于治疗的标准化，这些"封闭式"病房的 ICU 患者的住院时间更短。

ICU 也可以根据患者的疾病情况进行划分，例如神经外科 ICU（NICU）、儿科 ICU（PICU）、心血管外科 ICU（CVICU）、外科 ICU（SICU）、内科 ICU（MICU）和冠状动脉监护病房（CCU）。

美国大多数重症监护病房都有一名医疗主任，他拥有不同程度的权力，负责床位分配、决策制订和质量保证，尤其是在封闭式 ICU 中，其可能是该病房收治患者的主要主诊医师。

二、团队工作

危重症患者治疗已发展成为一门需要专业培训和专业技能的学科。ICU 医师在或不在患者身边时，依靠护理工作者对患者进行准确的记录和评估，并提供全方位的护理，包括心理和社会支持及有序治疗的管理。

复杂的机械通气设备需要适当地监测和调整，该专业技术和其他功能由呼吸治疗专业团队提供。在药学同事的帮助下，ICU 中广泛使用的药典得到了极大的加强。许多机构认为，让受过高级培训的药剂师参与治疗，以帮助从业人员对危重病患者进行适当的药理学管理是有益的。此外，具有设备维护和保养经验的技术人员也有助于获取生理数据和维护相关设备。没有这些额外的专业人员，就不可能实现最佳的 ICU 管理。

由于许多 ICU 患者在这些病房的住院时间较长，因此额外的医疗服务提供者（如营养支持团队、物理／职业治疗）仍然是这些患者管理的重要组成部分。

三、流程图

ICU 患者因其病情危重，表现出复杂的病理生理和症状学。在许多情况下，这些患者接受了气管插管，或患有抑郁症，无法提供既往病史。医师必须进行体格检查、生理监测和获取实验室数据以提供诊断所需信息，并在这些情况下启动适当的治疗。

流程图是识别和管理危重患者严重生理紊乱所必需的信息库。组织良好的流程图提供了关于不同器官系统的 24h 信息，而不仅仅是生命体征。在许多机构中，这些流程表是计算机化的，有可能提高可访问性并允许实时获取数据。这些设备很复杂，在许多情况下都很昂贵。

适用于 ICU 流程图的主要类别包括以下几类。

- 生命体征。
- 神经系统状态。
- 血流动力学参数。
- 呼吸机设置。
- 呼吸参数。
- 输入量和排出量。
- 实验室数据。
- 药物。

四、重症患者

一般而言，入住 ICU 的患者不仅病情严重，还可能有累及多个不同器官系统的疾病过程。因此，对危重患者的治疗方法需要系统和完整（见下文）。

在对危重患者进行初始治疗时，需要考虑几个问题。初始评估包括 ABC（气道、呼吸、循环）评估，并根据需要同时进行干预。然后，应对所有进入 ICU 的患者进行有组织且有效的病史询问和体格检查，并确定一系列治疗干预的优先顺序。

五、面向系统的交接班

在 ICU 中，需要准确传输临床信息。交接班保持强迫性并关注每一个细节很重要。ICU 查房期间的诊疗模式可能因医疗机构的传统而异。然而，由于存在多种医学问题，因此需要系统地收集和显示数据，以便对这些患者进行适当的管理。我们更喜欢以"从头到脚"的形式呈现和书写记录（表 1-1）。

表 1-1 交接班中所需的最少信息量

ICU 生存指南，用于查房期间的演示

1. 识别 / 问题列表
2. 过去 24h 内的重大事件
3. 神经
   - 精神状态、主诉、详细神经系统检查（如果相关）
4. 心血管
   - 记录症状和体格检查结果、血压、过去 24h 的脉搏变异性、心电图和超声心动图结果
   - 如果有 CVP 管路和（或）Swan-Ganz 导管，请检查 CVP 及血流动力学是否自己已掌握
5. 呼吸
   - 呼吸机设置、最新血气分析结果、症状和体格检查发现、CXR（如果患者接受插管，则为每日 1 次）
   - 其他计算值（例如，顺应性、每分通气量等）
6. 肾脏 / 代谢
   - 尿量（每小时和过去 24h 内）、输入 / 输出量平衡（每日、每周）、体重、电解质和肌酐清除率（如果有）
   - 酸碱平衡的解释
7. 胃肠道
   - 腹部检查、经口摄食、呕血黑便、腹泻
   - 腹部 X 线检查、肝功能检查、淀粉酶检查等
8. 感染性疾病
   - 体温曲线、白细胞计数、微生物培养、当前抗生素（每种药物的天数）和抗生素水平
9. 血液学
   - 全血细胞计数、PT、PTT、TT、BT、DIC 筛查（如相关）、外周血涂片
   - 影响出血的药物
10. 营养
    - TPN、肠内喂养、速率、热量摄入和蛋白质克数
11. 内分泌
    - 您需要检查 TFT 或皮质醇吗？给出每小时和 24h 的胰岛素总需求量
12. 心理社会
    - 患者是否患有抑郁症或有自杀倾向？家庭成员是否了解该患者目前的状况？
13. 其他
    - 检查气管导管位置（距口唇或鼻孔的距离，以厘米为单位）并行 CXR 检查位置。检查所有线路和传感器
    - 注意导管的位置和插入皮肤部位。应记录皮肤的压疮、皮疹和任何其他变化
    - 必须知晓所有药物和输液。所有输液必须在交接班前或交接班中更新

BT. 出血时间；CXR. 胸部 X 线片；CVP. 中心静脉压；DIC. 弥散性血管内凝血；PT. 凝血酶原时间；PTT. 部分凝血活酶时间；TFT. 甲状腺功能检查；TPN. 全胃肠外营养；TT. 凝血酶时间

ICU 病程记录以系统为导向，与普通内科、外科病房常用的以问题为导向的方法不同。评估和计划是为每一个不同器官系统制订的，作为对组织的帮助，但与非 ICU 图表一样，每个病程记录都应包含一个每天都要处理的"问题列表"。该问题列表使医疗服务提供者能够同时跟踪多个问题，并使不熟悉给定病例的医师在需要时能有效理解其复杂性。

多年来，在床旁查房时介绍病例的技巧一直很完善，但以下简要指南可能会让 ICU 团队的新成员有一个好的开端，指南还提供了检查 ICU 患者的"操作方法"和风格化的 ICU 病程记录。请记住，对于所审查的每个系统，都应提供对数据、评估和管理计划的全面审查。使用这种简单的技术可以避免重要数据被跳过或遗忘。

当您早上到达 ICU 时：①询问前一天晚上的医师和护士关于您的患者的情况；②去患者的病房，查看流程图。然后按以下方式检查和回顾每个器官系统。

（一）识别

提供姓名、年龄、主要诊断、入院日期和入住 ICU 的日期。

（二）过去 24h 内的重大事件

提及（或在病程记录中列出）任何重大医疗事件或诊断努力。例如，重大胸部手术或心肺骤停、头部计算机断层扫描（CT）、再插管或机械通气变化。

（三）系统回顾

1. 神经病学方面

(1) 精神状态：患者是否清醒？如果是，能进行精神状态检查吗？如果患者处于昏迷状态，是否为自主呼吸？

(2) 格拉斯哥昏迷评分是多少？患者是否有咳嗽或呕吐反射？

(3) 如果患者应用了镇静药，Ramsay 评分是多少，或基于任何其他评分标准（如 RASS 或 Ramsay 评分）的评分是多少？

(4) 如果相关（对于有严重神经系统异常或主要疾病过程涉及中枢神经系统的患者），应进行详细的神经系统检查。

(5) 过去 24h 内进行的任何神经学评估（如腰椎穿刺或 CT 扫描）的结果如何？

2. 心血管方面

(1) 症状和体格检查结果：明确询问呼吸困难、胸痛或不适等症状很重要。体格检查应重点检查心律、是否存在充血性心力衰竭、肺动脉高压、心包积液和瓣膜病变。

(2) 心电图：我们建议对每例 ICU 患者频繁进行诊断性心电图检查。许多 ICU 患者无法提供胸痛或其他心脏症状，因此，心电图可能是唯一指向心脏病理学的信息。

(3) 如果患者已置入中心静脉导管和（或）肺动脉（Swan-Ganz）导管，则自己检查 CVP 和血流动力学。如果患者有肺动脉导管或血管内血氧定量监测设备，应注意耗氧量和输送量的血流动力学计算。对危重患者管理有用的血流动力学参数的详细列表见第 3 章和第 13 章。

(4) 记录过去 24h 的血压和脉搏变化。计算一段时间内的平均动脉压（MAP）变化。

(5) 如果患者接受了超声心动图检查，请详细查看检查结果。

(6) 如果患者正在接受辅助机械心脏支持（如主动脉内球囊反搏泵）或临时起搏器，则需要记录设置的参数并与前几天数据进行比较。

3. 呼吸系统方面

(1) 如果患者正在接受机械通气，则需要记录当前呼吸机设置的参数，包括通气模式、潮气量、预设呼吸频率和患者自己的呼吸频率、提供的氧浓度（FiO_2）、患者是否正在接受呼气末正压（PEEP）和（或）压力支持（PS）及其水平。适当时，应注意峰值流量设置和吸气 – 呼气（I∶E）比。机械通气患者应每日测量静态和动态顺应性、每分通气量和其他参数（见第 2 章和第 13 章）。如果进行了脱机参数测定，则需要对其进行处理。

(2) 应将最近的动脉血气分析值与以前的测量值进行比较。应在所有血气分析中计算肺泡 – 动脉氧分压差。

(3) 应注意症状和体格检查发现，如果相关，应提及痰液特征。

(4) 一般而言，每天对所有插管患者进行一次便携式 CXR。注意中心静脉管路、气管内导管、胸腔引流管、心包穿刺导管、肺野渗出（浸润）、气胸、纵隔气肿和皮下气肿。

4. 肾脏 / 代谢方面

(1) 尿量以每小时的尿量和过去 24h 的尿量进行量化。对于需要重症监护超过 2 天的患者，跟踪其输入量、排出量，以及每日和每周的总体液平衡情况非常重要。

(2) 每日体重。

(3) 如果患者接受了血液透析或正在接受腹膜透析，将其包含在每日记录中很重要。

(4) 记录的电解质包括镁、磷和钙（离子化），如果有，还应包括肌酐清除率、尿电解质等。这些数值的任何变化都需要特别考虑。

(5) 血气分析用于解释酸碱平衡。这些计算中最常用的公式见第 14 章。

5. 胃肠方面

(1) 腹部检查：详细的腹部检查可能会发现新的病理情况或允许评估已识别问题的变化。

(2) 如果患者清醒，请提及他或她的经口饮食量（例如，确定对流质是否具有良好的耐受性）。

(3) 胃内容物或粪便的特征（如咖啡渣样、腹泻等）也应该被提及和记录。

(4) 检查腹部 X 线片（如果有必要），特别注意喂养管的持续时间、膈下游离气体和肠型。

(5) 提及肝功能检查（转氨酶、白蛋白、凝血测定等）和胰酶（淀粉酶、脂肪酶等），并记录相关情况，以及它们与之前测量结果相比的变化。

6. 感染性疾病

(1) 温度曲线：注意温度变化（如"发热高峰"或体温过低）及为控制温度而进行的干预措施。注意发热特征、24h 内的最高温度（T-max），以及对解热药的反应。

(2) 适当时记录总白细胞（WBC）计数，特别注意异常的变化。

(3) 培养：每天到微生物实验室检查培养（血、痰、尿等）结果并记录。当提到阳性培养结果时，应包括可用的抗生素敏感性资料。

(4) 当前抗生素：应报告当前剂量、给药途径，以及每种药物的使用天数。如果发生与使用抗生素相关的不良反应，应进行报告。

(5) 对于具有已知药物代谢动力学的许多抗生素，绘制抗生素水平图以调整其剂量（如万古霉素的峰水平和谷水平）。

(6) 如果患者正在接受一种新药，无论是正在研究的还是 FDA 批准的，都需要报告不良反应和（或）观察到的有益作用。

(7) 应注意所有导管和管路的持续时间（如中心静脉导管、导尿管），并修改其适应证，以避免不必要的感染风险。

7. 血液学

(1) 全血细胞计数（CBC）：在提供结果时，了解外周血涂片的特征很重要。

(2) 凝血参数：凝血酶原时间（PT）、部分凝血活酶时间（PTT）、凝血酶时间（TT）、出血时间（BT）和弥散性血管内凝血（DIC）筛查（如纤维蛋白原、纤维蛋白裂解产物、D- 二聚体、血小板计数）应在相关时予以分析、处理。

(3) 如果患者已接受血液制品或已接受血浆置换，则应注意这一点。

(4) 在这种情况下，要特别注意所有改变出血的药物，无论是直接的（如肝素、醋酸去氨加压素）还是间接的（例如，替卡西林诱导的血小板病，雷尼替丁诱导的血小板减少症）。

8. 营养方面

(1) 全胃肠外营养（TPN）：需要说明患者正在接受何种配方营养制剂，TPN 提供的总热量及给出的脂肪和糖类的百分比，蛋白质总量及合成或分解代谢状态评估（见第 10 章）。

(2) 肠内喂养：报告与 TPN 相似，提及任何胃肠道不耐受（如腹泻）。

(3) 对于上述 2 种情况，都必须报告患者的营养需求以及这些需求实际得到满足的百分比。

9. 内分泌方面

(1) 特别关注胰腺、肾上腺和甲状腺功能。如果需要，进行皮质醇水平或甲状腺功能检查。在大多数情况下，除外特殊情况（例如对播散性肺结核患者容量复苏无效的低血压，阿狄森危象），通常无法立即获得结果。

(2) 葡萄糖值：数据表明，良好的血糖控制有助于 ICU 患者恢复健康。因此，系统回顾必须包括患者在过去 24h 内的血糖变化。

(3) 胰岛素：应报告每小时和每 24 小时的总胰岛素需求及血糖值。所使用的胰岛素制剂的类型应加以说明。

(4) 在高渗状态和糖尿病酮症酸中毒患者中，有必要测定计算血清渗透压及酮体，绘制这些值的图表，并与以前的结果进行比较。

10. 社会心理

(1) ICU 患者往往处于神志不清的状态，在许多情况下是无判断力的。虽然这些症状和体征是作为神经系统检查的一部分进行的，但重要的是要考虑其他诊断（如抑郁症、精神病）。

(2) 对于药物过量和抑郁症患者，需要询问关于新的自杀和凶杀意念可能性的具体问题。

11. 其他

每天早上（或晚上）查房前还必须检查其他参数。

(1) 检查气管导管的大小和位置（距口唇或鼻孔的距离，以厘米为单位），并在胸部 X 线片上检查其位置，如上所述。

(2) 如果患者有经鼻气管插管或经口气管插管，应进行详细的耳、鼻、喉检查（因为经鼻气管插管的患者可能发展为重度鼻窦炎）。

(3) 使用相应设备检查所有管路（例如传感器必须处于适当的水平）。注意体格检查和 X 线检查中导管的位置，以及皮肤插入部位的外观（如感染）。

(4) 必须了解并记录所有药物和持续输注情况及其适当的浓度和输注速率。

(5) 在补液"预混合"时，所有输液液体都必须更换。需要尽早书写 TPN 医嘱，并根据最新的实验室检查结果进行更改。

(6) 每天早上查房结束时，务必将当天需要做的事情记录在案，例如，中心静脉导管或动脉导管的变化、进行腰椎穿刺等。

（四）不复苏和伦理问题

ICU 中每天都会出现伦理问题。例如，当特定患者患有恶性肿瘤时，是否应继续对其进行机械通气？获得性免疫缺陷综合征（AIDS）患者是否应在心肺骤停时接受心肺复苏术（CPR）？是否应允许家属终止机械通气或喂养管喂养？

这些问题和类似的问题经常被问到，实际上可能没有一个正确的答案。必须让患者有机会表达他们对复苏的愿望。ICU 医师需要对患者及家属进行预后教育。医师没有义务提供徒劳的干预措施，沟通是避免这一领域冲突的关键。

不复苏（DNR）医嘱已在美国医院广泛使用。如果患者出现心脏或呼吸骤停，DNR 医嘱会特别指示患者的医疗服务提供者放弃 CPR。患者、医师和家属可商定不同程度的支持。

不同的机构有不同的支持类别，包括以下内容。

- 代码 A 或代码 I：完全支持，包括 CPR、升压药、机械通气、手术等。
- 代码 B 或代码 II：除 CPR（无气管插管或胸部按压）外的完全支持。然而，在这些情况下可使用血管加压药。
- 代码 C 或代码 III：仅舒适治疗。根据医疗机构的政策，可能会暂停静脉输液、抗生素和其他药物。

DNR 患者可能属于后两组中的任一组。因此，提供特定分流状态的完整描述并仔细向患者和（或）家属解释，以及根据需要进行讨论非常重要。请记住将您与家属的所有讨论记录在病历中。

如前所述，复苏努力的程度将取决于患者的意愿。当患者无法表达自己的意愿时，会询问最亲密的家庭成员或指定人员。例如，患者心肺骤停时是否需要完全机械通气支持？如果患者没有民事行为能力，是否由医疗代理人准备好协议？

在 2019 年新型冠状病毒大流行期间，出现了一种新的伦理状况。对这些患者执行 CPR 会给工作人员带来风险。此外，许多新型冠状病毒感染患者病情严重，CPR 被认为在医学上无效。因此，在这些患者中，CPR 的风险高于获益。在美国，这种情况下医师应尝试与患者家属讨论，解释情况，以便下达 DNR 医嘱。在家属拒绝做出此类决定的情况下，如果管理团队和一名独立临床医师确定结果无效，几家医院和立法者会通过强制性 DNR 医嘱。

伦理问题通常可以通过与一群有处理这些问题经验的人进行磋商来解决。在许多机构中，有一个"伦理委员会"可以就道德和伦理困境向医务工作者和家庭提供咨询。

（马少林　译）

第 2 章　重症监护基础
The Basics of Critical Care

重症医学是一门综合学科，要求临床医师检视许多重要且基础的相互作用，包括器官系统之间、患者与所处环境之间及患者与生命支持设备之间的相互作用。例如，肺内的气体交换取决于通气和血流在数量、空间和时间上的匹配。因此，肺和心脏都不能单独起作用，是心肺的相互作用决定了气体交换是否充分。

重症监护往往需要应用一些技术手段来提供高级生命支持。例如机械通气就是一个常见的例子。在应用过程中，为什么正压通气和呼气末正压（PEEP）会导致少尿或心输出量降低？很多时候，临床评估和治疗计划都将针对患者与技术应用之间的相互作用来提出，这本身就是一种独特的"生理学"。

一、心搏骤停和复苏

心肺复苏不是每天都会发生的事，但已经不再是稀罕事了。据估计，2014年在美国有 356 500 人经历了院外心搏骤停。此外，每年约有 209 000 人在院内心搏骤停。复苏的目标是恢复正常或接近正常的心、肺、脑功能，并且不使其他器官系统恶化。

（一）病因

表 2-1 列出了心搏骤停最常见的原因。

约 35% 的心搏骤停并非由心脏病引起，而是由外伤、出血和中毒等引起。其中导致心搏骤停的可逆原因的助记符为"Hs"和"Ts"（表 2-1）。

表 2-1 心搏骤停的常见原因及其可逆性原因 *

(1) 原发性心脏事件 　① 冠状动脉疾病 　② 心律失常 　　• 高钾血症 　　• 严重酸血症 　　• 电解质紊乱 　　• 长 QT 综合征 　　• 兴奋前综合征 　　• 特发性室颤 　　• Brugada 综合征 　③ 心肌炎 　④ 心脏压塞 　⑤ 心肌病（肥厚、扩张） (2) 继发性呼吸骤停（如儿童） (3) 继发性呼吸衰竭 　① 缺氧 　② 高碳酸血症 (4) 体温改变 　体温过低	(5) 药物作用 　① 洋地黄 　② 奎尼丁 　③ 三环类抗抑郁药 　④ 可卡因 (6) 可逆性原因 　①"Hs" 　　• 低血容量 　　• 缺氧 　　• 氢离子（酸中毒） 　　• 高钾血症或低钾血症 　　• 体温过低 　　• 低血糖或高血糖 　②"Ts" 　　• 药片或毒素 　　• 心脏压塞 　　• 张力性气胸 　　• 血栓形成（心肌梗死） 　　• 血栓栓塞（肺栓塞） 　　• 创伤性心搏骤停

*. 可逆性原因助记符为"Hs"和"Ts"，因英文首字母为"H"和"T"而得名

（二）病因学

1. 心室颤动（VF）或无脉性室性心动过速（VT）。

2. 心脏停搏。

3. 无脉性电活动（PEA）（电机械分离）。PEA 的心搏骤停患者有心电活动存在，但没有相应的机械收缩（因此无法产生足够的血压）。

4. 心源性休克：未产生有效的心输出量。

5. 常温下中枢神经系统（CNS）不能耐受超过 6min 的缺血。

（三）诊断

1. 未监测的患者意外的丧失意识。

2. 明显的中央动脉搏动丧失。

3. 自主呼吸患者出现呼吸停止。

4. 在监测的患者中检测到危险的心律并伴有明显的脉搏消失。

（四）鉴别诊断

1. 晕厥或血管迷走神经反应。

2. 昏迷。

3. "晕厥"。

4. 抽搐。

（五）管理

1. 心肺复苏

(1) ICU 中 CPR 的主要适应证包括：①心血管衰竭；②呼吸停止（伴有或不伴有心搏骤停）。

(2) 心肺复苏过程中的血流机制：①胸骨和椎骨之间的心脏直接受压将血液从心室"挤压"到大血管中；②胸腔内压力的变化会使外周静脉网和动脉网之间产生梯度，导致正向流动；③在进行心肺复苏期间，胸部按压过程的动力学可能在心肺复苏是否成功中起主要作用，另外，胸部按压本身可以提供通气；④插入式腹部按压 CPR 可增加主动脉舒张压，从而改善冠状动脉的血流灌注。

(3) 技术。

① 建立有效气道（见第 15 章）。

- 首先评估呼吸情况（开放气道，一看二听三感觉）。
- 如果患者呼吸停止，则需要考虑是否为异物阻塞，并采取措施减轻阻塞。
- 在进行气管插管前，每 30 次胸外按压后的 2s 停顿期间给予 2 次人工呼吸。
- 心脏搏动或呼吸停止期间需要的最小呼吸频率应为每 6 秒 1 次（每分钟 10 次）。一旦恢复了自主循环，呼吸频率应保持 10 次 / 分，以避免过度通气。目标 $PETCO_2$ 为 35～40mmHg。
- 潮气量大小应以 5～7ml/kg（理想体重）为目标。
- 所有接受心肺复苏术的患者都应给予最高浓度的 O_2（100%）。

② 确定是否有脉搏（颈动脉优先，如果触及不到，立即开始 CPR）。

③ 胸外按压，当前的高级心脏生命支持（ACLS）建议如下。

- 施救者的手掌放置于患者胸骨下缘。
- 一只手的掌根放在胸骨的下半部分，另一只手的掌根平行重叠于前一只手。

- 两肘关节固定不动，双臂绷直，施救者的肩肘腕关节处于一条直线，提供垂直向下的推力。
- 对于正常体型的成人，按压深度使胸骨下移 5~6cm，按压频率为 100~120 次 / 分。
- 美国心脏协会（American Heart Association）发表了 CPR 替代技术，特别是机械装置（如充气背心 CPR、LUCASTM 心肺复苏仪）。这些设备的目的是增强压力并减少施救者的体力消耗。迄今为止，没有任何一项随机对照研究表明这些装置可以增加出院率，以及有更好的神经功能预后。
- 对于那些已知有可逆性心脏停搏病因的患者，且在全天候均可获得此类支持的中心，可以选择体外 CPR。

④ 心电监测和心律失常的识别（见第 3 章）。

- 区分室性和室上性心律失常。
  - 大多数快速、宽 QRS 波心动过速是室性心动过速。
  - 立即开始治疗（见下文）。

⑤ 由心室颤动或无脉性室性心动过速引起的心搏骤停生存的主要决定因素是除颤。

- 将早期除颤和心肺复苏相结合可提供更好的治疗效果。
- 在一次电击后恢复胸部按压。

⑥ CPR 期间的给药途径。

- 外周静脉（首选肘前或颈外静脉）。
- 中心静脉导管（锁骨下或颈内静脉）：有时可从股静脉中穿入一条延伸到横膈上方的长导管。
- 骨髓腔内（IO）套管插入术为给药、液体复苏和采血提供了安全有效的通道。
- 气管途径：药物剂量应 2~2.5 倍于经静脉给药（IV），并在 10ml 生理盐水或蒸馏水中稀释。给药时导管应越过气管导管的尖端，迅速喷洒药物，然后进行几次快速注气。
- 其他章描述了在心肺复苏中和复苏后立即给予的不同药物的剂量。

⑦ 流程如下。

- ABCD 和生存链（图 2-1）。

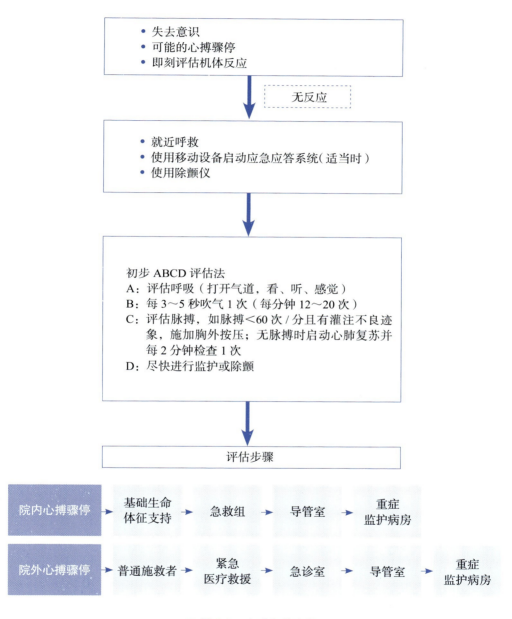

- 失去意识
- 可能的心搏骤停
- 即刻评估机体反应

无反应

- 就近呼救
- 使用移动设备启动应急应答系统(适当时)
- 使用除颤仪

初步 ABCD 评估法
A：评估呼吸（打开气道，看、听、感觉）
B：每 3～5 秒吹气 1 次（每分钟 12～20 次）
C：评估脉搏，如脉搏<60 次 / 分且有灌注不良迹象，施加胸外按压；无脉搏时启动心肺复苏并每 2 分钟检查 1 次
D：尽快进行监护或除颤

评估步骤

院内心搏骤停 → 基础生命体征支持 → 急救组 → 导管室 → 重症监护病房

院外心搏骤停 → 普通施救者 → 紧急医疗救援 → 急诊室 → 导管室 → 重症监护病房

▲ 图 2-1　心肺复苏流程

- 立即启用除颤器。
- 如果循环停止，立即开始心肺复苏术（图 2-2）。

> - 按压频率 100～120 次 / 分：复苏质量随每分钟＞120 次而下降
> - 1 个 CPR 循环：30 次按压 2 次呼吸
> - 避免过度通气
> - 按压时间最大化：尽量减少按压中断时间，使冠状动脉灌注最大化
> - 胸部按压深度在 5～6cm：过深会有害
> - 固定人工气道并确认放置位置：使用二氧化碳记录仪，听诊肺部呼吸音
> - 高级人工气道建立后，继续给予胸外按压

▲ 图 2-2　心肺复苏术（CPR）

- 评估节律（图 2-1 和图 2-3）。
- 如果存在 VT/VF，请遵循图 2-3 示意。
- 如果存在 PEA，请遵循图 2-3 示意。
- 如果存在心搏骤停，请遵循图 2-3 示意。
- 对于心动过缓，请遵循图 2-4 示意。
- 对于心动过速，请遵循图 2-5 至图 2-8 示意。

(4) 脑复苏如下。

① 心肺复苏的主要目标是保护患者的脑功能。

② 维持复苏患者的收缩压不低于 90mmHg 或平均动脉压不低于 65mmHg。建议在复苏后立即纠正低血压，用以维持脑和其他器官的灌注。

③ 恢复自主循环后，使患者保持 32～36℃的体温。

④ 许多临床试验显示，亚低温治疗（32～34℃）可改善神经功能的预后，低温治疗（TH）可以降低代谢率并抑制游离氧自由基的产生（见第 15 章）。

⑤ 避免高氧（高氧定义为氧分压＞300mmHg）。

⑥ 通过维持正常或稍高的平均动脉压及降低颅内压（如果颅内压升高的话）来优化脑灌注压（见第 9 章）。

2. 停止 CPR 的时机

(1) CPR 30min 后仍无自主循环。

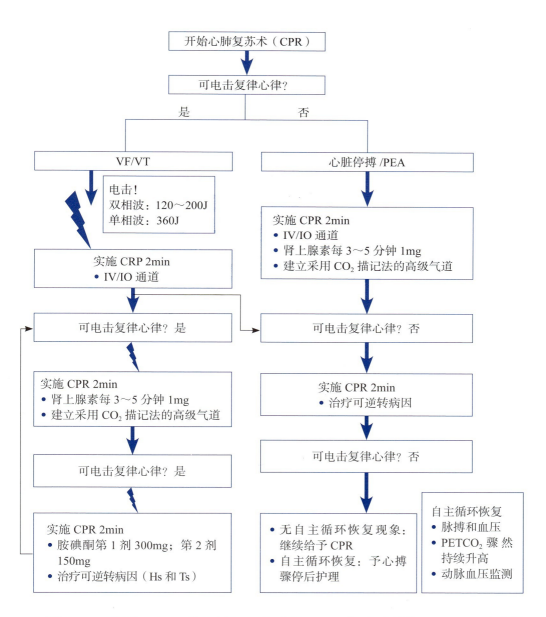

▲ 图 2-3 心室颤动（VF）、无脉性室性心动过速（VT）、无脉性电活动（PEA）、心脏停搏的处理流程

IV. 静脉注射；IO. 骨髓腔内输液；PETCO₂. 呼吸末 CO₂ 分压

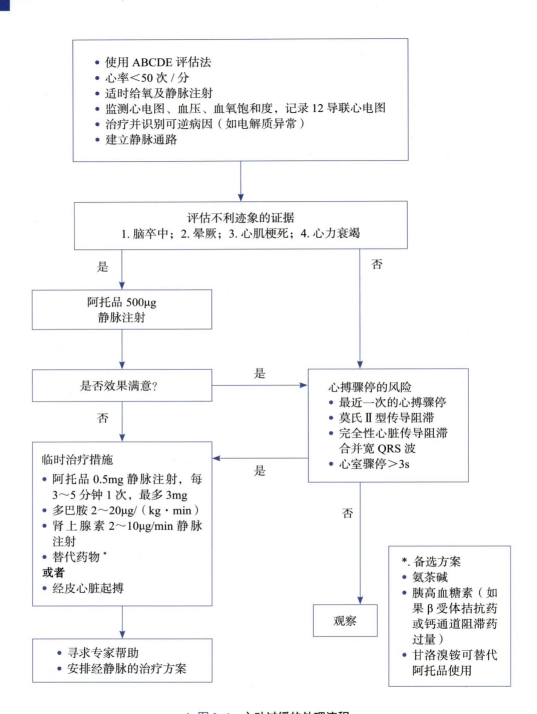

▲ 图 2-4　心动过缓的处理流程

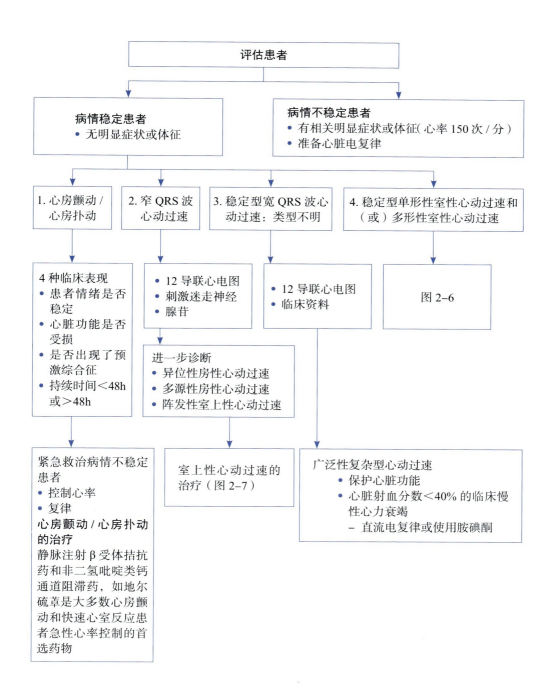

▲ 图 2-5　心动过速的处理流程

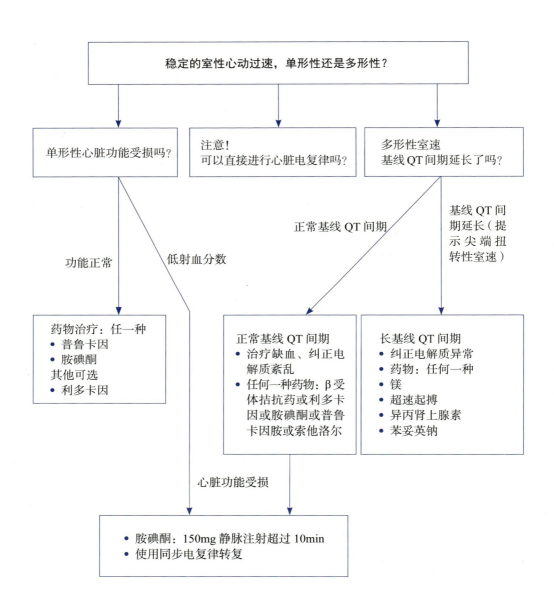

▲ 图 2-6　室性心动过速的处理流程

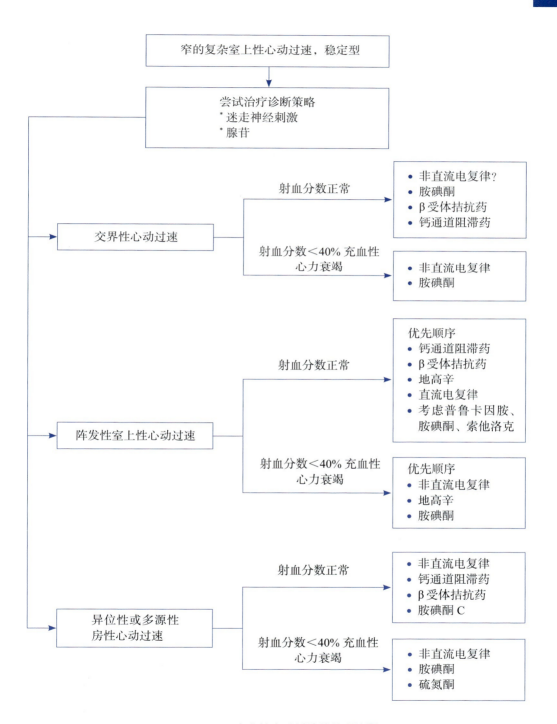

▲ 图 2-7　室上性心动过速的处理流程

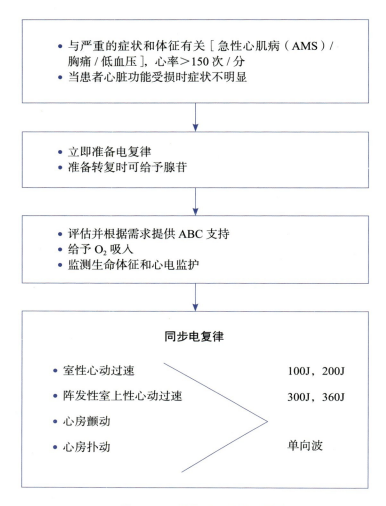

以下为图中内容：

- 与严重的症状和体征有关［急性心肌病（AMS）/ 胸痛 / 低血压］，心率＞150 次 / 分
- 当患者心脏功能受损时症状不明显

↓

- 立即准备电复律
- 准备转复时可给予腺苷

↓

- 评估并根据需求提供 ABC 支持
- 给予 O_2 吸入
- 监测生命体征和心电监护

↓

同步电复律

- 室性心动过速   100J，200J
- 阵发性室上性心动过速   300J，360J
- 心房颤动
- 心房扑动   单向波

▲ 图 2-8 心脏同步电复律的流程

- 在心肺复苏过程中恢复自主循环的患者可以考虑延长抢救时间。

(2) 在最新的指南中，停止 CPR 的标准为 20min 后呼气末 CO_2 分压＞10mmHg 者。

3. 复苏不良结局的预测因素

(1) 疾病晚期（如脓毒症、恶性肿瘤）。

(2) 灾难性事件（如大面积肺栓塞、颅内主动脉瘤破裂、心源性休克等）。

(3) 基本生命支持 / 高级生命支持展开不及时。

二、肺泡气体方程

1. 道尔顿定律指出，混合气体分压等于其构成气体的分压之和。因此，肺泡气体的总张力必须等于其成分的总和，然后与大气压保持平衡。我们最经常关注的呼吸气体是 O_2 和 CO_2。

2. 肺泡气体方程式严格基于道尔顿定律，但应该强调的是肺泡中 O_2 和 CO_2 的分压。

$$P_AO_2 = (P_{ATM} - P_{H_2O}) FiO_2 - PCO_2/RQ$$

P_AO_2 = 在当前条件下肺泡中的 O_2 分压。P_{ATM} = 当前的局部大气压。P_{H_2O} = 在体温和 100% 相对湿度下的水蒸气压。FiO_2 = 吸入 O_2 浓度。PCO_2 = 动脉血中 CO_2 分压。RQ = 呼吸商。

3. 在考虑方程式构建时，许多临床和环境的影响立即显现。

(1) P_{ATM}：海拔高度本身可以导致低氧血症。给患者的 PO_2 必须考虑到此方面。海平面（平均 = 95mmHg）处"正常"动脉血 PO_2 与在丹佛时（平均 = 73mmHg）不同。

(2) FiO_2：虽然大气中的 O_2 统一为约 21%，但必须考虑到，其中 21% 是什么？在 11 000 英尺的山顶上的 FiO_2 也是 21%，但稀薄空气中的总 O_2 不足以维持 60mmHg 以上的动脉 PO_2。

(3) PCO_2：尽管进入肺泡的 CO_2 不会取代 O_2（这不遵循道尔顿定律），但血液中的 PCO_2 确实会与肺泡气压保持平衡。同时，O_2 从肺泡中被运走。当患者换气不足时，不仅会积聚 CO_2，还会消耗肺泡中的 O_2。因此升高的 PCO_2 与较低的 P_AO_2，有时与低氧血症有关。同样，换气过度的患者（过度消耗 CO_2，导致 PCO_2 低，且肺泡 O_2 随着呼吸频率增加）可能会有高于正常的 P_AO_2 和动脉 PO_2。

(4) RQ 是 CO_2 产量与 O_2 消耗量的比率。肺泡气体交换比（进入肺泡的 CO_2 和排出肺泡的 O_2 的比例）也反映了 RQ。给定特定比例的肺泡气体交换，P_AO_2 还受到 CO_2 肺泡清除率（即肺泡通气量）的影响。

4. 肺泡 – 动脉（A-a）梯度。

(1) 虽然肺泡气体方程式可以预测当前条件下肺泡中 O_2 的分压（P_AO_2），但动脉血不一定具有相同的 O_2 分压（PaO_2）。然而，我们可以直接测量 PaO_2，并将其与 P_AO_2 的计算值进行比较。当我们从肺泡 PO_2 中减去动脉 PO_2 时，我们获得 A-a 梯度。

- 示例 1 一名健康的成人在海平面呼吸室内空气。

动脉血气（ABG）：pH = 7.40，$PaCO_2$ = 40，PaO_2 = 95。

（假设 RQ=0.8）。

$$P_AO_2 = （760 - 47）× 0.21 - 40/0.8$$

$$P_AO_2 = 150 - 50 = 100$$

$$A\text{-}a\ 梯度 = P_AO_2 - PaO_2$$

$$A\text{-}a\ 梯度 = 100 - 95 = 5mmHg$$

这个人 A-a 梯度为 5mmHg，正常值为 0～10mmHg。

- 示例 2 一名因肺水肿继发呼吸窘迫的老年人吸入 40% 浓度 O_2（FiO_2 = 0.4）。

动脉血气：pH=7.43，$PaCO_2$=36，PaO_2=70。

$$P_AO_2 = （760 - 47）× 0.40 - 36/0.8$$

$$P_AO_2 = 285 - 45 = 240$$

$$A\text{-}a\ 梯度 = P_AO_2 - PaO_2$$

$$A\text{-}a\ 梯度 = 240 - 70 = 170mmHg$$

这个人的 A-a 梯度显著升高，值为 170mmHg。

(2) 意义：A-a 梯度的存在提示气体交换受到损害，但它不会提示哪里出了问题，也不会提示出现低氧血症的病因。A-a 梯度升高仅表明动脉血 O_2 张力未反映出肺泡中的 O_2 张力。常见原因包括弥散障碍（如间质性肺疾病）、通气与血流比例失调（如肺栓塞）和分流（如肺炎、先天性心脏病、肺内动静脉分流等）。

值得注意的是，在给定的 FiO_2 下，P_AO_2 与 $PaCO_2$ 成反比。因此，在任何 A-a 梯度下，高 $PaCO_2$ 与低 P_AO_2 相关，反之亦然。过度通气（低 $PaCO_2$）的患者可能故意这样做以改善 P_AO_2，继而改善自身 PaO_2。

- 示例 3 急诊室患者呼吸室内空气。

动脉血气：pH = 7.50，$PaCO_2$ = 30，PaO_2 = 65。

A-a 梯度不变，$PaCO_2$ 40mmHg 时，患者的 PaO_2 是多少？

室内空气，如下。

$$P_AO_2 = （760 - 47）× 0.21 - 30/0.8 = 150 - 35 = 115$$

$$A\text{-}a\ 梯度 = 115 - 65$$

$$A\text{-}a\ 梯度 = 50$$

假设 PCO_2 为 40 ？

$$P_AO_2 = (760 - 47) \times 0.21 - 40/0.8 = 150 - 50 = 100 \quad P_AO_2 = 100$$
$$A\text{-}a \text{ 梯度} = 50$$

因此，$PaO_2 = 50$。

如果患者没有过度通气，则 PaO_2 为 50。"正常"通气（$PaCO_2 = 40$）可能与低氧血症有关，但通气过度，患者的 PO_2 高于 60。请注意，低氧血症患者也可能不合并 A-a 梯度升高，如高海拔和肺泡低通气综合征。

- 示例 4　一名正常成人在 11 000 英尺（3352.8 米）高度呼吸室内空气。

A-a 梯度 = 0。

$$PaO_2 = (510-47) \times 0.21 - 40/0.8 = 47$$
$$A\text{-}a \text{ 梯度} = 0$$
$$PaO_2 = 47$$

此患者有不伴有 A-a 梯度升高的低氧血症。

- 示例 5　呼吸室内空气，吸入麻醉药过量致单纯肺泡通气不足的患者。

$PCO_2 = 80$；A-a 梯度 = 0。

$$P_AO_2 = (760-47) \times 0.21 - 80/0.8$$
$$P_AO_2 = 50$$
$$A\text{-}a \text{ 梯度} = 0$$
$$PaO_2 = 50$$

此患者有不伴有 A-a 梯度升高的低氧血症。

(3) 总结。

① 肺泡气体方程显示了大气压、FiO_2、$PaCO_2$ 和肺泡 O_2 分压（P_AO_2）之间的关系。

② 当肺泡中的 O_2 分压（P_AO_2）不能如实反映动脉血氧分压（PaO_2）时，即 A-a 梯度升高时，该方程表明气体交换受到影响，但并不能告诉您如何或为什么。

③ A-a 梯度的计算是一种有用的床旁工具，可用于评估是否患有呼吸窘迫或血气分析异常并跟踪其进展。

④ 低氧血症可能没有 A-a 梯度升高。高海拔和肺泡通气不足综合征（$PaCO_2$ 升高）就是例子。

三、氧输送

（一）氧供：计算

1. 在 ICU 中，氧供（$\dot{D}O_2$）和氧耗（VO_2）的计算是有用的床旁技术。

2. $\dot{D}O_2 = CO \times CaO_2$。

$$氧供 = 心输出量 \times 动脉血中 O_2 含量$$

3. $CaO_2 = Hb \times SaO_2 \times K$。

$$动脉血 O_2 含量 = 血红蛋白 \times 动脉血氧饱和度 \times 一个常量 *$$

*. 已知 1g 血红蛋白能结合 O_2 1.34ml。

4. 氧供。

$$\dot{D}O_2 [mlO_2/min] = CO [ml/min] \times Hb [g/100ml] \times$$
$$1.34 [mlO_2/g] \times SaO_2 [标量]$$

5. 正常值（70kg 男性平静时）。

$$\dot{D}O_2 = 5000ml/min [CO] \times 15g/100ml [Hb] \times$$
$$1.34mlO_2/g [常量] \times 1.00 [SaO_2]$$
$$\dot{D}O_2 = 1005mlO_2/min$$

6. 该值未考虑血浆中溶解的 O_2，即 0.003ml O_2/（100ml·mmHg PaO_2），这又增加了 15ml 的动脉 O_2 含量。

7. 需记住的值如下。

$$正常 CaO_2（15gHb，100\%SaO_2）= 20.4mlO_2/100ml（20.4vol\%）$$

$$正常 \dot{D}O_2（男性，70kg，平静，CO=5000ml/min）= 1020mlO_2/min$$

（二）氧输送：概念

只有 3 个临床变量会影响 $\dot{D}O_2$，即心输出量、血红蛋白和血氧饱和度。注意某些看似简单实则非然的点。

1. 心输出量反映了所有正常的心动力学（前负荷、后负荷、收缩性）、血流动力学、水合状态、血气和电解质、机械通气和其他技术的影响、内在的心脏疾病、心律不齐等。

2. 血红蛋白在很大程度上是一个定量问题（即携氧能力），但也包括异常血红蛋白、大量输血、pH、温度、使氧解离曲线移动的其他因素，以及血红蛋白替代物的影响。

3. 动脉血氧饱和度体现了急慢性肺疾病的病理生理、机械通气的管理、心肺相互作用、静脉血掺杂、肺内或心内分流等。

4. 如果这还不够复杂，请回想一下为支持肺部功能所做的可能对心输出量产生不利影响（见下文）的举措。同样，无法纠正的严重的血气异常也可能对心功能产生不利影响。这使重症患者的床旁氧供管理变得直接，尽管有时非常困难。

(1) 氧合，例如，在无毒性 FiO_2（≤0.5）的基础上，$PO_2 > 60$，$SaO_2 > 0.9$。

(2) 确保血红蛋白浓度至少为 10g/100ml。

(3) 在当前条件下（即当前的呼吸机设置）优化心输出量（CO）。

（三）氧供的生理性维持

由于 $\dot{D}O_2$ 取决于 3 个变量，因此一名正常人如何应对其中一个值的异常?

1. 血氧饱和度异常

如果 SaO_2 降至 0.5，则可以通过将输出量加倍来实现正常的 O_2 输送。

$$\dot{D}O_2 = CO \times Hb \times SaO_2$$

$$\dot{D}O_2 = 2CO \times Hb \times 1/2SaO_2$$

(1) 因此，在短期内提高心输出量可以改善严重低氧血症。

(2) 注意当 $SaO_2 = 0.5$ 时，$PaO_2 = 27$! 这是正常成人血红蛋白 A［即 Hb 氧饱和度为 50%（27mmHg）的 PaO_2］的 P_{50} 的定义。因此，只要血红蛋白正常且心输出量增加，甚至可以耐受严重的低氧血症。

(3) 慢性低 SaO_2（高血脂、慢性肺病、发绀型心脏病）患者，也会导致血红蛋白浓度升高。

2. 血红蛋白异常

如果血红蛋白急剧下降，则可以通过增加心输出量来维持 $\dot{D}O_2$。

注意，SaO_2 永远不会增加超过 100%，因此无法代偿低血红蛋白。增加和维持心输出量的能力是可以耐受贫血的重要机制。

$$\dot{D}O_2 = CO \times Hb \times SaO_2$$

$$\dot{D}O_2 = 2CO \times 1/2Hb \times SaO_2$$

3. 心输出量异常

如果心输出量急剧下降怎么办，如何维持 $\dot{D}O_2$ 呢? 答案是整体 $\dot{D}O_2$ 无法维持，但组织 $\dot{D}O_2$ 可以通过增强摄取来维持。

(1) 如果输送的氧气量较少，则组织必须从输送的每升气体中摄取更多的 O_2。

(2) 通常情况下，动脉血中 O_2 饱和度接近 100%。回流到心脏的静脉血在血红蛋白方面是相同的，并且在数量上与心输出量相同。因此，反映 O_2 摄取能力的是静脉血氧饱和度（SvO_2）。正常 $SvO_2 = 0.75$。因此，O_2 的利用系数为约 25%。

(3) 从换气角度（即动静脉 O_2 的差异）来看，可以很好地探讨（在某些情况下，如心力衰竭）心输出量是否足够：高换气率意味着心输出量不足。

4. 氧运输异常

一条经验性法则为，正常人能承受任一氧运输变量（CO、Hb、SaO_2）的严重异常，而不会发展成乳酸酸中毒（乳酸酸中毒表明细胞中的 O_2 被剥夺，导致无氧代谢）。

注意在心搏骤停期间，并不只是因为低氧血症产生乳酸，也是因为心脏的输出也受到严重损害且无法代偿低 PaO_2 以维持 $\dot{D}O_2$。

（四）氧耗 $\dot{V}O_2$

1. $\dot{D}O_2$ 是定量和定性地离开心脏。返回心脏的血红蛋白浓度在数量上也应该是相同的，只是氧饱和度不同。

2. 如果我们知道 $\dot{D}O_2$（心输出部分）并计算出回流至心脏的部分，那么我们可以减去以确定消耗的量，氧耗如下。

$$(\dot{V}O_2) = CO \times (CaO_2) - CO \times (C\overline{v}O_2)^*$$

因此，可见下式。

$$(\dot{V}O_2) = CO \times (CaO_2 - C\overline{v}O_2)^{**}$$

这是 Fick 方程式：$(C\overline{v}O_2)^*$ 是混合的静脉 O_2 含量，$(CaO_2 - C\overline{v}O_2)^{**}$ 是动静脉 O_2 含量差异。

3. $C\overline{v}O_2$（混合静脉 O_2 含量）的计算方法与 CaO_2（动脉氧含量）完全相同，如下。

$$Hb \times 1.34 \times S\overline{v}O_2$$

$S\overline{v}O_2 =$ 混合静脉血氧饱和度。

4. 如果 $\dot{V}O_2$ 已知，Fick 方程可用来计算心输出量，如下所示。

$$CO = \dot{V}O_2 / (CaO_2 - C\overline{v}O_2)$$

5. 床旁如何计算$\dot{V}O_2$?

(1) 患者需要被置入肺动脉（Swan-Ganz）导管。

(1) 用于心输出量测定。

(2) 从肺动脉中获得真正的混合静脉血样本（$S\bar{v}O_2$）。

(2) 动脉血气测定（或动脉血氧饱和度测定）。

(3) 血红蛋白测定。

6. 正常值示例（70kg 重的成人平静状态下）如下。

$$CaO_2 = 15\,[\,Hb\,] \times 1.34\,[\,常数\,] \times 1.00\,[\,SaO_2\,] = 20.1$$

$$CvO_2 = 15\,[\,Hb\,] \times 1.34\,[\,常数\,] \times 0.75\,[\,S\bar{v}O_2\,] = 15.1$$

$$CO = 5000ml\,[\,5L/min\,]$$

$$\dot{V}O_2 = 5000ml/min\,(\,20.1mlO_2/100ml - 15.1mlO_2/100ml\,)$$

$$\dot{V}O_2 = 50\,(\,20 - 15\,)$$

$$\dot{V}O_2\,[\,正常，静止\,] = 250mlO_2/min$$

7. ICU 的床旁应用：人的生存依赖于 O_2。这是评估危重患者 $\dot{D}O_2$ 充足性的一个很好的理由。有生命的地方就有 O_2 的消耗。

(1) 我们担心由于某些因素可能增加静息 O_2 消耗，如发热。发热患者的静息氧消耗量会增加 10%～13%℃（约 7% ℉）。

(2) 我们还担心计算出的 O_2 消耗量少于预期的（针对身体表面积、温度），如脓毒症。很多时候，尽管 $\dot{D}O_2$ 含量高，但脓毒症患者计算出的乳酸酸中毒、尿少和其他实质性器官功能低下的征兆仍然很低。

(3) 最好是寻找生理终点，而不是任意终点。当测量氧气消耗量,$S\bar{v}O_2$（A-V）的 O_2 含量差异和血清乳酸盐都正常时，$\dot{D}O_2$ 可能就足够了。满足了身体（组织）需求比什么都更好地证明了 "$\dot{D}O_2$" 的适当性。

(4) 应将 $\dot{D}O_2$ 视为一个积分变量。如果更改呼吸机设置（参见下文）（例如，提高 PEEP 以增强 SaO_2），在此过程中可能会导致 CO 下降，就 $\dot{D}O_2$ 而言，可能没有获得任何总体收益。心输出量、血红蛋白和 SaO_2 需要个体化治疗和管理。

(5) 寻找机会使每种干预措施均获得最佳效果。例如，浓缩红细胞输入可能会增加血红蛋白并增加心输出量，这可能比用晶体液增加心输出量更好。

(6) 检查心输出量和 O_2 交换量，并评估对干预措施的反应。需要注意的是，尽管心输出量可以在很宽的范围内变化，我们仍应每小时记录 1 次心率和血压。

因为心输出量是至关重要的信号！

(7) 当前的技术可提供有关 SaO_2、$S\bar{v}O_2$ 甚至 CO 的连续性数据。这些技术可以减少重复测定血气，并有助于多次评估 O_2 交换量。

四、机械通气

人呼吸依赖于摄取 O_2（氧合）和排出 CO_2（通气）。其中一项或两项障碍则被定义为呼吸衰竭。

（一）通气

正常人体代谢产生 CO_2，同时不断地排出代谢的 CO_2。CO_2 的排出过程为：吸入新鲜空气（基本上不含 CO_2），让它与溶解在毛细血管血液中的 CO_2 达到平衡，然后呼出含有 CO_2 的气体。在空气充足的情况下，我们每分钟进行 $10\sim14$ 次这个过程，使得正常情况下的动脉 CO_2 分压（$PaCO_2$）能够稳定在 40mmHg（torr）。

准确来说，我们以一定频率（f）或呼吸频率（RR）进出潮气量（V_t）。呼吸频率和潮气量的乘积是肺每分通气量（V_{min}）。因此，肺通气量可以说是二氧化碳清除的根本原因。

$$V_{min} = V_t \times RR$$

1. 肺通气量可进一步分为到达肺泡并可交换的气体（肺泡通气量，V_A）和留在鼻或口与终末细支气管之间而不能进行交换的气体（解剖和生理无效腔，V_D）。

2. 因此，任何水平的 CO_2 产生或血液 PCO_2 中，CO_2 的清除都与肺泡的通气量成正比。

$$CO_2 \text{ 清除} = (V_A)_{min} \times PCO_2$$

3. 生理参数（如血清肌酐、血小板计数、PCO_2）最终都是机体生成与消除之间平衡的结果，因此可以通过调节肺泡通气量来控制 PCO_2（在任何影响生产的条件下）。

（二）氧合

机体氧合的方法同样简单，但与通气的方法有很大的不同。机体将富含 O_2 的空气吸入肺泡，让毛细血管中的血液吸收 O_2，毛细血管中的 O_2 一部分按照其分压和溶解度成比例地溶解在血液中（遵循亨利定律），大多数与血红蛋白结合。更准确地说，我们吸入的空气中有一定比例的 O_2，即吸入空气中的氧浓度（FiO_2）。

虽然我们的呼吸是间歇性的，但气体交换是不间断的。如果只有吸气时肺泡里才有 O_2，那么在 2 次呼吸之间的间隔里，血液就会在无氧的情况下通过肺部。因此，即使在呼气末也需要维持肺容量。这是通过在 2 次呼吸之间保持肺部的压力梯度来实现的。相对于气道中的大气压，胸膜腔（肺外）内的压力是负的（约为 $-5cmH_2O$）。如果我们以大气压为 0 计，即使在呼气末肺部也有一个 $0-(-5)=+5cmH_2O$ 的压力梯度——实际上是 PEEP。因此，氧合是通过给予一定的 FiO_2 和维持一定的 PEEP 来完成的。

（三）呼气末正压和顺应性

1. 顺应性

肺内容积与跨肺压有关。事实上，通过顺应性变量（C），容积和压力在许多系统（如呼吸机管路、心脏充盈、静息肺容积）中密切相关。

$$C = \triangle V/\triangle P$$

顺应性定义为给定压力变化下的体积变化。为了使肺达到给定的体积变化（如潮气量），我们必须进行压力变化。所需的压力将由肺（和胸壁）顺应性决定。

从数学上来讲，随着顺应性下降（如肺水肿、ARDS、肺纤维化等），为了达到相同的容积变化，必须不断增加跨肺压。通常情况下，患者无法升高到足够的跨肺压来维持足够的潮气量变化，这是呼吸衰竭的最终原因。

肺顺应性在确定临床上重要的肺容积（如潮气量）和达到所需的压力之间的关系中起着根本作用，具有许多重要的临床意义。

(1) 如果没有压力梯度（$\Delta P = 0$），则没有容积变化。

当患者气胸时，胸膜腔压力等于气道压。由于肺顺应性（或弹性，被定义为 1/ 顺应性），因此没有跨肺压（ΔP），也没有肺容积（即肺塌陷）。

气胸会导致肺塌陷（$\Delta V = 0$），是因为没有跨肺压（$\Delta P = 0$）。

(2) 为了产生容积差必须先产生压力差。潮气量取决于胸廓扩张和呼吸肌收缩时产生的 ΔP。同样，要增加潮气量，必须产生更大的 ΔP，如果顺应性下降，达到相同的潮气量需要更大的 ΔP。

(3) 如果一个人的肺顺应性低性（即限制性疾病），正常的静息胸膜腔负压（ΔP）会导致静息肺容积（ΔV）降低。

(4) 如果一个人具有高的肺顺应（即肺气肿破坏了肺实质），则正常的静息胸膜腔负压会导致高静息肺容积（如肺气肿"桶状胸"）。

(5) 由于肺是肺泡的集合，因此压力、容积和顺应性之间的关系适用于单个肺泡、特定的肺区及整个肺。

(6) 顺应性有助于建立气体交换和呼吸之间的逻辑联系：① CO_2 产量依赖每分通气量；②每分通气量依赖一定的潮气量；③容积变化依赖压力变化；④多大的压力变化产生多少容积取决于顺应性；⑤压力值是呼吸功的一个主要决定因素。

2. 呼气末正压

从我们对氧合和通气的描述中可以清楚地看出，临床上需要考虑维持 2 个重要的肺容积，即每次呼吸的潮气量和 2 次呼吸之间的静息肺容积。呼吸机或患者在主动吸气过程中产生的压力将决定潮气量（通过顺应性介导）。然而，决定静息肺容积的因素是什么？ 答案是静息跨肺压。在正常人（肺顺应性正常）中，气道压与胸膜腔内压之间的差值（ΔP）决定了静息肺容积，更确切的是决定了功能残气量（FRC）。

$$P_{气道} - P_{肺泡} = \triangle P_{跨肺压}$$
$$0 - (-5) = +5$$
$$\triangle P = +5 cmH_2O$$

因此，功能残气量（FRC）由气道压和顺应性决定。

$$C = \triangle V / \triangle P$$
$$C = FRC / P_{跨肺压}$$
$$功能残气量 = C(P_{跨肺压})$$

由于 ΔP 为正值且出现在呼气末，故称为呼气末正压。还应清楚的是，PEEP 对功能残气量有直接影响作用。

就像充气球，刚开始很困难，一旦里面有一些气体就会变得容易。当达到完全膨胀时，顺应性达到极限，可能会再次变得困难。如果松手，气球就会回缩（弹性回缩力）并塌陷。

肺泡在许多方面都与之相似：如果它们刚开始是完全塌陷的，起初会很难膨胀。一旦有了一定容积，膨胀将变得容易。顺应性的变化点称为临界开启压力（COP）。

与气球不同的是，正常的肺泡在释放压力时不会立即失去其全部容积，而是会保持一定的容积（很大程度上归功于表面活性剂），直到压力非常低甚至完全塌陷。发生这种情况的点是临界关闭压力（CCP）。

如果一个人可以将呼气末正压（即 PEEP）维持在 CCP 以上，那么肺泡就不会塌陷。肺泡容积增大，总体而言，肺容积（FRC）将得到增强。如果肺顺应性差会导致 CCP 高，则必须将 PEEP 提高到 CCP 以上，以防止肺泡塌陷。这恰恰是 PEEP 治疗急性低顺应性肺部疾病（如 ARDS）的基本原理。PEEP 的作用总结如下所示。

(1) PEEP 会使功能残气量增加。

(2) PEEP 提高肺顺应性。

(3) PEEP 通过在 2 次呼吸之间保持灌注的肺单位的气体交换量来减少分流比率（见下文）。

(4) PEEP 由于过度扩张了正常顺应性的肺泡会增加无效腔。

(5) PEEP 会增加胸膜腔内压，这会阻碍静脉回流至胸腔或限制心脏充盈，两者均可能导致心输出量降低。

(6) PEEP 代表所有压力变化的基线（呼气末），且 PEEP 可能导致高顺应性肺区过度膨胀，并且在急性肺部疾病中 PEEP 最常被使用，综上，PEEP 可能会导致气压伤。

（四）机械通气的模式

在常规情况下，当患者出现呼吸衰竭并有气管插管时，可以通过容量切换型通气（VCV）来提供初始的机械通气支持治疗。容量切换意味着用呼吸机输送想达到的潮气量，机器自身计算输送该容积所需的压力。压力控制模式输送的潮气量是可调节的，取决于峰值压力、吸气时间和患者的肺顺应性。通过使用较低的峰值压和更长的吸气时间，来降低气压伤风险。肺顺应性较差的患者首选此模式。

除了 VCV 输送方式的标准选项外，还有一些不使用标准生理学参数的模式，如高频通气。这些机械通气支持模式超出了本手册的范围，但已在其他地方进行了深入探讨。对于传统的 VCV，通常使用以下几种模式，如表 2-2 所示。

表 2-2　容量切换型通气的常用模式

1. 控制性机械通气（CMV）
2. 辅助 / 控制性机械通气（A/C）
3. 同步间歇指令通气（SIMV）
4. 持续气道正压通气（CPAP）
5. 压力辅助通气（PSV）不是单独的模式，而是可以与其他几种模式一起使用的辅助模式

1. 控制性机械通气

从上述讨论中可以得出，通气和氧合的基本功能可以通过提供 4 个基本设置来实现，即呼吸频率、潮气量、FiO_2 和 PEEP。呼吸机将为患者提供恒定的每分通气量和氧合来完成上述功能。这是控制性机械通气（CMV）的设置。患者吸入的唯一气体来自呼吸机，这些患者无法自主呼吸、改变呼吸频率或吸入任何其他新鲜气体。因此，此模式在某些情况下很有用，如下所述。

(1) 手术室的全身麻醉患者。

(2) 当患者出现呼吸暂停并可能持续这种状态。

(3) 重症监护病房（ICU）患者被镇静 / 麻醉时和瘫痪时。

在 CMV 模式中，需重点关注的是患者绝对不能有自己的呼吸。如果这些患者即将醒来或尝试自主呼吸，这会使其变得烦躁不安和呼吸困难。无法呼吸和经历慢性气道阻塞是非常令人恐惧的。更糟糕的是，当这些患者脱离呼吸机、麻醉时和（或）瘫痪的患者将出现功能性呼吸暂停，甚至会在短时间内发生完全的心肺骤停。

2. 辅助 / 控制性机械通气

辅助 / 控制性机械通气（A/C）的设置与 CMV 所使用的 4 个基本设置相同。在麻醉或呼吸暂停的患者中，CMV 和 A/C 之间没有差异。唯一的区别是，在 A/C 模式下，患者可以自主呼吸。然而，与正常人不同，患者的呼吸并不能决定潮气量。当患者自主呼吸达到预设的灵敏度，呼吸机会给予一个预设的潮气量通气。此外，机器将使用任何所需的压力来输送容量，然后患者的肺和胸部必须适应该潮气量。A/C 中的设置频率本质上是默认控制速率。就是说，即使患者呼吸暂停，机器也将自行执行预设的呼吸次数。因此，无论患者呼吸是否达到触发的所需灵敏度，A/C 的"控制"方面都会保证每分输送量。

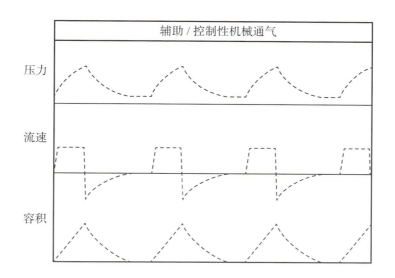

虽然此模式针对插管后立即缓解呼吸困难方面有一定价值，但对于长时间的机械通气支持治疗而言，它不是一个很好的选择。现有证据表明，在适应"辅助"呼吸后，呼吸肌会疲劳，而不是像设计初衷那样"休息"。应有更好的选择供日常使用。

3. 同步间歇指令通气

同步间歇指令通气（SIMV）可能是当下可用模式中最通用的，该术语的意思是什么？

(1) 指令通气是指在 CMV 或 A/C 中由机器提供具有保障作用的每分通气量（呼吸速率 × 潮气量）。如果患者在使用 SIMV 时出现呼吸暂停，将提供指令通气。

(2) 间歇通气用于强调机器按间隔给予预设的呼吸次数，患者在 2 次呼吸之间可以自主呼吸。例如，如果设定的呼吸频率为 10 次/分，则机器将每 6 秒给予 1 次设置好的潮气量。如果患者需要每分钟呼吸的次数超过 10 次，则可以在 2 次机械通气的间隔时间（约 6s）内进行呼吸。

(3) 同步 IMV 是对原始 IMV 的改进。在上面的示例中，机器每 6 秒循环 1 次，但是患者正在呼气时，呼吸机尝试给予新的通气是不可取的。这种不同步导致的"碰撞"可能会在气道中发生，从而导致非常高的气道压力，引起气压伤、无效通气，并且加剧（而不是缓解）呼吸困难。当下一次机械通气到来前，同步器将在"窗口"时间段内待命。如果患者正在呼气，则呼吸机可以等待开始吸气。如果患者在呼吸机处于切换状态时开始呼吸，机械通气和自主呼吸将合并为一个同步呼吸，这与 A/C 模式下的"触发"呼吸类似。这是 IMV 的一个重大改进，尤其是针对呼气时间延长的患者，如支气管哮喘患者。

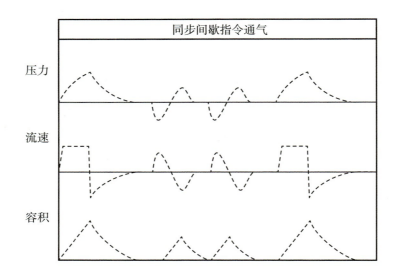

(4) SIMV 模式常应用于"脱机"过程。这方面的原理很简单。一开始，指令通气提供维持患者 CO_2 分压在正常范围内所需的全部呼吸。当患者开始自主呼吸时，指令通气逐渐减少，直到他们通过自主呼吸维护整体的每分通气量（从而消除 CO_2）。此时，这些患者不再需要机械通气支持。

(5) 值得注意的是，在 SIMV 模式中，与目前的所有模式一样，氧合仍然由 PEEP 和 FiO_2 的设置来维护。

4. 压力辅助通气

压力辅助通气（PSV）不是机械通气的一种模式，它实际上是其他模式的辅助模式。潮气量是基于胸膜腔负压的，如上 PEEP 描述，胸膜腔负压的结果是在肺部形成压力梯度。简单来说，PSV 是指（在自主呼吸过程中）在指定的正压下通过呼吸机输送气体。这个正的压力是由患者自身产生的负压矢量地累积。最终结果是整个肺的正压梯度增强，因此，自主潮气量也随之增强。

无压力辅助通气公式如下所示。

$$0 - (-10) = +10cmH_2O \ 跨肺压$$

压力辅助通气 +10 如下所示。

$$+10（PSV）-（-10）= +20cmH_2O \text{ 跨肺压}$$

呼吸肌无法从"休息"中受益，"休息"中指的是根本不收缩。实际上，呼吸肌如果无法正常收缩可能会迅速萎缩，但是对于急性肺部疾病，呼吸工作可能会导致呼吸肌疲劳。PSV 允许呼吸肌执行可调节的工作量，一方面防止萎缩，另一方面降低疲劳的风险。

5. 气道压力释放通气

气道压力释放通气（APRV）是一种在一段时间内保持较高的气道压力，然后短时间内降到较低压力水平的模式。压力的转变（从高到低）有助于清除 CO_2。持续高压可促进肺泡复张，适用于急性肺损伤或 ARDS 患者。这种通气方式允许患者有自主呼吸。

6. 压力循环通气

这种模式下，医师会设置吸气和呼气压力及吸气时间，给予患者的潮气量会根据患者的肺顺应性变化。此模式的优点是可以防止峰值压过高，以及通过在预定时间内平衡肺单位间的压力来降低患者气压伤的风险。另一个优势是对于患有严重支气管痉挛（如重度哮喘）的患者，它可以降低流速，减少潮气量，降低峰值压，从而更有效地克服高气道阻力。

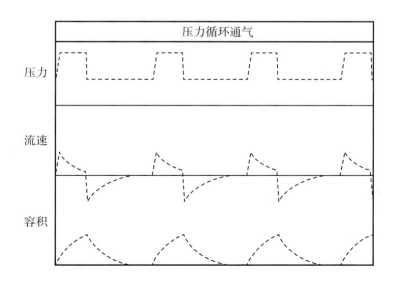

7. 压力调节容量控制通气

压力调节容量控制通气（PRVC）是压力切换通气的新模式，旨在输送预定的潮气量。机器会在多次呼吸中感应呼出的潮气量，并调节压力以输送指定的潮气量，利用压力切换模式的减速模式来输送预设潮气量，从而降低峰值压力及气压伤的风险。由于这是一种新模式，临床意义还未确定。

8. 无创通气

与前面提到的通气模式不同，无创通气是一种更灵活、更节约成本的通气方式。无创通气的患者不用建立人工气道（如气管插管），而是采用更温和的方式（如面罩）进行通气。最近的研究显示，在部分患者中无创通气有可代替传统气管插管的趋势，从而受到了广泛的关注。

相对于有创通气，无创通气还有其他的优势，如可供患者在家使用。有创通气脱机时，通常使用非侵入性方法来维持患者的呼吸。

(1) 持续气道正压通气（CPAP）：CPAP 是在患者自主呼吸时，提供 PEEP、FiO_2 和湿化（在所有模式下都保持），而不产生机械通气。从这个意义上讲，如果患者使用 SIMV 或 A/C 且机器呼吸频率设置为 0，则会产生该模式。它可以通过佩戴密闭面罩或气管插管 / 气管切开术来提供。CPAP 可应用于没有通气困难但需要正压（PEEP）来支持氧合的患者。它减少了脱机末期患者在没有机械通气支持的情况下呼吸所导致的肺泡塌陷。

(2) 双水平正压通气（BIPAP）：BIPAP 是无创通气的一种，用正压来支持患者自主呼吸时的通气周期。使用吸气（IPAP）和呼气（EPAP）压力梯度来减少患者呼吸所做的功。IPAP 是吸气相压力。EPAP 是呼气相压力，为患者提供恒定的正压通气。BIPAP 用途之一是用于呼吸困难的患者，如哮喘和 COPD。

(3) 压力支持容量保证通气（AVAPS）：这种较新的无创正压通气模式可调节压力支持，以保证潮气量，这是控制通气、控制 $PaCO_2$ 的首选无创模式。它的功能多，适合应用于呼吸力变化的患者（例如在睡眠的快速动眼和非快速动眼阶段通气程度不同的睡眠呼吸暂停的患者中）。同样，肥胖低通气综合征患者体位不同，需要的压力支持程度不同。

（五）启动机械通气

1. 机械通气指征

(1) 无法通气（例如，COPD 或哮喘患者出现呼吸窘迫）。

(2) 氧合失败（如肺水肿、ARDS 或肺栓塞）。

(3) 意识减退，气道反射消失（如颅脑外伤或脑血管意外）。

(4) 需要气道保护（即吸入性损伤风险高或存在气道创伤、气道肿胀或出血的患者）。

(5) 临床治疗中有计划时或病情突然恶化时（即需要进行情况干预的患者，如外科手术、危及生命的创伤或败血性休克）。

2. 需要机械通气的临床标准

(1) 身体评估：患者呼吸暂停，严重呼吸急促或呼吸窘迫，对干预措施和吸氧无反应。

(2) 气体交换：高流量氧支持（急性，$PCO_2 > 50$，pH 酸性）时仍存在低氧血症（$PO_2 < 50$）和高碳酸血症。

(3) 肺功能测试：肺活量差（<10ml/kg）或 FEV_1 低（<10ml/kg）。

(4) 临床诊断：实验室结果和体征最具说服力。PCO_2 为 60mmHg 且 RR 为 35 次 / 分可能为某些患者所耐受，然而同样的指标可能是其他患者的紧急情况。

3. 呼吸机初始设置（表 2-3）

表 2-3　呼吸机初始设置

(1) 模式：如无特殊情况，优先使用 A/C 模式

(2) 呼吸频率：一般为 10～16 次 / 分，具体根据 $PaCO_2$ 调节

(3) 潮气量：在 ICU 中，5～8ml/kg（净体重，不计算脂肪或水肿）

(4) FiO_2：多数人从 1.00（100%O_2）开始，但通常 0.8（80%O_2）就足够。FiO_2 含量越高越易出现"吸收性肺不张"，应尽快调低 FiO_2

(5) PEEP：正常人嘴唇、上腭和声门闭合会使呼吸道产生正压。由于气管导管越过这些结构，因此大多数初始设置需要包括 +3～+5cmH$_2$O 的"生理性"PEEP

(6) PSV：8～10cmH$_2$O 就可克服气管内导管和呼吸机回路所带来的额外阻力，但是较大量可以减轻呼吸困难。PSV 仅适用于有自主呼吸的患者

(7) I ： E=1 ： 2

A/C. 辅助 / 控制性机械通气；FiO_2. 氧浓度；I ： E. 吸气 – 呼气比；$PaCO_2$. 动脉 CO_2 分压；PEEP. 呼吸末正压；PSV. 压力辅助通气

（六）呼吸机管理的一般原则（表 2-4）

表 2-4　呼吸机原理

呼吸机原理 1：为了达到患者 $PaCO_2$ 的理想值，需要调整机器输送的呼吸频率（RR）和（或）潮气量（V_t）

呼吸机原理 2：为使患者的 PaO_2 达到理想值，需要调整吸入氧（FiO_2）和（或）呼气末正压（PEEP）

呼吸机原理 3：设置的参数不能导致患者"对抗"或"反抗"呼吸机

1. 治疗终点。

(1) $PaCO_2$：调节通气参数使 $PaCO_2$ 处于 35～45mmHg，且 pH 也在正常生理范围内（7.35～7.45）。

(2) PaO_2：患者吸入氧浓度 $\leqslant0.5$ 时（没有氧中毒），$PaO_2>60$mmHg 相当于 $SaO_2>0.9$。如果生理上的 PEEP 无法做到这一点，则可以 +2cmH_2O 的增量提高 PEEP 来达到此目标。

① 注意此终点可以表示为 PaO_2/FiO_2，60/0.4 = 150（$FiO_2 = 0.4$ 不会导致氧中毒）。

② PEEP 在急性低顺应性肺部疾病的治疗中是最有益的。患有明显不对称肺疾病，例如，大疱性肺气肿或哮喘的患者实际上可能气体交换变差，PEEP 明显升高。

2. 当患者呼吸窘迫时，改变任意甚至是所有的呼吸机设置都是可以的；然而在脱机期间，情况就不一样了。

3. 机械通气过程中的监测。

(1) 监测患者的血压、心率和心律及氧饱和度是很重要的。其中，氧饱和度是在判断通气是否正常时要注意的最重要的参数。

(2) 动脉血气应在插管后 20min 内与氧饱和度监测仪一起对比观察。这样就可以知道监护仪器是否正确地记录了患者的 SaO_2。

(3) 对于比较稳定的患者，静脉血气可以代替动脉血气。

(4) 需要频繁监测吸气峰值和平台压。将压力维持在 35cmH_2O 以下对于降低气压伤的发生率非常重要。

4. 患者舒适度。

(1) 气管插管患者无法说话，患者体感不适且沮丧。

（2）短时间插管的患者应给予无明显呼吸抑制作用的药物进行轻度镇静。

（3）呼吸机参数设置高且气管插管时间长的患者在脱机前应接受更充分的镇静。

（4）在我们看来只有少数患者需要肌松药物。

5. 一些简单的经验法则。

（1）如果患者自身临床表现为需要立即进行插管的状态，那就立即执行。等待实验室结果来确定患者是否需要机械通气可能会导致患者长期低氧血症或高碳酸血症，这可能会导致更高的并发症发病率和死亡率。

（2）气管导管应尽可能粗（直径），并在确定位置后尽可能短。

（3）必须小心固定气管导管，尽量避免碰撞患者牙齿。

（4）吸痰很重要，但当患者使用的 PEEP> +10cmH$_2$O 时，应尽量减少吸痰或严格按规范操作，以最大限度地减少肺内容积损失。

（5）设置呼吸机参数时，应保持较低的吸气峰流速［≤50L/min（LPM）］，但至少为每分通气量的 3 倍，否则可能导致呼吸困难。

（6）一般来说，PSV 8～10cmH$_2$O 可以克服气管插管带来的额外阻力，最佳支持水平会使自主呼吸频率＜25 次 / 分且无须利用辅助呼吸肌。

（7）所有插管的患者都应放置鼻胃管，以使在呼吸窘迫时产生的胃中的液体和空气能被立即排空。鼻胃管也可用于应激性溃疡的预防和肠内营养支持。

（七）脱机

让患者进行机械通气的最终目标是让他们停止机械通气。

1. 当降低呼吸机参数时，可以同时改变 2 个变量，但不能同时改变 2 个具有相同功能的变量：例如，可以同时降低 FiO$_2$ 和呼吸频率，因为一个用于氧合，另一个用于通气，但不能同时降低呼吸频率和 PSV，因为两者都是用于通气的。

2. 当从峰值开始降 PEEP 时，最好以 1cmH$_2$O 为单位逐步增量将其降低。

3. 脱机时，参数的改变不应超过每 3～4 小时 1 次。脱机过程中部分肺泡会迅速失稳和塌陷，部分可能需要较长时间，因此，如果维持时间＜3～4h，患者不一定能耐受这种变化。

4. 要成功脱离呼吸机并拔管（拔出气管导管），患者必须满足 3 个标准，即气体交换、呼吸力学和其他条件。

(1) 气体交换：①考虑主动脱机前，FiO_2 应≤0.5，PEEP 应是内源性的；② $PaCO_2$ 大致正常（或者对患者来说是正常的），pH 在正常范围内（而不是酸性的）之后，才能降低通气参数；③通常，在降低设定值之前应满足先前概述的理想治疗终点。

(2) 呼吸力学：①尽管这些参数常被称为"脱机参数"，但将其当作拔管标准更为恰当；②表中列出了这些参数和理想值（表 2–5）；③浅快呼吸指数（RSBI）是指将频率（f）除以潮气量（V_t）得到的值，应小于 105。

表 2–5 脱机参数

潮气量	4～7ml/kg
呼吸频率	<30 次 / 分
负力吸气	<−20cmH$_2$O
每分通气量	<10L/min
浅快呼吸指数	<105
肺活量	>10ml/kg

(3) 详细标准：①患者应处于尽可能清醒的状况下并且被告知要进行拔管；②如果患者的神经系统受损，则需仔细检查呕吐和咳嗽反射；③分泌物应尽可能地少，患者处理它的能力有限；④气道应通畅无水肿，患者应能控制它（自主或反射），一些作者建议使用气囊漏气测试法作为气道水肿和插管后哮喘高风险的预测指标。然而，该试验的可预测性尚需验证；⑤ 必须纠正因呼吸需要而产生的额外压力，如代谢性酸中毒、贫血、发热、支气管痉挛和心律不齐；⑥必须纠正影响呼吸肌功能的电解质异常，如钾、镁、磷和钙离子的值偏低。

五、血流动力学

血流动力学包括 2 个主要部分：①心脏动力学，即本身的心脏生理；②传统血流动力学，包括肺循环、体循环及心脏泵功能。

肺动脉（PA）（Swan-Ganz）导管是对心脏泵功能持续评估及管理循环血流动力学最有用的床旁工具。虽然通过使用 PA 导管测量和计算可以获得很多有用的信息，但在危重患者中放置 PA 导管最主要的原因是为了测量心输出量。在重症监护病房，确保心输出量充足及确保氧供是导管放置的基本原则。其他值（如肺毛细血管楔压）的正确解释和处理取决于心输出量。

PA 导管不是一种治疗方法，而是一个监护装置。如同所有的干预措施一样，它有一个固有的风险 / 收益比。除非积极使用导管来评估患者、指导治疗，再评估机体针对干预的反应，否则导管的放置是有风险而无益处的。事实上，近年来本书的作者很少使用这种方法。

（一）物理与生理学

从概念上来说，任何流体通过管道系统都应遵循以下一般原则。

$$压力 = 流速 \times 阻力$$

此公式适用于气道压、吸气流速和气道阻力，或者本次讨论中的血压、血流量（心输出量）和血管阻力。

$$具体来说：平均动脉压 = 心输出量 \times 外周血管阻力$$

$$或者是：肺动脉压 = 心输出量 \times 肺血管阻力$$

我们可以分解公式计算阻力，如下。

$$外周血管阻力 = 平均动脉压 \times 79.9^* / 心输出量$$

$$肺血管阻力 = 肺动脉压 \times 79.9^* / 心输出量$$

*. 79.9 是根据泊肃叶定律转换而成的一个常量。

血流阻力（R）：流体通过管路时产生的阻力由泊肃叶方程计算得出。

$$R = \frac{8 \times 血管长度 \times 流速 \times 血液黏度}{\pi（血管半径）^4}$$

（二）心脏动力学

心脏的泵功能由 3 个变量的相互作用产生，即前负荷、后负荷和收缩力。

1. 前负荷

前负荷是舒张期末期血液充盈量。从这个意义上讲，人们可以将其视为心室舒张末期容积（EDV），它是舒张末期压力（EDP）产生的原因或结果。前负荷可视为肌原纤维的初长度，它是 Frank–Starling 曲线的基础。

2. 后负荷

后负荷可以看作是对心脏射血的阻抗。例如，如果舒张压很高，心脏就必须克服这个压力才能打开主动脉瓣。后负荷要复杂得多。在生理方面，后负荷是心脏收缩期发生的壁张力，受多种因素影响。一般来说，使心脏射血变容易的因素都降低后负荷，使射血困难的因素都增加后负荷。

3. 收缩力

收缩力是心脏收缩的能力。请注意，给定任意心脏充盈量和恒定的后负荷，心脏每搏量取决于收缩力。

4. 心输出量

心输出量（CO）是每次心脏收缩时搏出的血液量（每搏输出量，SV）与心率（HR）的乘积。

$$心输出量 = 每搏输出量 \times 心率$$

$$每搏输出量 = 心输出量 / 心率$$

从上面可以清楚地看出，一个人的心搏出量为 5L/min 时，可以有 70 次 / 分的心率或 140 次 / 分的心率。CO 的部分临床作用包括评估心功能效率。通常，高 SV 和低 HR 代表更高的效率。

5. 心指数

普通成人体型不同。体重 45kg 的健康女性，心指数（CI）可能与处于失血性休克的 NFL 足球运动员相同。我们如何比较这些指标？答案是将 CO 与体表面积（BSA）相关联。因此，成人的 CO 原始值可能相差很大，但心指数却具有可比性。

(1) 45kg 女性：心输出量 = 4L/min，体表面积 = 1.387m^2。

$$CI = CO/BSA = 4.0LPM/1.387m^2 = 2.88LPM/m^2$$

(2) 145kg 男性：心输出量 = 8L/min，体表面积 = 2.77m^2

$$CI = CO/BSA = 8.0LPM/2.774m^2 = 2.88LPM/m^2$$

在上述示例中，体表面积较小的患者，4LPM CO 会得出出色的心指数，但对于体表面积较大的休克患者，如果是同样的心输出量，会得出值 1.44。

血流动力学计算的任何值都可以被指数化，如 CI、每搏输出量指数（SVI）、全身血管阻力指数（SVRI）等。这些指标的正常值很有用，因为它们是对所有患者进行比较的标准，而不仅仅是正常体型的患者。

6. 血流动力学管理的基本方法

ICU 的床旁肺动脉导管插入术与实验室中的诊断性心脏导管插入术不同。

ICU 的根本目的是测量、监测和管理作为 O_2 输送不可或缺的一部分的心输出量。由于许多插管患者用正压通气模式（VCV），且可能有其他影响心功能的问题（不是心脏本身的原因），因此必须对心输出量进行管理以达到 O_2 输送目标，而不是使"数字"看起来是教科书中的正常值。

(1) 除非必要，尽可能不要放置 PA：放置的方法在其他地方已进行了回顾。要记住的重要原则如下。

① 放置导管测量 CO，所有值和计算值仅对 CO 管理有用。

② 记录并评估放置导管期间的所有值：中心静脉压（CVP）、右心房压力（RA）、右心室压力（RV）、肺动脉压力（PA 收缩压、舒张压和均值）及肺动脉楔压（PCWP）。这些值对评估、诊断及管理有帮助。

③ 了解置管的临床情况。对于 PEEP（见下文）、正压通气患者与非插管、自主呼吸患者，相同测量值的解释有显著不同。

(2) 如果心输出量无法提供理想 O_2，或者虽然可以达到目标但效率低下（例如，SV 低且心动过速明显），则建议采取以下干预措施。

① 改善前负荷：通常充盈压（PCWP）越高，EDV 越高，因此前负荷也越高。需牢记的是，最终的目标是对供氧很重要的心输出量。Starling 曲线上，在 18～22mmHg 的最佳充盈压下都可获得最大 CO[或 SV 或每搏作功指数（SWI）]，仅作为一般经验法则的话这是正确的。然而，它并没有考虑其他因素，如渗透压、毛细血管通透性或透壁压（接受高 PEEP 的患者可能会出现明显不同）（见下文）。

② 肌力支持：如果 CO 仍不够或达到目标的效率仍然很低，则需要正性肌力支持。正性肌力能使心脏在相同的充盈压下达到更高的功能曲线。剂量为 5～30μg/(kg·min) 的多巴酚丁胺是很好的干预选择。

③ 减少后负荷：如果 CO 仍低于期望值，则可以通过减少后负荷来实现进一步的增强。多巴酚丁胺本身能舒张外周血管。氨力农是具有正性肌力和血管舒张性的磷酸二酯酶抑制药，可与多巴酚丁胺联合使用。如果患者血压升高，则可以通过使用多种药物适当控制血压来降低后负荷。

④ 二维超声心动图：床旁二维超声心动图可以进一步优化评估。

- 评估心室大小 / 心室容积。
- 评估收缩性 / 局部室壁活动。

- 评估瓣膜功能，这对血流动力学很重要。
- 评估射血分数。

⑤ 重复评估：在每次干预（调整前负荷、肌力支持、减少后负荷）后，重新评估心输出量、氧运输和所得到的血流动力学曲线。

(3) 透壁压：观察从气道到胸膜腔的压力梯度。腔内压力（心房或心室内）和胸膜腔内压（ITP）之间存在着一个完全类似的跨越心脏壁的梯度。同样，贯穿心脏壁的矢量差是真正的透壁压，是心室容积的真正决定因素。这个概念有许多重要的生理含义。

① 右心室 $5cmH_2O$ 的"正常"充盈压（即正常 CVP）实际上不是 $5cmH_2O$，而是 $10cmH_2O$，即 $5cmH_2O$ 从内充入，$-5cmH_2O$ 从外部拉出。

$$CVP - ITP = P_{透壁压}$$
$$5 - (-5) = +10cmH_2O$$

② 对 Starling 的基本观察：当人们吸气（ITP 更负）时，右心室充盈增强，心输出量也得到增强。

③ 同样，"正常" PCWP（用作左心室充盈压）不是腔内压力（正常为 $8\sim12mmHg$），而是跨壁压，其中包括负性 ITP 的影响。

④ 请注意，心脏（或其任何腔室）具有顺应性。就像跨肺压通过顺应性决定肺部容积一样，经壁充盈压也决定心室容积（EDV，即真正的前负荷）。

⑤ 由于心室容积（EDV）是前负荷，也是心输出量的主要决定因素，理解跨壁压可能有助于管理 CO 和 $\dot{D}O_2$。

(4) ITP 为负压的自主呼吸患者易于使用 CVP 或 PCWP 值。当患者进行正压通气（任何传统的 VCV 模式），特别是正 PEEP 时，ITP 可能不再为负值，甚至可能是正值。因此，正（+）ITP 可能会减少跨壁梯度、心室充盈，从而减少心输出量，而不是增强透壁压。

无附加 PEEP，如下。

$$CVP - ITP = P_{跨壁压}$$
$$+5 - (-5) = +10cmH_2O$$
$$PEEP = +10cmH_2O$$
$$CVP - ITP = P_{跨壁压}$$
$$+12 - (+10) = +2cmH_2O$$

① 值得注意的是，尽管 PEEP 的患者测得的 CVP（腔静脉内）较高（+12），但透壁充盈压力明显较低，因此前负荷（和 CO）也较低。

② 通常，如果 CVP 或 PCWP 升高，我们假设 RVEDV 和 LVEDV 也分别升高。这是因为负的 ITP 增加了跨壁压力，从而增加了舒张末期的容积。

③ 如果 ITP 为正值，气体从外部"挤压"心脏，心室内的充盈压力将随着心室容积（EDV）下降而上升！

④ CVP 和 PCWP 测量值高的高 PEEP 患者可能有以下症状。

- 舒张末期容积大，前负荷高，因此心输出量高，通常可以通过增加充盈压来实现。

- 由于 ITP 增加导致继发性心脏充盈受限，因此 EDV 和 CO 均低于预期。

- 由于正 ITP 的"挤压"，导致了较差的 CO，也导致了很小的 EDV。

⑤ 任何算法都无法告诉你 PEEP 对所测的充盈压力的影响程度，也无法告诉你气道正压（PEEP）传递至胸膜腔和纵隔的程度。充盈压［CVP 和（或）PCWP］的最佳指示是合适的每搏输出量实现的高效且达到目标值的心输出量。

⑥ 床旁超声心动图可能对观察腔室大小（EDV）和测量充注压力（来自 PA 导管）有价值。这将帮助医师确定给定的 PCWP 是否确实产生了良好的前负荷（EDV），以及 CO 是否可以从更大的容积（前负荷）中受益。这些发现可以帮助医师决定是否应该增加肌力性支持。

（三）总结

1. PA 导管可以告诉医师很多有关患者状况的信息，但没有什么比心输出量更重要。近年来，它的使用引起争议。

2. 心输出量是可以优化 O_2 输送的 3 个参数之一。

3. 所得到的血流动力学计算和曲线可以帮助医师对休克状态进行分类并提出具体的处理方法（见第 3 章）。

4. 无论如何，在 ICU 环境下，尤其是面对正压通气的患者，所有操作都可能对血流动力学产生影响，因此必须使用导管作为监护设备，并经常更新数据。

5. 呼吸机设置改变、利尿、静脉输液、发热、贫血、酸中毒 / 碱中毒、电解质异常、药物治疗和麻醉 / 镇痛药，这些都会影响心功能、CO、$\dot{D}O_2$。

六、心肺相互作用

1. 肺内适当的气体交换取决于通气（V）和灌注（Q_T）相匹配。显而易见的是，肺功能与心脏功能密切相关。

2. 目前为止，动脉血氧不足的最常见原因是 V 和 Q_T 不匹配。如果通气和灌注在空间、数量或时间上不匹配，那么一些混合的静脉血将从心脏的右侧流到心脏的左侧而无法氧合。

(1) 空间上的匹配：如果肺部有一个区域有血液灌注，但该区域的通气量减少或没有通气，那么流经该区域的混合静脉血将在没有氧合的情况下到达心脏左侧。急性肺不张是一个很好的临床例子。

(2) 数量上的匹配：假设某肺区毛细血管血流正常，但通气量减少。当肺泡中有新鲜气体时，毛细血管最初氧合良好，但由于通气减少，肺泡内的 O_2 张力下降，随后的血流氧合较差，直到肺泡内的气体被补充。这种 V/Q_T 异常在急慢性肺部疾病中都很常见。因此，给氧（使毛细血管在较长时间内吸收 O_2）可以改善由此导致的低氧血症。

(3) 时间上的匹配：想象某肺区只在吸气阶段通气，而在呼气后没有残余气体（见上面对 PEEP 的讨论）。气体交换只在吸气阶段发生。需要注意的是通气和灌注不能同时进行，混合静脉血在 2 次主动吸气之间通过肺而不结合氧。这种严重的不匹配可发生在急性低顺应性肺疾病，如肺透明膜病或 ARDS。

(4) 整体 V/Q_T 匹配：以上任何一种情况（V 和 Q_T 不在同一位置，数量不相等或者不在同一时间出现）都可以表示为低 V/Q_T 比。然而，这样的描述将掩盖了个体的发病机制和相关的治疗原理。

(5) 静脉血掺杂：上述的 V 和 Q_T 不匹配的例子中，V/Q_T 比值低意味着一些静脉血没有动脉化而直接回流到左心。因此，无论是通气过度，或是灌注过度耗尽可用 O_2，或是血液经过仅间歇通气的肺泡，都会将一定数量的混合静脉血添加到动脉血液中，最终导致 PaO_2 降低或低氧血症。

(6) 真性分流：真性分流是解剖分流。分流的血液不进行气体交换结合，直接到达左心。增加 FiO_2 无法改善因真性分流导致的低氧血症，因为血氧饱和度不能超过 100%，并且这部分无氧血液（分流）会混入动脉血中。

3. 基本原则。

(1) 静脉血掺杂：提高吸入氧浓度可以改善功能性分流导致的低氧血症。低 V/Q 比导致的低氧血症可以被改善，而真性分流的后果不能被校正。

(2) 真性分流：提高 FiO_2 无法改善因真性分流导致的低氧血症。如果以 10% 的增量增加 3 次 FiO_2（0.21～0.30 至 0.40～0.50），PO_2 增加<10mmHg，那么这是一种固定分流。

(3) 临床治疗终点：$FiO_2 \leq 0.5$ 时，$PO_2 > 60mmHg$，$SaO_2 > 0.90$ 均可被接受。如果患者需要更高的 FiO_2，或者无论如何提高 FiO_2，都不能达到此目标，那么就应该进行减少分流本身的治疗。

(4) 减少分流：有时可以通过消除肺不张或塌陷来减少分流，但通常需要正压通气和 PEEP 辅助治疗。这种方法的基本原理是肺泡的复张和稳定，这样可以在以前没有灌注的肺区通气。

① 正常人有<5% 的分流是由于一些静脉血回流到左心（其中最重要的是支气管循环）。

② 分流>15% 的患者需要机械通气。

③ 值得注意的是理想的临床目标（$PO_2 > 60$，$SaO_2 > 90$，$FiO_2 \leq 0.5$），只要 $Q_S/Q_T < 15\%$ 时，PO_2/FiO_2 比值≥ 150 均可实现。

④ 分流复位通常是通过机械通气来实现的，有时通过应用 PEEP（如上生理学）实现，但根本解决方法还是逆转病理状态（如肺不张、肺水肿、急性呼吸窘迫综合征）。

$$Q_S/Q_T = \frac{1-SaO_2}{1-SvO_2}$$

4. 心肺交互。

综上所述，V/Q_T 的管理就是血液灌注和通气的管理，最重要的是我们需要认识到这两者之间有着密不可分的关系。

(1) 心输出量和低氧血症。

(2) 呼吸机和心输出量。

需要减少分流来达到临床终点的患者可采用正压通气和 PEEP。虽然气道正压可能有助于肺泡的恢复和稳定，但它也可能显著阻碍静脉血回流到胸部，限制心脏舒张期充盈，减少心输出量（见上文）。注意在优化 $\dot{D}O_2$ 的方案中，通过减少心输出量（如提高 PEEP）来提高 SaO_2，对 $\dot{D}O_2$ 没有益处。

① $\dot{D}O_2 =10（CO）\times 12（Hb）\times 1.34 \times 0.80（SaO_2）=1286$

② $\dot{D}O_2=8（CO）\times 12（Hb）\times 1.34 \times 0.99（SaO_2）=1273$

$\dot{D}O_2$ 在这两种情况下是相同的，或许在应用 PEEP 之后在 SaO_2 中的获益在 CO 中损失。

七、心肺管理综合原则

基于公认的呼吸机管理和血流动力学的相互依赖关系，以下是一些实用建议。

1. 调整呼吸机设置，以达到如前所述的临床终点。

2. 如果患者所需的 PEEP 大于生理水平，甚至≥15cmH$_2$O，应进行更积极的血流动力学监护来协助管理。

3. 应将 CO（CI）优化至（最少）在当前呼吸机设置的正常范围内。

4. 请勿将患者脱离呼吸机以尝试获取"真实数据"。相关的血流动力学指标是在呼吸机上测得的。

5. 如前所述，首先应增加前负荷，再考虑使用正性肌力药或减少后负荷来改善心输出量。

6. 重复评估。通过良好的血流动力学管理，ABG 会改善，不需要进一步提高呼吸机参数。

7. 如果应用 PEEP 的患者充盈压升高或前负荷过高而心输出量不佳，则超声心动图可能有助于确定心室容积和判断心室功能，并帮助解释测得的充盈压。

8. PEEP 应根据需要增加，尽可能少地增加。

9. 如果患者是自主呼吸，应减少 IMV 辅助呼吸次数，尽量以自主呼吸（适当的 PSV 辅助）来维持 V_{min}。辅助正压呼吸越少，对静脉回流和心室充盈的阻力就越小，因此心输出量也就越多。

10. 一天有 1440min。假设 IMV 呼吸次数从 10 减少到 8，为心脏减少了 2880 的充盈阻力，使心输出量和 $\dot{D}O_2$ 大幅增加。

11. 需要多次监测和计算 $\dot{D}O_2$、$\dot{V}O_2$、Q_S/Q_T、CO、PCWP、SV、SVR 和其他可以随时评估的参数，与只监测 PO_2 或血压相比，这些方法可以更准确地了解患者低氧血症或低血压的原因。

12. 呼吸困难患者机械通气时还应注意如下问题。

(1) 预防应激性溃疡。

(2) 营养支持（最好是肠内营养）。

(3) 预防深静脉血栓形成。

(4) 适当镇静 / 镇痛。

13. 无创和（或）持续监护仪，如血氧仪、呼吸末 CO_2 监测和漂浮导管，都对指导患者的动态管理有益，且减少对动脉血和混合静脉血气测定的需求。

14. 有创的动脉导管和中心静脉导管可以被用来指导采血、血管活性物质的应用、电解质或急诊药物的管理。

15. 这类患者应每天拍胸部 X 线片来确认各类导管的位置，随访肺部病理，监测是否有并发症发生，如气压创伤、肺不张或 ICU 所致疾病。

（朱　峰　尹　希　马琪敏　王玉松　译）

第 3 章　心血管疾病
Cardiovascular Disorders

心血管疾病已成为美国排名第 1 位的死亡原因，每天有超过 2100 人因心血管疾病死亡，累计每年会夺走超过 1700 万人的生命。近年来，随着对心血管疾病发病机制认识的深入及新兴治疗技术的出现与发展，我们治疗这类疾病的能力得到了大幅提高。

本章以缺血性心脏病为例，简要介绍如下。

一、不稳定型心绞痛

（一）定义

心绞痛是在心肌供血供氧不足时产生的胸部不适感。不稳定型心绞痛是冠状动脉疾病的表现，其临床表现介于稳定型心绞痛和心肌梗死之间。其特征如下。

1. 近期出现缺血性胸痛。

2. 心绞痛严重程度、持续时间或发生频率增加。

3. 静息时出现的心绞痛（不同于稳定型心绞痛，后者仅在劳累时出现）、急性冠状动脉综合征（acute coronary syndrome，ACS）是指冠状动脉疾病中一组具有急性的、不稳定性症状的临床综合征，包括不稳定型心绞痛和心肌梗死（变异性心绞痛也涵盖在内）。

（二）危险因素

1. 胆固醇水平异常。

2. 高血压。

3. 吸烟。

4. 糖尿病。

5. 超重或肥胖。

6. 代谢综合征。

7. 缺乏运动。

8. 不健康饮食。

9. 家族史。

（三）病理生理学

冠状动脉粥样硬化是造成不稳定型心绞痛的最常见病因。动脉粥样硬化斑块不稳定导致的血栓形成被认为是稳定型心绞痛进展为不稳定型心绞痛的原因。高达 7%～9% 的不稳定型心绞痛住院患者都将进展为心肌梗死。此外，冠状动脉痉挛、出血及血小板聚集的增加也在其发病过程中起着非常重要的作用。

（四）临床表现

不稳定型心绞痛主要表现为新发的、持续性、静息状态下出现的胸骨后疼痛（疼痛性质可为压迫感、发闷、紧缩感，也可有烧灼样痛），也可出现呼吸困难、大汗淋漓、恶心呕吐及左肩牵涉痛。有时，下颌痛或后背痛也是心脏疾病所引起的症状。尽管如此，有不少患者会出现非典型症状，如腹痛或者背痛。

（五）鉴别诊断

1. 急性心肌梗死。

2. 急性主动脉夹层。

3. 心包炎。

4. 肺部疾病，如肺栓塞、胸膜炎、气胸及肺炎。

5. 消化性溃疡、胰腺炎、胃食管反流及食管痉挛、胆囊炎、胆绞痛。

6. 肌肉骨骼疾病、胸壁疼痛及肋软骨炎。

7. 带状疱疹。

（六）诊断及诊断依据

1. 诊断主要根据病史。

体格检查通常无阳性体征，但是仍应寻找有无血脂异常、高血压、充血性心力衰竭和心脏杂音的临床表现。

2. 心电图（ECG）在心绞痛发作时可出现复极化异常，但也可能没有明显异常。此外，建议常规行胸部 X 线检查，可发现心脏增大及肺水肿。

3. 心肌肌钙蛋白可被用于鉴别不稳定型心绞痛与非 ST 段抬高型心肌梗死（NSTEMI）或 ST 段抬高型心肌梗死（STEMI）。

4. 更进一步的检查包括心脏负荷试验、心脏超声、心脏 CT/MRI 扫描或心脏介入手术，均可考虑应用于诊断和识别潜在的病因。

（七）治疗

被诊断为不稳定型心绞痛的患者，需在 ICU 卧床并予以密切监护。

1. 药物治疗

(1) 硝酸盐类：该药物可松弛血管平滑肌、扩张静脉。应用该药后可通过减少静脉回流而减小心室舒张期的室壁张力，从而降低心肌耗氧。硝酸盐类药物还可减少前负荷、收缩期室壁压力及后负荷，并避免血管痉挛，减少心肌作功，缓解心绞痛。最初可使用硝酸甘油每 5 分钟 0.4mg，共 3 次，舌下含服。也可使用 2% 硝酸甘油软膏每 6 小时局部外用 1 次。反复发作的疼痛需使用硝酸甘油静脉滴注，初始剂量为 10μg/min，缓慢加量至预期效果（疼痛消失，收缩压不低于 90～100mmHg）。需注意的是这类药物可能会引起头痛的不良反应，以及产生耐药性。此外，该类药物禁用于右心室梗死、肥厚型心肌病及严重的主动脉瓣狭窄患者。

(2) β 受体拮抗药：这类药物可通过降低心率、血压及减弱心室收缩力来减少心肌耗氧，同时可降低体循环阻力与心输出量。然而，当患者出现心动过缓（心率＜50 次 / 分）、收缩压＜100mmHg、胸部 X 线片发现肺水肿迹象、二度或三度房室传导阻滞、PR 间期≥0.24s、左心室射血分数＜25%、支气管痉挛时应禁用该类药物。静脉及口服给药方案见表 3-1。

表 3-1　不稳定型心绞痛常用的 β 受体拮抗药

药　物	紧急静脉给药	口服给药	
阿替洛尔	初始 5mg 持续时间超过 5min，10min 后重复 1 剂，同样给药方案	每 12 小时 50mg 或每 24 小时 100mg	
美托洛尔	每 5 分钟 5mg，重复 3 剂	每 6 小时 50mg；48h 后，每 12 小时 100mg	

（续表）

药　物	紧急静脉给药	口服给药
拉贝洛尔	20～80mg 以 2mg/min 的速度输注，滴注至起效	100mg，每日 2 次
纳多洛尔		40～80mg，每日 4 次
普萘洛尔	0.5～3mg 缓慢静脉推注，若需要可重复使用	40～80mg/d，每日 2 次至每日 4 次

(3) 钙通道阻滞药：最近的研究建议该类药物在不稳定型心绞痛中作为次选药物，而在血管痉挛及稳定型心绞痛中可作为首选药物。钙通道阻滞药（如维拉帕米、地尔硫卓）通过抑制血管平滑肌收缩来舒张血管，引起心脏前负荷的降低，使血压下降，最终减少心脏作功（表 3-2）。

表 3-2　治疗不稳定型心绞痛的口服钙通道阻滞药

药　物	口服剂量
维拉帕米	240～480mg/d
地尔硫草	180～360mg/d

(4) 阿司匹林：阿司匹林被证实可降低不稳定型心绞痛发生心肌梗死的风险，并降低冠状动脉原因的死亡风险。阿司匹林每日 81～325mg 的多种剂量都被证实有效。有部分研究发现阿司匹林可减少近 50% 的心血管原因死亡与非致死性心肌梗死。

(5) 抗凝血药：静脉用肝素治疗是针对不稳定心绞痛的一种有效的辅助治疗，据报道，使用静脉用肝素后心肌梗死与难治性心绞痛的发生率降低。中高风险患者建议常规使用肝素。建议肝素以初始负荷剂量 60U/kg 进行静脉输注，后续以 12U/(kg·h) 静脉维持治疗。依诺肝素与达肝素钠是低分子肝素（每 12 小时 1mg/kg），相对于普通肝素，效果可能更优。磺达肝癸钠是一种被应用于部分患者的合成肝素五聚糖。如果患者计划采用侵入性治疗策略，也可应用如比伐卢定一类的直接凝血酶抑制药。

(6) 溶栓治疗：溶栓治疗虽对于急性心肌梗死治疗有效，但并无明显证据指出该治疗对不稳定型心绞痛有积极作用。

(7) 糖蛋白Ⅱb/Ⅲa受体抑制药：这类药物通过阻断诱导血小板聚集的受体而发挥作用。可用的有两类相对短效（4～8h）的药物（依替巴肽、替罗非班）及一类长效的药物（阿昔单抗）。这些药物在经皮冠状动脉介入治疗期间有益，且短效药物被证实可用于无Q波型心肌梗死及不稳定型心绞痛的治疗。据研究，糖蛋白Ⅱb/Ⅲa受体抑制药可使包括死亡、心肌梗死及需紧急干预的联合终点降低。该药物应被用于高危患者（ST段压低1mm，症状持续或反复发作，广泛的心电图异常，左心功能抑制，心肌标志物阳性）。当抗血小板药物不能与阿司匹林联合给药时，也应使用此药：①依替巴肽，180μg/kg静脉推注，随后以2μg/（kg·min）输注。在一些临床研究中发现，双倍负荷方案可改善血小板抑制（180μg/kg×2，间隔10min）。替罗非班，0.4μg/（kg·min）×30min，随后以0.1μg/min的速率序贯输注；②阿昔单抗，先以0.25mg/kg静脉推注，随后以0.125μg/（kg·min）序贯输注。

(8) 氯吡格雷：（75～300mg负荷剂量）与阿司匹林联合使用可获益。自2009年以来，新的P2Y12抑制药已获批，一种是普拉格雷（60mg负荷剂量，之后10mg/d序贯）。该药物在预防临床事件方面更为有效，但出血风险较高；另一种是替格瑞洛（180mg负荷剂量，之后90mg每日2次），应与低剂量阿司匹林（每日＜100mg）联合使用。

(9) 吗啡：静脉给予硫酸吗啡（最初2～4mg）用于缓解胸痛和焦虑。

(10) 他汀类药物：许多研究建议早期给予他汀类药物（如阿托伐他汀80mg/d）。

(11) ACEI和血管紧张素Ⅱ受体拮抗药也可用于伴随糖尿病、心力衰竭及射血分数＜40%的患者。

2. 非药物治疗

所有心绞痛患者需要给予氧疗。对那些已经最大限度使用药物治疗（包括硝酸盐、β受体拮抗药、阿司匹林、肝素等）但仍伴有持续胸痛的患者，需要早期给予心导管介入术来评估后续是否需要进一步冠状动脉干预治疗［经皮腔内冠状动脉成形术（PTCA）或冠状动脉旁路移植术］。主动脉内球囊反搏（IABP）应被考虑应用于血流动力学不稳定的患者。IABP的应用可缓解患者的胸痛症状，并为后续的冠状动脉干预提供相对稳定的循环状态。

（黄丹蕾　罗　哲　译）

二、心肌梗死

（一）定义

心肌梗死（myocardial infarction，MI）是指血液供应不足，心肌缺氧，最终导致心肌坏死。

1. Q 波 MI：Q 波 MI 表现为 ECG 的 ST 段抬高进而出现病理性 Q 波。

2. 非急性 MI：在美国，超过 50% 的急性 MI 的 ECG 并不表现为 ST 段抬高，而是出现非特异性的 ECG 改变，甚至 ECG 正常。

（二）病理生理学

1. 几乎所有的 MI 都由冠状动脉粥样硬化引起。

2. 动脉粥样硬化病变减少并限制了冠状动脉血流，导致心肌细胞缺血。

3. 血栓形成在急性 MI 中起着重要作用。如果足够早进行检查，几乎所有 ST 段抬高的 MI 都会在梗死相关血管中发现闭塞性血栓。

4. 右冠状动脉（right coronary artery，RCA）闭塞通常导致下壁、后壁梗死。

5. 左前降支（left anterior descending artery，LAD）闭塞通常导致前壁梗死，而左回旋支（left circumflex artery，LCA）闭塞通常导致外侧和（或）下壁、后壁梗死。

6. 冠状动脉痉挛也可能在 MI 的病程中发挥一定作用。高达 2% 的 MI 患者中可见正常的冠状动脉造影结果。在这些患者中，有相当比例的患者年龄＜35 岁。这提示冠状动脉痉挛可能是一个重要的病理生理环节。

（三）危险因素

包括 MI 在内的冠状动脉疾病的危险因素有年龄、男性、家族史、吸烟、高血压、胆固醇升高和糖尿病。可卡因的使用是 MI 的显著危险因素。

（四）临床表现

1. 患者出现持续≥30min 的胸痛（通常位于胸骨后）。休息或使用硝酸甘油不能缓解。左臂或右臂直至下颌可出现放射痛。疼痛通常为非胸膜性并可伴呼吸困难、出汗、恶心或呕吐。

2. 多达 25% 的 MI 不伴有疼痛，在糖尿病患者中较为常见，可能由于这类患者的疼痛感受器受到糖尿病的影响。

3. 烧灼感和压榨感均可预测急性 MI。

（五）体格检查

1. 皮肤可能发冷并伴有明显出汗。

2. 如果患者存在继发乳头肌功能障碍所致的二尖瓣反流，心脏听诊可闻及心尖部收缩期杂音。可能存在 S_3 或 S_4 奔马律。

3. 肺部听诊可闻及由充血性心力衰竭（congestive heart failure，CHF）伴肺水肿引起的啰音。

4. 在大多数情况下，体格检查较难发现特异性的体征。

（六）诊断

1. 必须根据病史、体格检查和 ECG 结果明确 MI 的诊断。

2. 心电图（表 3–3）。

表 3–3　心肌梗死的心电图定位

梗死部位	心电图变化
前壁	$V_1 \sim V_4$
前间壁	$V_1 \sim V_2$
前外侧壁	Ⅰ、aVL、V_4、V_5、V_6
外侧壁	Ⅰ 和 aVL
下壁	Ⅱ、Ⅲ、aVF
后壁	V_1 导联 R>S

(1) Q 波 MI。

Q 波 MI 演变的经典描述包括以下内容：① ST 段抬高提示心肌损伤及损伤部位；② T 波倒置为缺血的表现；③ Q 波提示梗死区域的存在。可能早期观察到异常 Q 波，也可能自 MI 发生数天内不出现。

(2) 非 Q 波梗死：可见 ST 段压低和 T 波倒置。

3. 心肌酶分析。

坏死的心肌细胞释放酶进入血液。心脏特异性肌钙蛋白和肌酸激酶（CK 或

CPK）已被广泛用于 MI 的实验室诊断。

(1) CK 在 24h 内升高。由于 CK 同时存在于骨骼肌和脑中，因此也可因其他疾病导致升高。因为 CK 的 MB 同工酶主要存在于心肌中，为提高特异性，可使用 CK-MB 测定法。

(2) 心脏特异性肌钙蛋白 I 和肌钙蛋白 T 是心脏收缩的调节成分。这些蛋白质特异性地对心肌损伤有反应，并在心肌梗死后数小时内被释放入血。它们能够在数天内维持血液中的较高水平，因此对梗死后延迟就诊的患者的诊断有极大意义。然而，肾功能不全的患者在未出现 MI 的情况下也可发生肌钙蛋白升高。

(3) CK-MB 亚型：CK 的 MB 同工酶在心肌细胞内仅以一种形式存在。释放入血流后，酶介导的末端赖氨酸残基裂解产生 2 种 CK-MB 亚型。新鲜释放的 CK-MB 与裂解的 CK-MB 的比值是心肌损伤非常敏感且特异的早期标志物。

4. 核医学。

铊 –201（^{201}Tl）能够被灌注良好的心肌细胞摄取，并可能通过存在的"冷点"指示梗死区域。但是，该技术可能无法区分急性 MI 和既往心肌损伤灶。锝 –99（^{99}Tc）可在受损心肌细胞中蓄积，从而导致"热点"，指明梗死区域。

5. 其他检查：应在疑似 MI 患者中进行包括全血细胞计数、电解质、葡萄糖、血尿素氮（BUN）、肌酐及血脂在内的其他检查。

（七）急性 MI 的治疗

急性 ST 段抬高型 MI（STEMI）的治疗有几个目标，即尽可能减少心肌梗死的范围、优化心肌功能和控制急性 MI 的并发症。

1. 疑似 MI 患者应接受连续 ECG 监测并建立静脉通路。患者还应接受吸氧以维持足够的氧饱和度。

2. 如果患者的基本情况允许，应给予硝酸甘油舌下含服（每 5 分钟 0.4mg，共 3 次），可帮助鉴别可能为心绞痛而非 MI 的患者。

3. 所有无禁忌证的患者均应口服阿司匹林（Aspirin，ASA）（160～325mg）。

4. 溶栓治疗。

(1) 无溶栓治疗禁忌证且在症状发作后 6～12h 内出现 ST 段抬高的患者应考虑接受溶栓治疗。如果现场有心导管手术室，建议对所有 STEMI 患者进行经皮冠状动脉介入治疗（见下文）。正常情况下该手术在此类有条件进行的医院内应能迅速完成（入院 – 球囊扩张时间＜90min）。

(2) 根据部分研究报道（ISIS Ⅱ 试验和 LATE 试验），症状出现 24h 后，患者也可以考虑进行溶栓治疗，患者可能获益。

(3) 溶栓剂给药指南。

① 出现提示急性 MI 的症状且舌下含服硝酸甘油不能缓解，持续至少 20min 并小于 12h。

② 2 个或 2 个以上连续 ECG 导联 ST 段抬高或非陈旧性左束支传导阻滞。

③ 排除标准如下。

- 出血体质。
- 活动性胃或十二指肠溃疡。
- 3 周内接受过重大手术。
- 6 个月内有严重创伤。
- 1 年内曾发生心血管事件（cardiovascular accident，CVA）或存在其他可能导致大出血的中枢神经系统（central nervous system，CNS）疾病。
- 重度且控制不佳的高血压（180/110mmHg）。
- 存在潜在预后不良的疾病(如恶性肿瘤)，风险 / 获益评估可能不支持治疗。

④ 溶栓药物。

- 给予 100mg 重组组织型纤溶酶原激活药（rt-PA，activase）（加速给药可改善血管通畅率，且不会增加并发症发生的概率）。静脉推注 15mg 作为负荷剂量，之后 30min 内静脉注射 50mg，其余 35mg 在 60min 内静脉注射。同时静脉给予肝素（HART 试验证据表明，在不使用肝素的情况下给予 rt-PA，血管再闭塞率较高）。也应同时给予 ASA。
- 链激酶（Streptase）：1h 内静脉注射 150 万 U。由于链激酶和高水平纤维蛋白裂解产物诱导的全身状态，链激酶治疗过程中是否需要使用肝素并不确定。
- 去甲酰化阿尼普酶（纤溶酶原 / 链激酶激活物复合物，Eminase）。本药在 5min 内静脉推注 30U。与链激酶一样，是否合并使用肝素尚无定论。
- 瑞替普酶：该药物是一种改良的 rt-PA。在 Gusto Ⅲ 试验中，瑞替普酶的疗效与 rt-PA 相似。2min 内静脉推注 10U，给药 2 次，间隔 30min。应同时使用肝素和 ASA。
- 替奈普酶（TNK）：这也是一种改良的 rt-PA。静脉单次注射（0.5mg/kg）。

在 ASSENT- Ⅱ 试验中，该药物在总死亡率方面与 rt-PA 相当，但一些出血并发症的发生率较低。应合并使用肝素和 ASA。

⑤经皮冠状动脉成形术（percutaneous transluminal coronary angioplasty，PTCA）/ 经皮冠状动脉介入治疗（percutaneous coronary intervention，PCI）：在可快速进行手术（入院 – 穿刺时间<30min）的情况下，PTCA/PCI 是一种极佳的血供重建技术。在有溶栓治疗禁忌证的患者中应首先考虑该治疗。如果有熟练的术者和适合的医疗机构，初次 PTCA 患者的结局几乎等同于或优于溶栓治疗。

⑥β 受体拮抗药：β 受体拮抗药可用于预防快速性心律失常并减少心肌耗氧量。即使是在接受溶栓治疗的患者中，早期静脉给予 β 受体拮抗药，随后口服维持治疗可减少缺血和梗死的复发。由于 β 受体拮抗药有预防缺血复发和危及生命的室性心律失常的作用，无禁忌证的患者应接受 β 受体拮抗药的治疗（表 3–1）。

⑦ 血管紧张素转换酶抑制药（angiotensin-converting enzyme inhibitor，ACEI）：ACEI 可能对大面积急性 MI 左心室功能不全患者的心室重构和生存率有影响，但这些药物不应在梗死后的最初几小时内给药。

⑧ 应在临床上对患者进行分类，从而判断预后并制订治疗方案（表 3–4 和表 3–5）。

表 3–4　急性心肌梗死的 Killip 分级

Ⅰ级	未出现心力衰竭；死亡率<6%
Ⅱ级	肺湿啰音，S_3 奔马律；死亡率<17%
Ⅲ级	急性肺水肿；死亡率 38%
Ⅳ级	心源性休克；死亡率 81%

改编自 Killip PT: *Am J Cardiol* 1967;20: 457.

表 3–5　急性心肌梗死后的血流动力学亚组

亚　组	心指数（L/m²）	楔压（mmHg）
无肺淤血或周围低灌注	2.7±0.5	12±7
仅存在肺淤血	2.3±0.4	23±5
仅存在周围低灌注	1.9±0.4	12±5
同时存在肺淤血和周围低灌注	1.6±0.6	27±8

引自 Forrester GA: *Am J Cardiol* 1977;39: 137.

⑨ 患者的管理可基于其血流动力学状态分类。

- 非复杂性 MI。
  - 除上述治疗方案外，还应静脉使用硝酸甘油控制疼痛。临床研究表明，使用硝酸酯类药物可降低死亡率和梗死面积。治疗应以 10μg/min 的速度开始，并逐渐增加剂量，直至患者无疼痛，或收缩压降至 100mmHg 以下，或达到 200μg/min 的最大剂量。
  - 根据需要静脉应用硫酸吗啡 2mg，用于缓解硝酸甘油未缓解的疼痛。
  - 对于无禁忌证且未接受全剂量肝素的患者，应每 8～12 小时给予肝素 5000SQ，或低分子肝素皮下注射预防深静脉血栓形成（DVT）。注：如果达到完全肝素化，前壁 MI 患者的左心室血栓形成发生率较低。
  - 他汀类药物降低胆固醇。
  - 严格卧床休息 24h 后逐渐增加活动。
  - 大便软化，常用口服多库酯钠（Colace）每日 100mg。
  - 应予以低胆固醇、不添加盐的饮食。
- 复杂性 MI（表 3-5）。
  - 以肺充血为表现的左心室功能障碍。
    - 静脉使用硝酸甘油降低左心室舒张末期压力，并考虑使用多巴酚丁胺、利尿药或其他血管扩张药（剂量见下）。
  - 低灌注但无肺充血。
    - 谨慎静脉补充生理盐水。肺毛细血管楔压控制在大约 18mmHg。
    - 伴有下壁梗死的右心室心肌梗死可能出现这种情况。可采用右侧面导联心电图进行诊断。左心室前负荷较大可能需要容量控制。
  - 重度左心室功能障碍，应置入漂浮导管。
    - 如果收缩压＞100mmHg，最初应以 20μg/(kg·min) 的速度静脉注射多巴酚丁胺，也可使用米力农。如果患者出现低血压并伴收缩压＜70～100mmHg，应静脉给予激动 α 受体剂量的多巴胺或血管加压素 1～4U/h 或去甲肾上腺素 0.5～30μg/min。
    - 高血压患者应从 10μg/min 的速度开始静脉给予硝酸甘油治疗，也可使用二氢吡啶类钙通道阻滞药（氯维地平、尼卡地平）。
    - 可考虑以下机械支持。

➢ 主动脉内球囊反搏。

➢ 左心室和双心室辅助装置。

➢ 经皮左心房 – 股动脉心室辅助装置。

➢ 体外膜肺氧合。

- MI 后的其他并发症。

  - 二尖瓣反流：表现为突然出现的收缩期杂音 (放射至腋下) 和 CHF 恶化。

    ■ 诊断：体格检查可闻及收缩期杂音和发现肺充血加剧。心导管检查可发现肺楔形描记中出现巨大 V 波。

    ■ 药物治疗：降低后负荷 (如静脉使用硝普钠) 以降低肺毛细血管楔压。低血压患者可能需要儿茶酚胺 [如多巴胺和 (或) 多巴酚丁胺]。

    ■ IABP 可改善冠状动脉灌注和心室排空。

    ■ 手术修复。

  - 室间隔缺损 (VSD)：VSD 在 < 1% 的 Q 波 MI 中发生。可在症状发作后数小时至数天的任何时间发生。最初 7 天内最常见。

    ■ 诊断：急性 VSD 导致响亮的全收缩期杂音和突发的伴心源性休克的重度 CHF。进行能够测量血氧饱和度的右心导管插入术将显示右心房和右心室之间的血氧饱和度升高，并且"对比"超声心动图将在多数情况下识别缺损。

    ■ 治疗：急性 VSD 患者需要静脉使用硝普钠和 IABP 以降低后负荷，后续行手术修复。

- MI 后心律失常：90% 的急性 MI 患者在 24h 内发生心律失常。

  - 窦性心动过缓：急性 MI 中最常见的心律失常。只有当出现心输出量减少的体征时，才需进行治疗。静脉给予阿托品每 3 ～ 5 分钟 0.5 ～ 1mg，直至总剂量为 0.04mg/kg。如果无效，应考虑给予多巴胺 20μg/ (kg·min) 和肾上腺素 10μg/min。

  - 室上性心律失常：窦性心动过速应通过治疗潜在的病因来解决。多数情况下，镇痛和镇静即能控制。新发心房颤动或心房扑动患者可能需要急性复律。病情稳定者应给予钙通道阻滞药、β 受体拮抗药等治疗。

  - 阵发性室上性心动过速：最初应通过迷走神经按摩进行处理；如果不成功，则采用腺苷 6mg 快速静脉推注；如果仍不成功，则采用腺苷 12mg

快速静脉推注，然后采用维拉帕米 2.5～5mg 静脉推注。β 受体拮抗药、胺碘酮或普鲁卡因胺可作为替代药物。

- 室性心律失常：预防性使用利多卡因不会改善总生存期，因此不适用于急性 MI 患者。在持续稳定的室性心动过速伴左心室功能正常患者中，给予胺碘酮（250mg/10min，之后静脉输注 1mg/h，持续 6h 后以 0.5mg/min 输注）。其他选择包括普鲁卡因胺，以 20～30mg/min 的速度给药，直至最大剂量 17mg/(kg·h)。治疗终点包括消除节律障碍、QRS 波群增宽 50% 和（或）低血压。如果存在左心室功能抑制，胺碘酮作为首选。

- 硫酸镁也被证实有效，特别在多形性室性心动过速救治中有效，给药方案为 1～2g，1～2min，静脉注射。

- 急性 MI 伴传导阻滞。
  - 房室（AV）传导阻滞。
    - 一度房室传导阻滞：4%～14% 的急性 MI 发生。
    - 二度 I 型房室传导阻滞：表现为 PR 间期进行性延长，伴间歇性窦房结搏动不传导。常见于心肌梗死，很少进展为完全性心脏传导阻滞。
    - 二度 II 型房室传导阻滞：占急性 MI 期间所有二度传导阻滞的约 10%。常见于前壁梗死，很少进展为完全性心脏传导阻滞。
    - 三度房室传导阻滞：6% 的患者可发生。伴有下壁 MI 时，死亡率为 20%～25%；伴有前壁 MI 时死亡率更高。
    - 心室内传导阻滞：指室内传导系统 3 个分支内的异常，这些传导阻滞可能进展为更严重的心脏传导阻滞。急性 MI 中 1/5 的束支传导阻滞患者将发生二度或三度房室传导阻滞。死亡率为其他人群的 2 倍。
    - 完全性心脏传导阻滞：常发生于右束支传导阻滞伴前束支或后束支传导阻滞的 MI，较少见于孤立的左束支或右束支传导阻滞。交替型束支传导阻滞患者的完全性心脏传导阻滞发生率较高。
  - 治疗。
    - 房室传导阻滞
      - 一度房室传导阻滞：无须特殊治疗。

➢二度Ⅰ型房室传导阻滞：除非发生异常缓慢的心室率，否则无须治疗。对于有症状的患者，给予阿托品（治疗心动过缓），后经静脉置入临时起搏器。

➢二度Ⅱ型房室传导阻滞：尤其是伴有前壁 MI 时，应经静脉置入起搏器。

➢完全性心脏传导阻滞：经静脉置入临时起搏器（部分学者主张仅对下壁 MI 且血流动力学受损的患者进行起搏器治疗）。

➢心室内传导障碍：对于右束支传导阻滞同时伴有前束支、后束支或交替性束支传导阻滞，应经静脉置入起搏器。一度房室传导阻滞和新发右束支或左束支传导阻滞的患者也应接受经静脉起搏。

（罗明豪　罗　哲　译）

三、心脏起搏器

（一）定义

心脏起搏器是一种增加心率、建立旁路、阻断异常传导、阻断心律失常的一种复杂装置。随着技术的进展发展出多种起搏模式，双腔起搏更是被广泛地应用于临床。目前有 5 种位置代码来描述临床起搏模式（表 3-6）（北美心脏起搏与电生理学会和英国心脏起搏与电生理学组通用起搏器代码）。

表 3-6　起搏器代码

起搏心腔	感知心腔	感知后的反应	频率应答	多点起搏
O = 无	O = 无	O = 无	O = 无	O = 无
A = 心房	A = 心房	I = 抑制	R = 频率应答	A = 心房
V = 心室	V = 心室	T = 触发		V = 心室
D = 双腔	D = 双腔	D = 双腔		D = 双腔

（二）起搏器评估

在 ICU 中，可以通过心律条带与 12 导联心电图来确定患者心脏起搏器的起搏模式。需要评估患者是否出现了感知失败（如起搏尖刺波异常）与捕获失败（如起搏尖刺波后未见心腔去极化）。此外，还可以通过起搏器配套的程控仪，以及通过监测脉搏特征等获得更多心脏起搏器的工作情况。

（黄丹蕾　罗　哲　译）

四、充血性心力衰竭

（一）定义

充血性心力衰竭是当心脏不能泵出足够的氧合血液以满足组织代谢需要时发生的临床状态。

（二）病因

充血性心力衰竭可能由左心室或右心室衰竭导致。在许多情况下，心脏的2个泵血腔都会衰竭。左心室衰竭的常见原因为心脏病［主动脉瓣狭窄（AS）、主动脉瓣反流（AR）、二尖瓣反流（MR）、高血压、缺血性心脏病、心肌病、心肌炎］。右心室衰竭的常见原因包括肺动脉高压（原发性和继发性）、心肌病和右心室梗死。双心室衰竭通常由左心室衰竭引起。充血性心力衰竭的其他原因包括心律失常、贫血、甲状腺毒症、药物和动静脉瘘。

（三）临床表现

1. 呼吸急促。

2. 端坐呼吸：与卧位相关的静脉回流增加导致呼吸急促恶化。

3. 夜间阵发性呼吸困难：这是许多生理因素的结果，包括卧位时患者的静脉回流增加。

4. 疲乏和嗜睡：这些是由于低心输出量所致。

（四）体格检查

体格检查显示的左心室衰竭的体征包括心动过速和呼吸急促。肺静脉充血导致双侧啰音。可听到 S_3 和 S_4 奔马律。心脏瓣膜病患者可出现心脏杂音。右心衰竭的体征包括颈静脉怒张、外周水肿、腹水和充血性肝大伴肝颈静脉反流。

（五）充血性心力衰竭的诊断依据

充血性心力衰竭的诊断依据基于体格检查结果。B 型利钠肽（BNP）或 NT-proBNP 可用于支持临床急性失代偿性充血性心力衰竭的诊断。

（六）充血性心力衰竭的分类

根据纽约心脏协会的规定，以心功能对充血性心力衰竭进行分类（表 3-7）。另一种充血性心力衰竭的常用分类方法是基于收缩或舒张功能障碍，或基于左心室射血分数（LVEF）。射血分数降低（LVEF≤40%）也称为 HFrEF 或收缩性充血性心力衰竭。射血分数保留（LVEF≥50%）也称为 HFpEF 或舒张性充血性心力衰竭。射血分数中等范围的充血性心力衰竭（LVEF 为 41%～49%）也称为 HFmrEF。

表 3-7　纽约心脏协会（NYHA）充血性心力衰竭分类

Ⅰ级	剧烈活动时出现症状
Ⅱ级	一般活动时出现症状
Ⅲ级	轻度活动时出现症状
Ⅳ级	休息时出现症状

（七）X 线检查

胸部 X 线检查可见心脏扩大伴受累心腔扩大。肺血管充血进展为肺水肿。

（八）超声心动图

应使用多普勒二维超声心动图评估心室功能、大小、壁厚、室壁运动和瓣膜功能。

（九）治疗

1. 纠正并确定根本原因（即治疗贫血、感染、高血压，控制心房颤动患者的心室率）。

2. 卧床休息减少心脏负荷。

3. 必要时给予辅助供氧。

如果呼吸窘迫伴或不伴缺氧持续存在，只要患者无禁忌证，我们建议进行无创正压通气。

4. 限钠。

5. 降低前负荷。

(1) 硝酸盐类：利用硝酸盐类进行相关的静脉扩张可迅速改善许多 CHF 患者的症状（给药建议见上文的心绞痛章节）。

(2) 利尿药：襻利尿药。

- 呋塞米（速尿）10～240mg 静脉注射、口服或连续静脉滴注可迅速诱导利尿并使静脉扩张，让患者症状迅速改善。
- 布美他尼（丁胺速尿）0.5～1mg 静脉注射或 0.5～2mg 口服。
- 噻嗪类（如氢氯噻嗪 25～50mg）是作用较弱的利尿药，可能对轻中度充血性心力衰竭有价值。
- 美托拉宗（Zaroxolyn）2.5～10mg 可能增强髓襻的利尿作用。
- 由于硫酸吗啡具有静脉扩张作用和抗焦虑作用，传统上用于治疗严重的肺水肿。这种药物可能会抑制呼吸，因此其他血管活性物质可能更可取。如果使用，建议增量为 2mg 静脉注射，滴定至起效。

6. 动脉扩张药物（后负荷降低）。

(1) ACE 抑制药：这些药物可导致小动脉阻力血管扩张，还可增加静脉容量，对前负荷和后负荷均有影响。可降低 CHF 患者的死亡率，适用于 EF 降低患者的长期用药。依那普利可用于静脉注射给药（1.25mg 静脉注射，几分钟内完成）。口服 ACE 抑制药也可。

(2) 奈西立肽：这种重组人 BNP 的使用取得了一定的成功。然而，一些研究显示，其对死亡率可能有不良影响，以及有肾功能恶化的潜在风险。

7. 正性肌力药物。

静脉用正性肌力药（如米力农或多巴酚丁胺）可用于缓解症状和改善终末器官功能，尤其是当这些患者表现为临界收缩压（<90mmHg），尽管有足够的充盈压但仍有症状性低血压，或对静脉血管扩张药无反应或不能耐受时。

8. 洋地黄糖苷和 β 受体拮抗药。

这些药物在急性肺水肿的急性情况下的价值有限。β 受体拮抗药可降低这些患者长期生存的死亡率。

9. 在严重无反应的病例或因红细胞增多而需要不同治疗方法的病例中，可使用静脉切开术。

（杨青男　罗　哲　译）

五、心肌病

（一）扩张型充血性心肌病

1. 病因

扩张型充血性心肌病指发生心室扩张和心脏扩大的原发性心肌疾病（表3-8）。

表 3-8　扩张型心肌病的病因

- 特发性
- 胶原血管病
- 心肌炎后遗症
- 围产期心肌炎
- 家族性
- 毒素和营养缺乏
- 辐射

2. 临床表现

CHF、心律失常及肺和全身栓塞的症状

3. 体格检查

常见 CHF 体征。可观察到心尖冲动点外移、闻及奔马律音。

4. 诊断

(1) 胸部 X 线：可见心脏增大；也可见肺淤血伴间质水肿、胸腔积液等。

(2) ECG：可见心律失常，如传导异常、心脏扩大、肥厚和非特异性复极异常。

(3) 超声心动图：可能显示射血分数低、整体运动功能减退和心腔扩大。

(4) 心导管检查和心肌活检。

5. 治疗

(1) 治疗基础病因。

(2) 前文所述的 CHF 管理。

(3) 预防血栓栓塞。

(4) 考虑使用低剂量 β 受体拮抗药。

(5) 考虑移植，可予机械循环辅助作为移植前过渡治疗（如左心室辅助装置）。

（二）限制性心肌病

限制性心肌病是一种以心室顺应性下降为特征的心肌疾病。

1. 病因

浸润性疾病（结节病、血色病、淀粉样变性等）、辐射、心内膜弹力纤维增生症、心内膜心肌纤维化和硬皮病。

2. 症状

右心衰体征、疲乏和无力。

3. 特异性诊断研究

超声心动图或磁共振成像（MRI）可能有助于区分限制性心肌病和缩窄性心包炎（心包增厚）。可使用心导管术及心脏活检。

4. 治疗

控制 CHF 如前所述。特别需要注意容量状态。

（三）肥厚型心肌病

肥厚型心肌病是一种伴有显著心肌肥大的家族性或散发性疾病，可能发生局灶性或弥漫性肥大。

1. 症状

肥厚型心肌病的症状包括晕厥、呼吸困难、胸痛、心悸、猝死。

2. 体格检查结果

(1) 胸骨左缘可闻及喷射性收缩期杂音，且随 Valsalva 动作增强。

(2) S_4 奔马律。

3. 诊断

胸部 X 线检查可正常；心电图可显示左心室肥厚和异常 Q 波（前壁、侧壁和下壁导联）；超声心动图提示心室肥厚。

4. 治疗

(1) β 受体拮抗药和（或）维拉帕米，这些药物可减慢心率并延长舒张期，使心室充盈增加。

(2) 当患者最佳药物治疗失败时，应使用手术和非手术切除术。在很大比例的病例中，乙醇室间隔输注可降低主动脉梯度和症状，并迅速成为症状严重病例的首选疗法。

(3) 洋地黄、硝酸盐、利尿药和血管扩张药可能会使该亚组患者的临床状况恶化。

（杨青男　罗　哲　译）

六、心肌炎

心肌炎是一种心肌的炎症状态。

（一）病因

1. 感染。

(1) 病毒（埃可病毒、腺病毒、COVID-19 等）。

(2) 细菌。

(3) 支原体。

(4) 真菌。

(5) 立克次体。

(6) 螺旋体。

(7) 寄生虫（旋毛虫、克氏锥虫）。

2. 毒素和毒品（即可卡因）。

3. 胶原血管病（硬皮病、系统性红斑狼疮、风湿热、结节病）。

（二）症状

1. 呼吸困难。

2. 胸部不适。

（三）体格检查

1. 心动过速。

2. 心包摩擦音（并存心包炎时）。

3. CHF 的表现。

（四）治疗

1. 支持性治疗。

(1) CHF 的治疗。

(2) 必要时治疗心律失常。

(3) 抗凝以预防血栓栓塞。

2. 治疗基础病因（可能需要在心内膜心肌活检显示炎性浸润的选择性人群中使用皮质类固醇、免疫球蛋白和免疫抑制治疗）。

（杨青男　罗　哲　译）

七、心包炎

心包炎与许多不同的发病因素有关。

（一）病因（表 3-9）

表 3-9　心包炎的病因

- 特发性
- 感染性（结核分枝杆菌、细菌、病毒、真菌、原虫）
- 胶原血管病
- 药物诱导
- 创伤
- 急性心肌梗死和心肌梗死后（Dressler 综合征）
- 尿毒症
- 接触射线后
- 风湿热
- 肿瘤

（二）症状

前胸痛，通常放射到手臂和背部，一般随着吸气而增强，通过坐起或身体前倾缓解。也可能发生心悸和心动过速。

（三）体格检查

1. 在患者直立并身体前倾时听到心包摩擦音。

2. 心动过速或其他可以听诊到的节律异常。

3. 如果发生心脏压塞，可观察到低血压、脉压变窄和奇脉。

（四）诊断

1. ECG（图 3-1）

ECG 类似急性心肌梗死表现，可见初始 ST 段抬高伴凹面向上，随后 T 波倒置，最后是复极化异常的晚期消退，也可见到 PR 段压低。

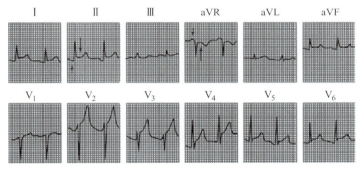

▲ 图 3-1　心包炎

除 aVR 和 V_1 外，所有导联均存在 ST 段抬高（凹面向上）。PR 段压低是一种常见于急性心包炎患者的心电图异常，但由于 PR 间期较短而不明显（经许可，引自 Braunwald，E: *Heart Disease: A Textbook of Cardiovascular Medicine*，5th ed.Saunders，1997.）

2. 实验室检查

如上所述，应排除 MI。其他潜在有用的检查包括红细胞沉降率（ESR）、抗核抗体（ANA）、类风湿因子、病毒滴度和结核菌素皮肤试验（PPD）。

3. 超声心动图

可观察到心包积液（可能不存在）。

（五）治疗

1. 抗炎药（即吲哚美辛，每 8 小时 25～50mg，口服，或水杨酸，2～5g/d）。在重度病例中或如果禁忌使用 NSAID（肾损害或消化性溃疡病史）时，则使用皮质类固醇（即泼尼松，每日 60mg，口服）。

2. 镇痛：用于抗炎药不能缓解的疼痛。

3. 观察心脏压塞体征。

4. 基础病因的治疗。

（六）并发症

心脏压塞

心包液积聚可能损害心脏功能，主要是通过舒张期充盈受限引起。

(1) 症状：呼吸困难、端坐呼吸和疲劳。

(2) 体格检查：①颈痛；②心音遥远；③心动过速；④奇脉；⑤低血压和窄脉压。

(3) 诊断。

① ECG：QRS 波振幅降低和 R 波逐搏变化。

② 超声心动图：显示心包积液和早期右心室舒张期塌陷。

③ 心脏导管置入术：右心导管置入术将显示舒张压，这也包含要测量的心包压。

(4) 治疗。

① 心包穿刺术（见第 15 章）。清除相对少量的心包积液将明显改善心室的舒张期充盈，并明显改善患者的症状。引流导管也可留置。应检测抽出液体的蛋白质、乳酸脱氢酶（LDH）、细胞计数，并进行液体的革兰染色、抗酸杆菌染色（AFB）、培养病原学药物敏感性和细胞学检查。

② 心包切除术、心包开窗术，这类术式可用于缓解心脏压塞。

（杨青男　罗　哲　译）

八、瓣膜疾病

（一）主动脉瓣狭窄

1. 病因

(1) 主动脉瓣风湿性病变。

(2) 先天性二叶瓣畸形进展。

(3) 先天性主动脉瓣狭窄。

(4) 老年性主动脉瓣钙化。

2. 病理生理

主动脉瓣狭窄会导致左心室射血阻力增加及左心室压力增加。这个过程会引起心室肥厚。正常的主动脉瓣瓣口面积为约 $3cm^2$。当主动脉瓣瓣口面积 $<1cm^2$ 将会引起临床症状，当主动脉瓣瓣口面积 $<0.5cm^2$ 时或左心室和主动脉之间收缩期的压力差大于 50mmHg 时将引起严重的症状。

3. 症状

(1) 晕厥：多与劳累有关，主要和外周血管扩张有关，导致脑血管缺血。

(2) 呼吸困难。

(3) 心悸。

(4) 活动耐量下降。

(5) 胸痛、胸闷。

4. 体征

(1) 颈动脉搏动延迟、减弱。

(2) 脉压减小。

(3) 心脏底部可闻及响亮的射流性杂音，向颈部传导，通常可扪及震颤。

5. 辅助检查

(1) ECG：①左心室肥厚；②非特异性复极异常。

(2) 胸部 X 线检查：①慢性心力衰竭患者可有肺淤血表现；②主动脉扩张；③主动脉瓣膜钙化。

(3) 超声心动图：①超声心动图是诊断的金标准；②左心室壁肥厚；③超声心动图可评估主动脉瓣病变情况。

(4) 心导管造影可评估疾病严重程度、计算瓣膜面积。

6. 治疗

(1) 治疗主要是充血性心力衰竭的管理，以及心绞痛发作时的治疗（详见前文相应章节。这些患者都是前负荷敏感型）。

(2) 对于手术风险较高的患者，慎重行主动脉瓣置换术。

（二）主动脉瓣关闭不全

1. 病因

(1) 感染性心内膜炎。

(2) 创伤致瓣叶破损、脱垂。

(3) 先天性二叶瓣畸形。

(4) 风湿性心脏病。

(5) 主动脉瓣黏液样变性

(6) 主动脉夹层。

2. 病理生理

主动脉血流反流入左心室，使左心室压力增加，导致左心室舒张末容量增加，最终导致心脏功能失代偿。

3. 症状

(1) 多数患者可在较长时间无症状。

(2) 心功能失代偿后出现症状主要有劳力性呼吸困难、晕厥、胸痛和充血性心力衰竭表现。

4. 体征

(1) 体格检查可发现脉压增宽，并可出现周围血管征。血压的快速升高和快速下降可导致点头征、毛细血管搏动征、水冲脉、股动脉枪击音。

(2) 心尖冲动点可向外侧移位，可闻及 S_3 奔马律。沿胸骨左缘出现舒张期吹风样递减性杂音。

(3) 可在心尖区闻及柔和低调的隆隆样舒张期杂音（Austin-Flint 杂音），产生的机制是主动脉瓣反流影响了二尖瓣前叶。

(4) 有时也可闻及收缩期心尖部喷射性杂音。

5. 诊断

(1) 胸部 X 线检查：可有左心室增大，伴或不伴主动脉增宽。

(2) ECG：常见左心室肥厚。

(3) 超声心动图：超声心动图对于主动脉瓣关闭不全的诊断是金标准。超声下可观察到主动脉反流，左心室内径增大。有时可看到二尖瓣前叶快速高频的振动。

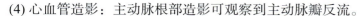

(4) 心血管造影：主动脉根部造影可观察到主动脉瓣反流。

6. 治疗

(1) 充血性心力衰竭的药物治疗，详见前文所述。

(2) 手术治疗应在下述情况中考虑：药物治疗无效、急性主动脉瓣反流并伴有左心衰或伴有左心室射血分数降低。

（三）二尖瓣狭窄

1. 病因

(1) 风湿热。

(2) 先天性发育异常。

2. 病理生理

正常二尖瓣瓣口面积为 $4\sim6cm^2$。瓣口面积的减小导致血流进入左心室受阻。当瓣口面积＜$1cm^2$ 时，将有症状出现。

3. 症状

(1) 呼吸困难、端坐呼吸、阵发性夜间呼吸困难（劳累后诱发心源性肺水肿）。

(2) 体循环血栓栓塞：继发于扩大的左心房血栓脱落。

(3) 心律异常：尤其是心房颤动。

(4) 咯血：继发于持续的肺动脉高压。

4. 体格检查

(1) 听诊：在舒张早期可闻及开瓣音。

(2) 心尖部可闻及舒张中期杂音。

(3) S_1 亢进，Graham-Steel 杂音：胸骨左缘第 2 肋间可闻及递减型高调叹气样舒张早期杂音。

(4) 肺动脉瓣反流。

5. 诊断

(1) 心电图：右心室肥厚，电轴右偏，左心房增大，心房颤动。

(2) 胸部 X 线检查。

① 左心房增大，双肺渗出。

② 左主支气管上抬，左、右主支气管之间夹角增大。

③ 肺动脉主干突出。

(3) 超声心动图：超声心动图是二尖瓣狭窄诊断的金标准。超声心动图可见病变钙化的瓣叶，二尖瓣前叶 EF 斜率降低。

6. 治疗

(1) 对于有心房颤动的患者控制心室率，给予抗凝治疗以预防血栓。

(2) 充血性心力衰竭的管理，详见上文所述。

(3) 如果瓣口面积＜0.8cm^2 或者经过药物治疗症状仍持续存在，需要进行手术治疗。

(4) 对于外科手术风险较高的患者，可考虑经皮球囊二尖瓣成形术。

（四）二尖瓣关闭不全

1. 病因

(1) 乳头肌功能障碍或腱索断裂（如 MI）。

(2) 感染性心内膜炎。

(3) 各种原因所引起的左心室扩张。

(4) 二尖瓣钙化。

(5) 风湿性心脏病。

(6) 二尖瓣脱垂。

(7) 特发性二尖瓣黏液样变性。

(8) 心房黏液瘤。

2. 症状

(1) 呼吸困难，端坐呼吸，不同程度的充血性心力衰竭表现。

(2) 咯血。

(3) 心房颤动。

(4) 体循环栓塞。

3. 体格检查

(1) 心尖部全收缩期杂音，向心底或左腋下传导。

(2) 较罕见可闻及舒张早期至舒张中期的隆隆音，其原因是二尖瓣血流增加。

(3) 各类充血性心力衰竭的体征。

(4) 左心室增大和心尖震颤。

4. 辅助检查

(1) 心电图：左心房增大、左心室肥厚、心房颤动。

(2) 胸部 X 线检查：左心房增大、左心室肥厚、肺淤血。

(3) 超声心动图。

① 诊断金标准。

② 左心房增大，左心室收缩亢进。

③ 脉冲多普勒超声可探及反流。

④ 腱索断裂患者的连枷状瓣叶。

5. 治疗

(1) 充血性心力衰竭的治疗，详见上文所述，特别注意降低后负荷及控制心室率。

(2) 急性二尖瓣重度反流时，可行主动脉内球囊反搏或行手术干预。

（张毅杰　罗　哲　译）

九、主动脉夹层

（一）定义

尽管通常被称为主动脉夹层动脉瘤，但这种病变被称为主动脉夹层更合适。病变是由于主动脉血管内膜撕裂，血流冲进中层，并使其与外膜分离。

（二）病因

1. 高血压（90% 患者可伴有高血压）。

2. 结缔组织病（如 Marfan 综合征、Ehlers-Danlos 综合征）。

3. 主动脉瓣二叶瓣畸形。

4. 肉芽肿性动脉炎和梅毒性主动脉炎。

5. 妊娠。

6. 主动脉损伤。

（三）分型

主要是根据夹层的部位进行分型（图 3-2）。A 型夹层是指夹层累及升主动脉（从主动脉瓣至主动脉弓），B 型夹层是指夹层起自主动脉上左锁骨下动脉开口远端。

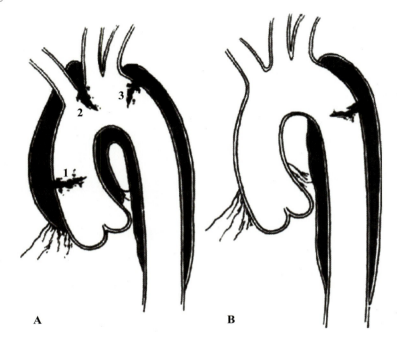

▲ 图 3-2　主动脉夹层的分型（Stanford 分型）

A. 在 A 型夹层中，破口位于升主动脉。内膜撕裂常在位置 1，但也可能发生在位置 2 或位置 3。B. 在 B 型夹层中，夹层仅限于降主动脉（经许可，引自 Thubrikar, M: *Vascular Mechanics and Pathology*, New York, Springer, 2007.）

（四）症状

1. 胸痛（通常都会发生，突发严重的胸部撕裂样或烧灼样剧痛）。

2. 晕厥。

3. 充血性心力衰竭。

4. 脑血管意外。

（五）体格检查

1. 高血压或低血压。

2. 脉搏短绌。

3. 主动脉瓣反流杂音。

4. 心包摩擦音。

5. 神经系统体征。

6. Horner 综合征，声音嘶哑。

（六）辅助检查

1. 胸部 X 线检查。

(1) 90% 的患者胸部 X 线会有异常表现。

(2) 主动脉增宽。

(3) 胸腔积液。

(4) 主动脉钙化。

2. ECG：90% 的患者会出现异常，但无特异性诊断价值。

3. 胸部 CT 或增强 CT 可以发现主动脉夹层样改变。

4. 超声心动图：经胸和食管检查可能提示解剖结构变化。

5. 主动脉造影：曾经诊断的"金标准"。

6. 磁共振。

（七）治疗

1. 外科手术。

(1) A 型夹层。

(2) B 型夹层累及重要脏器，或经药物治疗后仍有持续胸痛。

2. 内科治疗。

(1) 严格控制血压。推荐静脉使用 β 受体拮抗药（静脉注射普萘洛尔每 5 分钟 1mg，直到出现 β 受体阻滞的效果，或使用拉贝洛尔），联合使用硝普钠。心率的目标是＜60 次 / 分，收缩压的目标是 100～120mmHg，以保证足够的组织灌注。

(2) 替代方案是氯维地平或尼卡地平联合 β 受体拮抗药。

(3) 介入治疗越来越多地被应用于临床。

（张毅杰　罗　哲　译）

十、休克状态

休克是指组织灌注不足的状态，如果不逆转，将导致器官功能障碍、损伤、死亡。休克的死亡率超过 50%。在休克早期，患者可能是无症状的。交感神经兴奋及其他代偿机制引起心动过速、外周血管收缩来维持血压。当休克状态进展时，组织灌注继续下降、血压也随之降低。器官功能障碍的表现有烦躁、焦虑、尿量减少、皮肤湿冷等。

（一）分型及病因

休克的分型有较多种，包括：心源性休克，如肌力性休克（心脏收缩功能降低，如急性心肌梗死）、机械性休克（如二尖瓣反流、室间隔穿孔）；心外梗阻性休克（如心脏压塞、严重的肺栓塞、严重的肺动脉高压）；低血容量性休克（如出血、体液丢失）；分布性休克（如脓毒性休克、过敏性休克、神经源性休克）。

（二）诊断

1. 体格检查

通常有心动过速、低血压、低灌注表现（如意识状态改变、尿量减少、皮肤湿冷），其他临床表现根据休克类型不同而有所不同。

2. 辅助检查

(1) ECG：可以发现心律失常和急性心肌梗死。

(2) 胸部 X 线检查：气胸、心脏轮廓异常、肺水肿。

(3) 实验室检查：休克的患者需要检验血常规、BUN、肌酐、电解质、血糖、肝功能及动脉血气。

3. 监测

(1) 导尿管：休克的患者如果没有禁忌，需要给予留置导尿管以监测尿量。

(2) 有创动脉血压：可以直接测量血压，并且方便验血、监测动脉血气。

(3) 中心静脉导管、肺动脉导管：中心静脉导管通常需要被使用，而大多数患者不需要肺动脉导管。目前肺动脉导管的应用已越来越少。

（三）治疗

起始的治疗目标包括保证氧输送和维持组织灌注[如尿量为 0.5～1ml/(kg·h)，

乳酸水平下降]。

1. 与其他重症患者一样，需要注意气道、呼吸、循环。

2. 支持措施如下。

(1) 对于需要液体复苏的患者，需要开通两路大口径静脉通路。对于那些容量状况正常或增高的患者，通常需要一路中心静脉通路来输注药物。对于没有容量过负荷的患者，低血压或休克时首要的治疗就是扩容补液。容量负荷试验是指在短时间内快速输注 250～1000ml 液体后再评估患者的状态。

(2) 根据患者状态给予适当的氧疗。

(3) 容量负荷试验阴性的患者需要给予 β 受体激动药。虽然多巴胺被广泛应用于低血压患者的治疗中，但其并不是最理想的药物，它的使用会引起严重的分流并降低脑灌注压。作者的经验是，这类患者血管加压素的使用剂量为 1～6U/h。其他药物，如去甲肾上腺素也可被使用。

(4) 机械循环辅助装置可以在顽固性心源性休克患者中应用。

(5) 根据不同休克的病因，进行其他针对性的治疗措施。

（张毅杰　罗　哲　译）

十一、感染性心内膜炎

（一）定义

感染性心内膜炎是指心脏内膜结构的感染。

（二）病因

1. 草绿色链球菌：在人工瓣膜或右心以外的心内膜炎中，链球菌最为常见。

2. 金黄色葡萄球菌：右心心内膜炎中最为常见。

3. 表皮葡萄球菌。

4. 其他。

(1) 淋球菌。

(2) 其他细菌（HACEK 菌群）。

(3) 真菌。

（三）危险因素

许多疾病和行为是心内膜炎发生的危险因素，包括如下因素。

1. 瓣膜异常。

(1) 风湿性心瓣膜炎。

(2) 二叶式主动脉瓣。

(3) 主动脉瓣狭窄或关闭不全。

(4) 二尖瓣狭窄、脱垂或关闭不全。

(5) 机械心脏瓣膜。

(6) 既往心内膜炎史。

2. 静脉毒品滥用。

3. Marfan 综合征。

4. 器械相关。

（四）诊断

1. 病史

应仔细询问与潜在危险因素有关的病史。

2. 体格检查

(1) 发热：常见，但在老年或免疫功能低下患者中可能不明显。

(2) 心脏杂音：常见，但在一些情况中可能无法闻及，尤其在右心心内膜炎中。

(3) 外周表现：包括足底及手掌部位的无痛性红色丘疹和斑疹（Janeway 损害）、痛性红色皮下丘疹（Osler 结节），以及甲床下瘀点和裂片状出血。

3. 实验室评估

(1) 血培养：抗生素治疗前血培养阳性率较高（85%～95%）。血培养结果阴性的原因包括已使用过抗生素治疗、慢生长或苛养微生物、标本采集不当。

(2) 非特异性实验室检查结果：①血红蛋白 / 红细胞压积降低。②白细胞计数升高、降低或正常伴核左移；尿液分析示血尿；血沉升高；半数病例可在 6 周内呈现类风湿因子阳性；考虑金黄色葡萄球菌性心内膜炎者可建议行胞壁酸抗体测定。

(3) 超声心动图：经胸和经食管超声心动图可见瓣膜破坏、左心室功能受损和瓣膜赘生物等表现。其中经食管超声心动图敏感性更高，但一部分患者可无异常表现。

（五）主要并发症

1. 继发于瓣膜损害、心律失常或心肌炎的慢性心力衰竭。

2. 血栓栓塞。

3. 心律失常。

4. 心肌炎和心包炎。

（六）治疗

1. 依据临床情况选择合适的抗生素治疗。对于瓣膜性心内膜炎，通常建议静脉给予青霉素 G（1200 万～2400 万 U/d）和庆大霉素（按体重及肾功能给药）。对于静脉毒品成瘾者，提倡使用耐青霉素酶的青霉素类药物或万古霉素联合庆大霉素治疗。

2. 如因心内膜炎出现严重心力衰竭、瓣膜梗阻或感染不能控制的情况，应进行手术治疗。心内膜炎手术治疗的相对适应证包括 2 起及以上的栓塞事件、赘生物过大、感染扩散至其他心内结构、人工瓣膜心内膜炎及人工瓣膜瓣周漏等。

（钱易　罗哲 译）

十二、心律失常（见第 2 章）

（一）室上性心律失常

室上性心律失常是起源部位和途径不局限于心室的一组心律失常。

阵发性室上性心动过速（PSVT）：常起源于房室结的折返机制，以突发突止为特点。PSVT 可发生于无基础心脏疾病的年轻患者，也可发生于急性心肌梗死、Wolff-Parkinson-White 综合征或其他结构性心脏病患者。

ECG 特点：规律的快速心率，150～220 次 / 分。心房活动（P 波）不一定可见，取决于心率及心房心室除极之间的关系。QRS 波群时限多正常，但也可见到宽 QRS 波群。

1. 症状

- 心悸。

- 可能引发慢性心力衰竭，伴发于急性心肌梗死时可能导致低血压。

2. 治疗

- ABC（气道、呼吸、循环支持）。
- 对于临床情况不稳定的患者（如心源性休克、缺血性胸痛或慢性心力衰竭），应从 50J 开始行同步直流电复律治疗。
- 对于临床稳定的患者，应首先尝试迷走神经刺激。排除颈动脉疾病后进行 Valsalva 动作或颈动脉窦按摩可能终止心律失常。
- 对迷走神经刺激无效的患者，可给予腺苷 6mg 快速静脉注射，视情况给予第 2 剂 12mg 快速静脉注射。甲基黄嘌呤类（如茶碱、氨茶碱、咖啡因）为竞争性腺苷拮抗药，双嘧达莫则可增强腺苷的药效。
- 对腺苷治疗效果不佳的窄 QRS 波群型 PSVT 患者，可给予维拉帕米 5～10mg，静脉推注 5min 以上（如效果不佳，可在 20～30min 后再次给药）。预先给予 10% 氯化钙 10ml 缓慢静脉注射可降低该药常见的低血压反应。对于不能明确为室上性来源的宽 QRS 波群型心动过速，以及心脏射血分数降低的患者，均不应给予维拉帕米治疗。其他也可考虑地高辛或胺碘酮治疗。
- 对于心脏射血分数正常的患者，还可选择地高辛、β 受体拮抗药、普罗帕酮、地尔硫草、起搏终止和同步电复律等治疗。

（二）心房颤动

心房颤动以心房活动紊乱、无规律心房节律为特点。可伴发于冠状动脉疾病、二尖瓣和主动脉瓣疾病、甲状腺毒症、心包炎、心肌炎、酒精性心脏病，以及无其他器质性心脏病证据的心肌梗死。

1. ECG

心房颤动的 ECG 表现为混乱而不规则的心房活动，无规整节律。下传的 QRS 波群节律呈绝对不规则。但在房室传导阻滞合并低位起搏位点的情况下可能出现规则心室率。

2. 其他辅助检查

(1) 甲状腺功能检查。

(2) 超声心动图。

3. 治疗

(1) 对于血流动力学不稳定的心房颤动患者，应与 PSVT 一样给予直流电复律治疗。

(2) 地高辛治疗：用于新发心房颤动的传统药物。0.5mg 负荷剂量静脉注射后每 3～4 小时 0.25mg 继续给药，直至心室率得到控制。对于心脏射血分数减低的患者同样适用。

(3) 控制快速心率的其他方法包括：①地尔硫䓬 20～25mg，2min 以上静脉注射，5～15mg/h 持续输注；②β 受体拮抗药（如普萘洛尔 0.5mg 缓慢静脉注射，继以每 5 分钟 1mg 静脉注射，至总量 0.1mg/kg；阿替洛尔 5mg 缓慢静脉注射 2 次；美托洛尔每 5 分钟 5mg 缓慢静脉注射 3 次）；③胺碘酮 150mg 静脉注射 10min 以上，继以每 6 小时 360mg 给药，0.5mg/min 的速度对心脏射血分数降低的患者更为适宜。

(4) 建议在心脏复律前后均给予抗凝治疗，尤其是合并二尖瓣疾病或有栓塞病史的患者。考虑到血栓栓塞风险，心房颤动持续时间 >48h 的患者如可避免，不建议立即行复律治疗。建议心脏复律前抗凝 3～4 周，转复后抗凝至少 4 周。

(5) 心房颤动患者脑卒中风险——CHA_2DS_2-VASc 评分。

充血性心力衰竭（1 分）。

高血压（1 分）。

年龄≥75 岁（2 分）。

糖尿病（1 分）。

既往脑卒中或血栓史（2 分）。

血管疾病（1 分）。

年龄 65—74 岁（1 分）。

女性（1 分）。

CHA_2DS_2-VASc 评分	缺血性脑卒中风险	脑卒中 / TIA / 系统性栓塞事件风险
0	0.2%	0.3%
1	0.6%	0.9%

（续表）

CHA$_2$DS$_2$-VASc 评分	缺血性脑卒中 风险	脑卒中 / TIA / 系统性栓塞事件 风险
2	2.2%	2.9%
3	3.2%	4.6%
4	4.8%	6.7%
5	7.2%	10.0%
6	9.7%	13.6%
7	11.2%	15.7%
8	10.8%	15.2%
9	12.2%	17.4%

如果 CHA$_2$DS$_2$-VASc 评分≥2 分，建议口服抗凝血药治疗（OAC），可选择维生素 K 拮抗药（如华法林）或直接作用型口服抗凝血药（DOAC，如达比加群、利伐沙班或阿哌沙班）。

（三）心房扑动

心房扑动以快速规律的心房率为特征，可达 280～340 次 / 分，常伴有不同程度的房室传导阻滞。可伴发于冠状动脉疾病，如心肌梗死，以及甲状腺毒症、肺栓塞和二尖瓣疾病。

1. ECG

心房扑动的 ECG 典型表现为心房除极波呈"锯齿状"，常伴有不同程度的房室传导阻滞。迷走神经刺激可减慢心室率，使心房扑动波更清楚可见。

2. 治疗

(1) 同心房颤动，对血流动力学不稳定的患者，应行直流电复律治疗。

(2) 前文提及的心房颤动治疗药物通常对心房扑动亦有效。此外，心房起搏治疗也可终止心房扑动。

（四）多源性房性心动过速

多源性房性心动过速可见混乱不规则的心房活动，频率为 100～180 次 / 分，含多种形态的 P 波（连续 3 个形态不同）。通常伴发于慢性阻塞性肺疾病、茶碱中毒、低氧血症，以及其他代谢紊乱。

1. ECG（图 3-3）

多源性房性心动过速的 ECG 表现为 P-P 间隔不等，P 波形态不同。

导联 Ⅱ

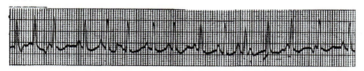

▲ 图 3-3　多源性房性心动过速

经许可，引自 Criner, G：*Critical Care Study Guide*，Springer，2002.

2. 治疗

病因治疗：必要时可使用地尔硫䓬或胺碘酮控制心率，如果心脏射血分数正常，也可使用 β 受体拮抗药。此外，亦有建议静脉使用镁剂治疗。

（五）心动过缓和房室传导阻滞

心动过缓和房室传导阻滞分别以窦房结固有节律缓慢，以及窦性激动传导被房室结阻滞所致慢心室率为特点。

1. 病因

(1) 迷走神经兴奋。

(2) 缺血性心脏病。

(3) 心肌病。

(4) 药物。

(5) 房室传导系统退行性疾病。

2. 治疗

症状性慢心室率患者可行以下治疗。

(1) 阿托品首剂 0.5～1.0mg 静脉注射，间隔 3～5min 重复给药，总剂量为 0.04mg/kg。

(2) 如果条件允许，可行经皮起搏治疗。

(3) 药物治疗包括多巴胺 5～20μg/（kg·min）或肾上腺素 2～10μg/min 静脉输注，滴定至目标心率。对于需要经皮起搏器治疗的高度房室传导阻滞患者，应考虑紧急行经静脉起搏器置入。

（六）室性心动过速

室性心动过速指连续 3 次或 3 次以上心室起源的心脏搏动，频率多在 100～200 次 / 分。室性心律失常和室上性心律失常有时难以鉴别，一般来说，对未明确的宽 QRS 波群型心动过速应首先考虑室性心动过速。

1. 单形性室性心动过速（单一 QRS 形态）应按第 3 章中所述进行治疗。

2. 多形性室性心动过速或"尖端扭转型室性心动过速"可由治疗单形性室速的常用药物引起，也应考虑电解质紊乱，如低钾血症、低镁血症，以及心脏类和精神类药物的使用等因素。如前文中所述，血流动力学不稳定的患者应行电复律治疗。对于临床稳定的患者，超速起搏、静脉镁剂，以及去除病因等治疗可能有效。

（钱 易　罗 哲 译）

十三、高血压危象

高血压危象指血压升高并可能危及生命的情况。1% 的高血压（HTN）患者可能出现高血压危象。其临床表现包括高血压及靶器官功能障碍（表 3–10）。

表 3–10　高血压急症靶器官功能障碍

- 高血压脑病
- 急性主动脉夹层
- 急性心肌梗死
- 急性脑血管意外
- 急性高血压性肾损伤
- 急性充血性心力衰竭

以上情况在舒张压＜130mmHg 时极少发生。高血压危象可进一步分为高血压亚急症（血压升高但不伴有活动性器官功能障碍）和高血压急症（血压升高伴器官功能障碍）。两者临床处理不同。

治疗

1. 高血压急症患者应立即接受降压治疗。多推荐第 1 小时内平均动脉压（MAP）降低约 15%（10%～20%），在第 4～24 小时内使舒张压逐渐降至

100～110mmHg，或较治疗前降低 25%。

2.血压降低可能导致缺血事件，须对患者进行密切随访。推荐选择短效注射药物作为初始治疗（表 3-11 ）。

表 3-11　静脉降压药物

氯维地平	起始剂量 2mg/h，每 3 分钟剂量加倍（最高 32mg/h）
拉贝洛尔	20mg 静脉推注，2mg/min 静脉滴注（最大剂量 300mg/d）
艾司洛尔	1mg/kg（理想体重）静脉推注后 50～150μg/（kg·min）静脉滴注
尼卡地平	5～20mg/h
非诺多泮	0.1～2μg/（kg·min）
硝酸甘油	5μg/min（必要时每 3～5 分钟增加 5～10μg）
二氮嗪	25～150mg 静脉注射（5min 以上）或 30mg/min 静脉注射直至起效

3.接受注射药物治疗的患者通常需进行连续动脉血压监测。

肾衰竭患者予以静脉用硝普钠治疗可能引起氰化物中毒。如果此类患者出现中枢神经系统抑制、癫痫发作、乳酸酸中毒或心血管异常，应考虑中毒可能。

(1) 输注速度达 2μg/（kg·min）时即可导致该风险的发生。

(2) 不应长时间持续以 10μg/（kg·min）的速度给药。

(3) 如怀疑氰化物中毒，停止药物输注并按第 16 章中所述进行处理。

(4) 非严重高血压的 ICU 患者可选择氯压定（可乐定）（每 20 分钟 0.1mg，口服）或其他口服降压药物治疗。

（钱 易　罗 哲 译）

十四、常用基础知识和公式

（一）压力计算公式

压力 = 流速 × 阻力：在呼吸及心血管系统中均适用，如下。

平均动脉压 = 心输出量 × 体循环阻力

平均肺动脉压 = 心输出量 × 肺循环阻力

未测定的阻力通常可通过以下公式进行计算。

$$体循环阻力 = \frac{平均动脉压}{心输出量}$$

（二）影响心血管功能的主要因素

(1) 心率。

(2) 前负荷。

(3) 后负荷。

(4) 心肌收缩力。

（三）其他换算

1. 液体流速

$$血液流速 = \frac{压力差 \times 血管半径^4}{血管长度 \times 液体黏滞度^8}$$

单位换算：压力（mmHg）＝压力（cmH$_2$O）/1.36。

拉普拉斯定律（Laplace law）如下。

$$管壁张力 = 膨胀压 \times \frac{血管半径}{管壁厚度}$$

欧姆定律（Ohm law）如下。

$$电流（I）= \frac{电动势（E）}{电阻（R）}$$

泊肃叶定律（Poiseuille law）如下。

$$Q = v\pi r^2$$

其中 Q＝血流速率（mm/s）；πr^2＝横截面积（cm^2）；v＝血液流速。

2. 血管顺应性

$$血管顺应性 = \frac{增加的容积}{增加的压力}$$

3. 血管扩张性

$$血管扩张性 = \frac{增加的容积}{增加的压力 \times 初始容积}$$

（四）血流动力学指标

在实际临床应用中，直接测量心率相对容易。前负荷、后负荷和心肌收缩力较难测定。在心血管功能评估中，通常测量或计算以下血流动力学指标。

1. 动静脉氧含量差（arteriovenous oxygen content difference，$avDO_2$）：即动脉血氧含量（CaO_2）和静脉血氧含量（CvO_2）之间的差值。

2. 体表面积（body surface area，BSA）：根据身高和体重计算得出，通常用于体型相关测量值和推导值的计算。

3. 心指数（cardiac index，CI）：由心输出量（CO）除以体表面积（BSA）计算得出，是血流动力学功能的主要决定因素。

4. 左心室每搏作功指数（left ventricular stroke work index，LVSWI）：为每搏指数（SI）与平均动脉压（MAP）- 肺动脉阻塞压（PAOP）差值的乘积，单位校正因子为 0.0136。LVSWI 反映左心室（LV）将血液射入主动脉时的作功。

5. 平均动脉压（mean arterial pressure，MAP）：约等于脉压的 1/3 加上舒张压。

6. 氧消耗（oxygen consumption，$\dot{V}O_2$）：为组织从动脉血中摄取的氧含量（ml/min）。

7. 氧输送（oxygen delivery，$\dot{D}O_2$）：为心肺系统所输送的总氧量。

8. 肺循环阻力指数（pulmonary vascular resistance index，PVRI）：由（MAP - PAOP）/ CI 计算所得，用于测量肺血管阻力。

9. 右心室每搏作功指数（right ventricular stroke work index，RVSWI）：为每搏指数与平均肺动脉压（MPAP）- 中心静脉压（CVP）差值的乘积，单位校正因子为 0.0136。用于测量右心室将血液射入肺动脉时的作功。

10. 每搏指数（stroke index，SI）：由心指数 / 心率计算所得，为每次心搏时心室的平均射血量。

11. 体循环阻力指数（systemic vascular resistance index，SVRI）：由（MAP - CVP）/ CI 计算所得，是反映外周血管阻力的常用参数。

12. 静脉血掺杂（venous admixture，Qva/Q_T）：由（$C\bar{c}O_2$ - CaO_2）/（$C\bar{c}O_2$ - $C\bar{v}O_2$）计算所得，表示在理想条件下，未经氧合的心输出量分数。

（五）心输出量公式

$$左心室输出量 = \frac{O_2 消耗量（ml/min）}{[AO_2] - [\dot{V}O_2]}$$

也可通过热稀释技术进行测量，如下。

$$Q = V(Tb - Ti)K / \int Tb(t)dt$$

其中，Q 为心输出量；V 为注射液体积；Tb 为血液温度；Ti 为注射液温度；K 为包含密度系数和导管特征的常数；$\int Tb(t)dt$ 为血液温度 – 时间曲线下面积。

同样的原理也适用于肺血流的计算，如下。

$$\dot{Q} = B / (C\bar{v} - Ca)$$

其中，$\dot{Q}$ 为肺血流量；B 为肺泡气体指标的损失率；$C\bar{v}$ 为静脉血中指示剂的浓度；Ca 为动脉血中指示剂的浓度。

$$\dot{Q} = \dot{V}O_2 / (CaO_2 - C\dot{V}O_2)$$

其中，$\dot{Q}$ 为肺血流总量；$\dot{V}O_2$ 为摄氧量；CaO_2 为动脉血氧浓度；$C\dot{V}O_2$ 为混合静脉血氧浓度。

（六）其他心血管功能评估公式

肺泡 – 动脉氧分压差（或 A–a 梯度）= 肺泡氧分压 – 动脉氧分压

正常参考值< 10mmHg。

海平面条件下的肺泡氧分压（P_AO_2）=（$FiO_2 \times 713$）–1.2×

动脉血二氧化碳分压（$PaCO_2$）

动脉血氧含量（CaO_2）=（动脉血氧分压 ×0.003）+

[1.34× 血红蛋白（g）× 动脉血氧饱和度 %]

正常参考值 = 18～20ml/dl。

动静脉氧含量差（$avDO_2$）= 动脉血氧含量（CaO_2）– 静脉血氧含量（$C\bar{v}O_2$）

正常参考值 = 4～5ml/dl。

心指数（CI）= 心输出量 / 体表面积

正常参考值 = 3.0～3.4L/（min·m²）。

$$射血分数（EF）= \frac{舒张末期容积 – 收缩末期容积}{舒张末期容积} = \%$$

平均动脉压 = 舒张压 + 1/3（收缩压 – 舒张压）

平均肺动脉压 = 肺动脉舒张压 + 1/3（肺动脉收缩压 – 肺动脉舒张压）

氧输送指数（DO_2I）= 动脉血氧含量 × 心指数 ×10

正常参考值 = 500～600ml/（min·m^2）。

氧消耗指数（O_2I）= 动静脉血氧含量差 × 心指数 ×10

正常参考值 = 120～160ml/（min·m^2）。

氧摄取率（O_2Ext）=（动静脉血氧含量差 / 动脉血氧含量）×100

正常参考值 = 20%～30%。

肺循环阻力指数（PVRI）= 79.92（平均肺动脉压 – 肺动脉阻塞压）/ 心指数

正常参考值 =255～285dyn·s/（cm^5·m^2）

$$肺血分流率 = （Q_S/Q_T）$$

$$Q_SQ_T（Q_SQ_T）= \frac{肺微血管氧含量 – 动脉血氧含量}{肺微血管氧含量 – 静脉血氧含量}$$

肺微血管氧含量 = 血红蛋白（mg）×1.34 +（肺泡氧分压 ×0.003）

正常参考值 < 10%；严重疾病时为 20%～29%；危急值为 30%。

每搏输出量（SV）= 舒张末容积 – 收缩末容积

体循环阻力指数（SVRI）= 79.92（平均动脉压 – 中心静脉压 / 心指数）

正常参考值 = 1970～230dyn·s/（cm^5·m^2）。

静脉血氧含量（$C\bar{v}O_2$）=（静脉血氧分压 ×0.003）+

［1.34× 血红蛋白（g）× 静脉血氧饱和度 %］

正常参考值 = 13～16ml/dl。

正常的血流动力学参数见表 3–12 至表 3–14。

表 3–12　正常血流动力学参数（成人）

参 数	公 式	正常参考值
动脉血压（BP）	收缩压（SBP）	90～140mmHg
	舒张压（DBP）	60～90mmHg
平均动脉压（MAP）	［动脉收缩压 +（2× 动脉舒张压）］/3	70～105mmHg
右心房压力（RAP）		2～6mmHg
右心室压力（RVP）	右心室收缩压（RVSP）	15～25mmHg
	右心室舒张压（RVDP）	0～8mmHg

（续表）

参　数	公　式	正常参考值
肺动脉压（PAP）	肺动脉收缩压（PASP）	15～25mmHg
	肺动脉舒张压（PADP）	8～15mmHg
平均肺动脉压（MPAP）	［肺动脉收缩压＋（2×肺动脉舒张压）］/3	10～20mmHg
肺动脉楔压（PAWP）		6～12mmHg
左心房压力（LAP）		6～12mmHg
心输出量（CO）	HR×SV/1000	4.0～8.0L/min
心指数（CI）	CO/BSA	2.5～4.0L/（min·m²）
每搏输出量（SV）	CO/HR×1000	每搏60～100ml
每搏指数（SVI）	CI/HR×1000	每搏33～47ml/m²
体循环阻力（SVR）	80×（MAP－RAP）/CO	800～1200dyn·s/cm⁵
体循环阻力指数（SVRI）	80×（MAP－RAP）/CI	1970～2390dyn·s/（cm⁵·m²）
肺循环阻力（PVR）	80×（MPAP－PAWP）/CO	＜250dyn·s/cm⁵
肺循环阻力指数（PVRI）	80×（MPAP－PAWP）/CI	255～285 dyn·s/（cm⁵·m²）

HR. 心率；BSA. 体表面积

表 3-13　血流动力学参数（成人）

参　数	公　式	正常参考值
左心室每搏作功（LVSW）	SV×（MAP－PAWP）×0.0136	每搏58～104g·m
左心室每搏作功指数（LVSWI）	SVI×（MAP－PAWP）×0.0136	每搏50～62g·m/m²
右心室每搏功（RVSW）	SV×（MPAP－RAP）×0.0136	每搏8～16g·m
右心室每搏作功指数（RVSWI）	SVI×（MPAP－RAP）×0.0136	每搏5～10g·m/m²
冠状动脉灌注压（CPP）	DBP－PAWP	60～80mmHg
右心室舒张末容积（RVEDV）	SV/EF	100～160ml
右心室收缩末容积（RVESV）	EDV－SV	50～100ml
右心室射血分数（RVEF）	SV/EDV	40%～60%

SV. 每搏输出量；MAP. 平均动脉压；PAWP. 肺动脉楔压；MPAP. 平均肺动脉压；RAP. 右心房压力；SVI. 每搏指数；DBP. 舒张压；EF. 射血分数；EDV. 心室舒张末期容积

表 3–14   氧合参数（成人）

参　数	公　式	正常参考值
动脉血氧分压（PaO_2）		80～100mmHg
动脉血二氧化碳分压（$PaCO_2$）		35～45mmHg
碳酸氢盐（$RHCO_3$）		22～28mEq/L
酸碱度（pH）		7.38～7.42
动脉血氧饱和度（SaO_2）		95%～100%
混合静脉血氧饱和度（$S\overline{v}O_2$）		60%～80%
动脉血氧含量（CaO_2）	（$0.0138 \times Hb \times SaO_2$）$+ 0.0031 \times PaO_2$	17～20ml/dl
静脉血氧含量（$C\overline{v}O_2$）	（$0.0138 \times Hb \times S\overline{v}O_2$）$+ 0.0031 \times P\overline{v}O_2$	12～15ml/dl
动静脉血氧含量差（$avDO_2$）	$CaO_2 - C\overline{v}O_2$	4～6ml/dl
氧输送（$\dot{D}O_2$）	$CaO_2 \times CO \times 10$	950～1150ml/dl
氧输送指数（$\dot{D}O_2I$）	$CaO_2 \times CI \times 10$	500～600ml/（$min \cdot m^2$）
氧消耗（$\dot{V}O_2$）	［$C（a-v）O_2$］$\times CO \times 10$	200～250ml/min
氧消耗指数（$\dot{V}O_2I$）	［$C（a-v）O_2$］$\times CI \times 10$	120～160ml/（$min \cdot m^2$）
氧摄取率（O_2ER）	［（$CaO_2 - CvO_2$）$/ CaO_2$］$\times 100$	22%～30%
氧摄取指数（O_2EI）	（$SaO_2 - SvO_2$）$/SaO_2 \times 100$	约25%

（李佳坤　罗　哲　译）

第 4 章　内分泌疾病
Endocrinologic Disorders

一、肾上腺皮质功能减退症

（一）定义

肾上腺皮质功能减退症是由于肾上腺皮质功能衰竭（原发性肾上腺皮质功能减退症）或下丘脑 – 垂体分泌促肾上腺皮质激素释放激素（CRH）或促肾上腺皮质激素（ACTH）功能衰竭（继发性肾上腺皮质功能减退症）引起的糖皮质激素分泌不足。

（二）病理生理

1. 糖皮质激素的合成由下丘脑 – 垂体 – 肾上腺（HPA）轴调节（下丘脑分泌 CRH，CRH 刺激垂体释放 ACTH，ACTH 进而促进肾上腺皮质释放皮质醇）。

2. 皮质醇对 CRH 和 ACTH 进一步产生负反馈调节。

3. 盐皮质激素的产生主要受肾素 – 血管紧张素系统、血压和细胞外钾水平的调节。

4. 儿茶酚胺由肾上腺皮质和髓质合成。

5. 肾上腺皮质由球状带（醛固酮合成）、束状带（糖皮质激素合成）和网状带（雄激素和糖皮质激素合成）组成。

6. 原发性肾上腺皮质功能减退症通常导致糖皮质激素和盐皮质激素分泌功能的丧失。

7. 继发性肾上腺皮质功能减退症的患者维持正常的盐皮质激素分泌功能。

（三）病因

1. 感染［获得性免疫缺陷综合征（AIDS）、结核病（TB）、巨细胞病毒感染、脑膜炎球菌血症、真菌感染、假单胞菌败血症］。

2. 肾上腺出血（凝血功能障碍、抗凝治疗、脓毒症、创伤、妊娠）。

3. 最近（最多 1 年前）使用外源性糖皮质激素治疗后，停用外源性类固醇或 HPA 轴抑制。

4. 药物（酮康唑、依托咪酯、氨鲁米特）干扰肾上腺类固醇合成。

5. 肿瘤破坏。

6. 肾上腺梗死（动脉炎、血栓形成）。

7. 自身免疫性疾病（结节病、腺垂体炎、淀粉样变性）。

（四）临床表现

1. 虚弱。

2. 体重减轻。

3. 厌食症。

4. 色素沉着（仅发生于 ACTH 产生过多引起的原发性慢性肾上腺皮质功能减退症中）。

5. 循环衰竭。

6. 胃肠道功能紊乱（恶心 / 呕吐、腹痛、腹泻、便秘）。

7. 脱水。

8. 发热。

9. 可能只有模糊的症状（不适、关节痛）。

（五）辅助检查

1. 高钾、高钙。

2. 低钠、低氯。

3. 低血糖。

4. 代谢酸中毒。

5. 血尿素氮 / 肌酐（BUN/Cr）比升高。

6. 正细胞正色素性贫血、中性粒细胞减少，淋巴细胞和嗜酸性粒细胞增多。

（六）诊断

1. 体格检查

(1) 低血压。

(2) 色素沉着（非急性或非继发性肾上腺皮质功能减退症）。

(3) 女性可能有腋毛脱落。

(4) 耳软骨钙化。

(5) 白癜风。

(6) 淋巴组织增生或脾大。

2. 辅助检查

(1) 测量单一血浆皮质醇水平通常不能可靠地评估垂体和肾上腺功能，然而，在应激条件下的危重患者中，单一血浆皮质醇水平足以诊断为肾上腺皮质功能减退症（血清皮质醇水平≥20μg/dl 表明在应激、ACTH 或 CRH 作用下肾上腺糖皮质激素分泌充足）。

(2) 如果患者血流动力学不稳定，怀疑肾上腺功能不全，应随机检测皮质醇水平，并立即使用氢化可的松进行治疗（见下文"治疗"部分）。

(3) 如果患者血流动力学稳定，且怀疑肾上腺功能不全，可随机测定皮质醇水平，并给予患者地塞米松治疗（应激剂量每 6 小时 2～10mg，静脉注射），直到结果出来，然后，如果皮质醇水平＜20μg/dl，可以进行合成 ACTH 刺激试验进行筛查：①检测皮质醇基线水平；②给促皮质素（合成 ACTH）0.25mg 静脉注射；③ 60min 后再次测量皮质醇水平；④当基础皮质醇水平＜20μg/dl 时，升高＜7μg/dl 提示原发性肾上腺功能不全；⑤如果通过血浆皮质醇＜20μg/dl 确诊为肾上腺功能不全，可能需行进一步检测（三日法 ACTH 注射试验）来确定确切的病因，但这应该当患者离开 ICU 后进行。

(4) 诊断性影像学可能有助于确定病因［计算机断层扫描（CT）双侧肾上腺增大提示肾上腺出血、肿瘤性疾病、结核或真菌感染，而小肾上腺提示自身免疫性疾病或 ACTH 缺乏］。

(5) 高 ACTH 相关低皮质醇水平、肾上腺对长时间 ACTH 刺激无反应，这与原发性肾上腺功能不全相一致。

(6) 血浆肾素活性（PRA）和醛固酮（ALDO）水平的测定有助于区分原发性

和继发性肾上腺皮质功能减退（原发性肾上腺皮质功能减退的 PRA/ALDO 比值高，继发性肾上腺皮质功能减退的比值低）。

(7) 原发性肾上腺皮质功能减退患者24h 尿皮质醇、17–OHCS 和17–KS 降低，ACTH 增加（对这些指标的评估，在大多数 ICU 情况下是不现实的，不应在治疗前或代替治疗进行）。

（七）治疗

1. 对循环衰竭并怀疑肾上腺皮质功能减退的患者应立即治疗（如有可能，先检测随机皮质醇水平，但不要等待结果治疗）。

2. 给药氢化可的松 100mg 静脉注射，每 8 小时一次，持续 24h；如果患者表现出良好的临床反应（或皮质醇水平证实有效），可以逐渐减少剂量，最终改为口服。

3. 在低血压、脱水和低血糖得到纠正之前，用 5%GNS 提供足够的容量治疗。

4. 识别并治疗任何诱发因素（如感染和出血）。

（八）并发症

1. 短期皮质类固醇治疗是安全的。

2. 在紧急情况下出现肾上腺功能减退的问题时，应给予短期补充皮质类固醇，直到肾上腺功能得到评估。

3. 在这种情况下，治疗肾上腺危象是至关重要的，因为如果不及时治疗，肾上腺危象会导致患者死亡。

二、尿崩症

（一）定义

1. 尿崩症是一种由于血管加压素或抗利尿激素（ADH）分泌或作用不足而引起的体液平衡失调的综合征。

2. 中枢性尿崩症可能是由于下丘脑产生 ADH 前体分子不足或垂体后叶分泌不足引起的。

3. 肾性尿崩症是由于肾小管对 ADH 无反应而引起的。

4. 2 种类型的尿崩症都导致大量低渗液体的排泄。

（二）病因

病因见表 4–1。

表 4–1　尿崩症的病因

1. 中枢性尿崩症（ADH 缺乏）
   - 头部创伤 [a]
   - 术后（继发于神经外科手术）[a]
   - 大脑或垂体窝的肿瘤 [a]
   - 缺氧 / 缺血性损伤 [a]
   - 血管损伤（蛛网膜下腔出血）[a]
   - 脑膜脑炎 [a]
   - 浸润性下丘脑疾病（结节病、组织细胞增多症）
   - 家族性（常染色体显性遗传）
   - 特发性
2. 肾性尿崩症（ADH 抵抗）
   - 药理学原因（锂、两性霉素 B）[a]
   - 阻塞性 [a]
   - 代谢紊乱（高钙血症、低钾血症）[a]
   - 肾盂肾炎
   - 多囊性肾病
   - 镰刀细胞贫血症和镰刀细胞贫血携带者
   - 浸润性疾病（结节病、淀粉样变性）
   - 家族性（X 连锁隐性）
3. 妊娠性尿崩症（继发于胎盘产生的抗利尿酶降解 ADH）——一种罕见的尿崩症，在 ICU 中更少见到，在危重患者中可能见到的病因

a. 可能在危重患者中看到的病因；ADH. 抗利尿激素

（三）临床表现

1. 多尿：尿量通常为 30ml/(kg·d)。

2. 神经系统表现：癫痫发作，严重的中枢神经系统（CNS）功能障碍。

3. 脱水。

4. 多饮症：在水获得有限的危重患者中不太可能发生。

（四）多尿评估

1. 病史

(1) 回顾临床病史，寻找近期创伤、神经外科手术和药物使用因素的证据。

(2) 排除过度液体摄入。

(3) 排除溶质负荷过重。

2. 实验室评估

(1) 尿比重降低（≤1.010）。

(2) 不合理的稀释尿，尿渗透压≤300mOsm/（kg·H$_2$O）。

(3) 电解质紊乱：高钠血症、高钙血症和低钾血症。

(4) 血浆渗透压增加，＞300mOsm/（kg·H$_2$O）。

3. 鉴别诊断

(1) 尿崩症。

(2) 溶质性利尿（葡萄糖、甘露醇、尿素、静脉造影剂、利尿药或多巴胺给药后的钠利尿）。

(3) 原发性烦渴症。

（五）诊断

1. 首先排除溶质性利尿的因素（检查尿糖、渗透压、血清电解质和比重）。

2. 如果患者有高钠血症，且血浆 ADH 水平或尿渗透压异常降低，则诊断为尿崩症（只需要进一步检测以区分尿崩症的类型）。

(1) 皮下注射 1μg DDAVP（去氨加压素）。

(2) 如尿渗透压增加≥50%，则确诊为中枢性尿崩症，并可进行治疗。

(3) 如果使用 DDAVP 后尿渗透压未增加，则提示 ADH 的肾抵抗，应解决尿崩症的肾源性因素。

3. 如果血钠浓度＜145mmol/L，且患者血流动力学稳定，则可以进行禁水试验（以刺激 ADH 的分泌，并检测患者对 ADH 的反应是否正常）。

(1) 应继续限液，直到血浆渗透压≥295mOsm/kg 或血钠水平≥145mmol/L（尝试减少液体摄入量≤1～2L/d，并跟踪尿量、渗透压和血钠）。

(2) 如血钠≥145mmol/L，尿渗透压≤300mOsm/（kg·H$_2$O）时，可给予 DDAVP（如上所述），以鉴别中枢性和肾性尿崩症。

(3) 如血钠≥145mmol/L，尿渗透压≤300mOsm/（kg·H$_2$O），考虑继发性尿崩症（不能明确诊断）。

(4) 如果患者很好地耐受了限液，可在怀疑原因是液体过量的情况下继续限液。

(5) 如果在多尿症解决前患者出现口渴或血容不足减少的情况，可能需要在密切监测水平衡的情况下开始进行 DDAVP 治疗，直到可以安全地进行进一步的检测（当患者脱离重症监护环境时，可能需要检测血浆 ADH 水平）来区分部分中枢性尿崩症和肾性尿崩症。

（六）治疗

1. 中枢性尿崩症

(1) 去氨加压素或 DDAVP（血管加压素类似物去氨基 –d– 精氨酸 –8– 加压素）是首选，因为它可以很容易地给药（肠外、鼻内或直接用于口腔黏膜），作用时间相对较长，而且，这种制剂没有收缩血管或影响肠道动力的作用（注意，有些人主张在危重患者中使用血管加压素注射液，因为其作用时间较短，可根据病情变化弹性给药）（表 4–2）。

表 4–2　尿崩症的替代治疗

药　品	剂　量	用　途	作用时间
去氨加压素（DDAVP）	1～4μg 5～40μg	皮下、静脉注射、鼻内	12～24h 8～20h
血管加压素注射液	5～10U	皮下、肌内注射	2～8h
鞣酸加压素注射液	2.5～5.0U	肌注	24～72h

(2) 无论初始血钠水平如何，避免过量补水和发展为医源性抗利尿激素分泌异常综合征（SIADH），特别是在神经外科手术后，可能有短期尿崩症。

(3) 创伤或术后尿崩症患者应每 3～5 天停止治疗，以评估尿崩症的缓解情况。

(4) 许多中枢性尿崩症患者需要长期激素替代治疗。

(5) 低溶质，特别是低钠饮食有助于减少排尿，常与噻嗪类利尿药合用。

2. 不完全中枢性尿崩症

(1) 危重患者首选的药物是 DDAVP。

(2) 其他选择包括增加肾脏 ADH 作用或增加 ADH 释放的药物：①氯磺丙脲（特泌胰）100～500mg/d（注意低血糖）；②氯贝丁酯（安妥明）每 6 小时 500mg（与胆结石风险增加相关）；③卡马西平（得理多）200～600mg/d。

3. 肾性尿崩症

(1) 如果可能，停止所有可能致病的药物。

(2) 在重病期间，这些患者需要根据尿量和血钠水平管理液体入量。

(3) 这些患者通常对噻嗪类利尿药的慢性治疗反应良好，导致容量减少，随后近端小管水和钠重吸收增加，远端单位输水减少，最终尿量减少。

4. 妊娠性尿崩症

由于独特的病理生理机制，这种形式的尿崩症对加压素（水剂或油剂）治疗无效，但对耐加压素酶作用的 DDAVP 治疗有效。

三、抗利尿激素分泌失调综合征

（一）定义

抗利尿激素分泌失调综合征（SIADH）是一种由 ADH 引起钠过度排泄的低钠血症状态。

（二）病理生理

1. ADH 抗利尿激素的分泌不依赖于正常的渗透性的或血流动力学的刺激。

2. 过量的 ADH 可以由异位分泌或由垂体后叶分泌。

3. 维持钠盐平衡的正常调控。钠盐摄取量高，增加尿钠排泄量，钠盐摄取量低，减少尿钠排泄量，使细胞外液容量维持在正常范围内。

4. 游离水不能正常排出，持续分泌 ADH 会导致水潴留、低钠血症和细胞内、外液的进行性增多。

5. 增多的细胞外液（ECF）刺激尿钠排泄，使 ECF 等渗丢失，使细胞外腔室恢复到其基准容量。

6. 细胞内腔室仍然扩张。

（三）病因

1. 术后（手术应激、麻醉药、正压通气）。

2. CNS（头部创伤、肿瘤、脑膜炎、脑炎、脑脓肿、脑积水、颅内出血）。

3. 肺部疾病［肺炎、肺结核、支气管扩张、慢性阻塞性肺疾病（COPD）、哮喘持续状态］。

4. 药物诱导（加压素、DDAVP、氯磺苯脲、卡马西平、氯贝丁酯、催产素、噻嗪类利尿药、长春新碱、长春碱、环磷酰胺、吩噻嗪、三环抗抑郁药、麻醉药、尼古丁、单胺氧化酶抑制药）。

5. 肿瘤异位产生 ADH（肺癌、十二指肠癌、胰腺癌、胸腺瘤、淋巴瘤、肝癌、类癌、尤因肉瘤）。

6. 应激或疼痛。

7. 恶心。

8. 急性精神异常。

9. 内分泌疾病（黏液水肿、ACTH 缺乏、全垂体功能减退）。

10. HIV 感染。

11. 遗传性 SIADH。

12. 特发性疾病。

（四）临床表现

1. 精神状态可能存在变化（意识模糊或嗜睡）。

2. 可能会发生癫痫或昏迷，特别是在严重低钠血症或低钠血症快速进展时。

（五）诊断

1. 体格检查

(1) 评估血容量正常的证据。

(2) 可能不存在水肿。

2. 辅助检查

(1) 血清钠≤130mmol/L。

(2) 尿渗透压 200mOsm/（kg·H_2O）（最可靠的诊断指标）。

(3) 尿钠通常 30mmol/L（由于心房利钠素增加或醛固酮抑制）。

(4) 血浆渗透压＜280mOsm/（kg·H_2O）。

(5) BUN 正常或降低，肌酐正常。

(6) 尿酸降低。

(7) 甲状腺、肾上腺和心脏功能正常。

（六）鉴别诊断

1."人为"低钠血症（血清蛋白或血脂的显著升高，渗透梯度诱导的水向血

管内转移)。

2. 低渗性脱水（胃肠道损失、肾功能不全、利尿药、醛固酮缺乏）。

3. 水中毒（充血性心力衰竭、肾病综合征、肝硬化）。

4. 甲状腺功能减退症。

5. 肾上腺皮质功能减退症。

（七）治疗

1. 治疗必须因人而异。

2. 治疗基础疾病（例如，对结核病使用抗生素，清除硬膜下血肿）。

3. 限制液体摄入量在 500～800ml/d（在 ICU 很难做到，至少尝试减少自由水的摄入量）。

4. 区分急性（<2～3 天）和慢性低钠血症，并确定是否存在神经系统症状是很重要的。

5. 有症状的急性低钠血症可以用等渗或高渗盐水（3%）联合襻利尿药（通常添加呋塞米来减少肾小管浓缩尿液的能力，从而增加游离水排泄），目的是提高血钠浓度≤1mmol/（L·h）[最大安全增量为 12～24mmol/（L·d）]。

6. 由于等渗盐水相对于患者的血浆是高渗的，因此单独输注等渗盐水似乎是合理的。但是 SIADH 患者能以高于给药的形式排出输注的钠，因此净效应可能会进一步潴留游离水并加重低钠血症。

7. 应缓慢给予高渗盐水（3%）[1～2ml/（kg·h）]，直到血钠达到“安全”的无症状水平（通常为 120～125mmol/L）；使用高渗盐水时每 1～2 小时监测血钠水平，以避免危险的快速纠正，这可能会导致神经系统后遗症或死亡。

8. 在症状最轻的慢性低钠血症中，钠的纠正应更缓慢，约为 0.5mmol/（kg·h），以避免脑桥中央髓鞘溶解症，这可能是由于激进的钠替代导致的，可致永久性神经损伤或死亡。

9. 每 4～8 小时测量一次体液平衡，直到血钠水平达到 125mmol/L 或纠正到与正常水平差值的 1/2。

10. 地美环素 300～600mg，口服，每日 2 次，对慢性 SIADH 患者可能有用（它会引起肾性尿崩症并抵消高 ADH 水平的影响）。

11. 有些病例使用口服食盐片。

12. 可以使用抗利尿激素受体拮抗药。在此背景下，托伐普坦和考尼伐坦已经纳入研究。

13. 慢性低钠血症也推荐使用尿素。它耐受性好，可用于门诊患者。然而，对其疗效尚未进行临床试验。

14. 其他药物包括地美环素和锂。

（八）治疗的注意事项

1. 如果血钠浓度需要增加＞10～12mmol/（kg·d），那么就没有必要将血钠迅速提高到正常水平，甚至达到预设的"安全"水平。

2. 随着渗透梯度的变化，水可以自由地流过血脑屏障，因此，即使血浆渗透压稍有增加，也能在一定程度上减轻脑水肿。

3. 由于颅骨的限制，脑含水量的增长永远不会超过 10%；血钠浓度增加 5%～10%（6～12mmol/L）几乎可以消除脑水肿，临床经验表明这对有症状的患者有效。

四、糖尿病酮症酸中毒和非酮症高渗性昏迷

（一）定义

1. 糖尿病酮症酸中毒（DKA）和非酮症高渗性昏迷（HNKC）是糖尿病患者的高血糖状态，其特征是胰岛素缺乏和相对过量的胰高血糖素和其他升糖激素。

2. DKA 的另一个特征是酮症。

（二）病理生理

1. 胰岛素缺乏会导致以下情况。

(1) 胰高血糖素升高，导致肝脏葡萄糖分泌过多（糖异生 / 糖原分解）。

(2) 外周组织葡萄糖清除减少。

(3) 血糖升高导致渗透性利尿（Na^+/H_2O 丢失），低容量，肾小球滤过率（GFR）降低。

(4) 肌肉蛋白水解增加，蛋白质合成减少，导致氮和电解质从细胞内液（ICF）到 ECF 到尿液的损失。

2. 在 DKA 中，胰岛素缺乏还会导致以下情况。

(1) 皮质醇、肾上腺素和生长激素增加，刺激过多的脂肪组织脂解，游离脂肪酸输送到肝脏，随后发生酮生成和高酮血症（β- 羟丁酸和乙酰乙酸）。

(2) 出现阴离子间隙代谢性酸中毒（继发于酮酸，它中和碳酸氢盐缓冲系统）和 K^+ 和 Na^+ 的丢失，缓冲尿中酮酸的排泄。

3. 在 HNKC 中，胰岛素水平可能足以防止脂类分解和酮生成。

（三）病因

1. 常见的诱发事件如下。

(1) 感染。

(2) 急性应激（心肌梗死、脑卒中、创伤）。

(3) 停用胰岛素。

(4) 停用肠外营养。

(5) 某些药物的使用（糖皮质激素、苯妥英钠、普萘洛尔）。

2. 非糖尿病患者很少会发展为 HNKC。

(1) 医源性（静脉高渗、高渗腹膜透析）。

(2) 烧伤患者严重脱水。

(3) 给婴儿喂高渗的口服配方奶粉。

（四）诊断

1. 病史

(1) 所有年龄的 DKA 患者（75% 的 DKA 患者是成年人）都伴有胰岛素依赖型糖尿病（IDDM），而非胰岛素依赖型糖尿病（NIDDM）患者很少发生，同时存在严重的医学问题。

(2) HNKC 患者通常是有 NIDDM 病史的老年人。

(3) HNKC 的症状持续时间平均为 12 天，DKA 为 3 天。

(4) 胃肠道症状很常见（腹痛 ≈50%，恶心或呕吐 ≈75%）。

(5) 癫痫发作在 HNKC 中很常见。

2. 体格检查

(1) 精神状态改变［HNKC 有严重的感觉器官抑制，与 340～350mOsm/（kg·H_2O）的高渗透压相关］。

（2）脱水（黏膜干燥、体位性低血压、心动过速）。

（3）DKA 患者还可能有：①果味呼吸；②过度通气（Kussmaul 呼吸）；③腹部压痛。

3. 辅助检查

（1）表 4-3 列出了 DKA 和 HNKC 常见的实验室检查结果。

表 4-3　DKA 和 HNKC 中的实验室指标

实验室检查	DKA	HNKC
血糖（mg/dl）	200～2000	通常 600
血酮 [a]	阳性	阴性
动脉血 pH	<7.4	正常 [b]
阴离子间隙	升高（通常为 18）	正常或升高
渗透压	略升高	升高
尿试纸	葡萄糖和酮	葡萄糖

a. β- 羟丁酸 / 乙酰乙酸；b. 当低血容量导致组织灌注不良时可能降低

DKA. 糖尿病酮症酸中毒；HNKC. 非酮症高渗性昏迷

（2）DKA 也可能与以下情况相关。

① 低血清 Na^+（如果纠正高血糖，它可能是正常的或轻微升高）。

② 血清 K^+ 正常至轻度升高（注意全身 K^+ 减少）。

③ 白细胞增多（伴中性粒细胞增多）可继发于应激或脱水，而不是感染。

④ 血清淀粉酶经常升高（即使没有胰腺炎）。

（五）治疗

1. 初步评估

（1）排除感染的因素：①全血细胞计数（CBC）、尿液分析（UA）、胸部 X 线片、恰当的病原菌培养；②精神状态改变：考虑腰椎穿刺以排除脑膜炎；③腹痛：考虑阑尾炎、憩室炎、盆腔炎。

（2）排除（R/O）老年患者或长期糖尿病患者的心肌梗死（ECG），即使没有胸痛主诉。

2. 胰岛素治疗

0.1U/kg 短效岛素，静脉推注，并开始以 0.1U/（kg·h）的速率静脉输注短效胰岛素（如果无法行静脉输注，可以使用每 1 小时 0.1U/kg，肌内注射 q1h）。

(1) 本方案预期血糖下降约 4mmol/（L·h）。

(2) 每小时随访血糖。

(3) 如果胰岛素治疗 4h 后血糖水平仍未开始下降，则每小时增加胰岛素剂量直到血糖开始下降(在罕见的、异常的胰岛素抵抗患者偶尔需要 100U/h 的剂量)。

(4) 继续输注胰岛素，直到血糖水平降到 13.88～16.66mmol/L，并且血酮呈阴性（或仅在未稀释的血清中呈阳性）或尿酮为 "中小量"；阴离子间隙也应该减少到接近正常范围，除非存在持续性代谢性酸中毒等其他原因。

(5) 将胰岛素输注降低到 2U/h，并将静脉输液（IVF）更改为 5% 葡萄糖0.45% 生理盐水（NS）或 5%GNS（如情况允许，添加 K^+），使血糖水平在8.11～11.11mmol/L，直到患者可以饮食。

(6) 停止持续输注胰岛素前，给予常规剂量（5～10U SQ）（因为输注胰岛素的半衰期只有 6～8min），以避免高血糖和酮症复发。

3. 立即进行扩容

(1) 恢复循环血量［等渗液：NS、血浆或乳酸林格液（LR）]。

① 在前 30min 内予 1L 静脉输注。

② 在接下来的 1h 内再予 1L 静脉输注。

③ 然后重新评估容量状态，并根据临床情况继续进行评估。

④ 如果患者出现休克状态，如下。

• 可使用胶体进行扩容。

• 在前 1～2h 可能需要 2～3L（或更多）。

(2) 补充细胞内和全身体液流失。

① 患者一般在 100ml H_2O/kg、7mmol/L Na^+/kg 左右失水、失钠，此时 0.45%NS是较好的选择。

② 适当补液（150～300ml/h × 12～24h）。

③ 当高血糖持续存在时，患者通过渗透性利尿继续有过多的尿流失。

④ 每 1～2 小时评估 1 次液体平衡，并保持正平衡（根据需要调整静脉输液速度）。

⑤ DKA 患者在治疗期间平均需要 5～7L 的正平衡。

⑥ 当患者血糖水平≤13.88mmol/L 时，IVF 应含 5% 葡萄糖。

4. 监测患者

(1) 入院时 CBC、Na^+/K^+/Cl^-/HCO_3^-/Cr、UA、胸部 X 线片、ECG 和恰当的培养。

(2) 观察生命体征。

(3) 记录每小时累积的患者出入量。

(4) 持续输注胰岛素时每小时测血糖，改用胰岛素皮下注射后每 4 小时测血糖。

(5) 胰岛素治疗期间开始 2h 测血钾，之后每 2～4 小时测血钾。

(6) 检查血清电解质（Na^+/HCO_3^-/Cl^-），每 4～6 小时测定阴离子间隙。

(7) 每 4 小时检查血酮水平。

(8) 入院时检查动脉血气（ABG），根据临床需要复查。

(9) 入院时检查血磷、镁和钙离子水平。如果低，予以补充。

(10) 每小时检查尿试纸是否有葡萄糖 / 酮，直到葡萄糖 / 酮呈阴性或很低。

5. K^+ 补充

(1) 胰岛素作用开始后，血清 K^+ 水平会下降。

(2) 当血清 K^+≤5.0mmol/L 并有尿量时，应开始补钾。

(3) 此时补充 K^+ 的目标是保持血清 K^+≥3.5mmol/L，以预防心律失常。

(4) 患者通常 K^+ 总丢失量平均约 5mmol/kg（可能更多）。

(5) 总 K^+ 缺失量可以逐渐补足（在 DKA 纠正后）。

(6) 如果入院时 K^+<3.5，立即在每升 IVF 中加入 40mmol 的 KCl（KCl 通常在开始时使用，如果磷酸盐浓度低，可以使用 K-Phos）。

(7) 静脉注射补 K^+ 至 DKA 纠正后，患者可以口服补钾。

6. 代谢性酸中毒

(1) 胰岛素抑制脂类分解和酮生成。

(2) 液体复苏恢复灌注。

(3) 补充碳酸氢盐并不能加速酸中毒的纠正，因此一般不可取。但伴有 ECG 特征性改变的严重高钾血症除外，即 QRS 波增宽或 T 波高尖。

① 如必要，使用 50～100mmol/L $NaHCO_3$ 加入 500～1000ml 0.45% 生理盐水，输注超过 1～2h。

② 碳酸氢盐治疗的主要风险是由于钾离子进入细胞交换氢离子而引起严重的低钾血症。

7. 磷酸盐补充

(1) DKA 中磷酸盐消耗平均约 1.0mmol/kg。

(2) 前瞻性随机研究显示，磷酸盐治疗对 DKA 的治疗没有益处。

(3) 胰岛素治疗后，磷酸盐水平常骤降至约 1.5mg/dl。

(4) 通常不需静脉补充磷酸盐。

(5) 然而，如果磷水平≤1.0mg/dl，则一般给予补充（伴低钾血症的最佳选择通常是静脉注射磷酸钾），因为严重的低磷血症可能导致呼吸衰竭。

8. 镁的补充

(1) DKA 患者会出现轻度镁缺失，胰岛素治疗也会发生。

(2) 通常不需要肠外补充。

(3) 如果患者出现心室激惹状态并伴有低镁血症，可静脉注射硫酸镁 1～2g。

（六）并发症

可能发生脑水肿，其治疗方法尚不清楚，但甘露醇可能有所帮助。

五、ICU 中的严格血糖控制

近来随机临床试验的证据表明，严格控制一些危重患者的血糖可能改善预后。为此，应该避免使用含有葡萄糖的静脉输液。胰岛素治疗应考虑使用滑动注射法或持续滴注。推荐的血糖目标是 10mmol/L 左右。应停用口服降糖药，以避免低血糖。反对该疗法的人指出，被忽视的高发的低血糖事件是一个需要高度关注的问题。因此，必须密切监测血糖指标。

六、黏液性水肿

（一）定义与流行病学

1. 黏液性水肿是一种严重的甲状腺激素缺乏症，会导致意识减退，甚至昏迷。

2. 据报道，其致死率高达 80%。

3. 实际上严重的甲状腺功能减退症导致的昏迷是罕见的（文献报道中只有约 200 例）。

4. 女性黏液性水肿的发生率是男性的 3 倍，老年女性似乎最容易发生黏液性水肿昏迷。

（二）病理生理

1. 甲状腺激素是所有细胞的正常代谢所必需的。

2. 垂体分泌的促甲状腺激素（TSH）（由下丘脑调节）刺激甲状腺分泌甲状腺素（T_4）和少量的三碘甲状腺原氨酸（T_3），这是甲状腺激素的活性形式。

3. 大多数 T_3 是通过 T_4 在周围组织中的单碘化作用产生的。

4. T_3 和 T_4 与血清蛋白结合；游离的 T_3 和 T_4 具有代谢活性。

5. T_3 反馈作用于垂体以抑制 TSH 的产生。

6. 在黏液性水肿性昏迷中，昏迷的原因是多因素的（由于心动过缓和每搏输出量减少导致心输出量低，进而脑灌注减少，甲状腺激素循环水平降低导致脑反应性下降）。

7. 低体温症可能是 T_3 或 T_4 下降导致代谢率降低，以及无法战栗产热的结果。

8. 通气不足（肺泡）继发于呼吸中枢抑制（因使用镇痛药、镇静药和麻醉药而加重）、呼吸肌功能缺陷和偶尔的气道阻塞（舌肥大）。

9. 低钠血症常伴黏液性水肿，并可能伴有低氯血症（可能导致精神状态改变）。

10. 血浆容量不足和外周血管强烈收缩是典型表现。

（三）病因

1. 有时黏液性水肿可能是慢性、严重的原发性甲状腺功能衰竭的结果，具有典型体征和症状的患者会陷入昏睡、昏迷甚至死亡。

2. 黏液性水肿可发生在中度或未确诊的甲状腺功能减退症患者中，这些患者常伴有急性疾病（感染）或使用麻醉药或镇静药。

3. 见表 4-4。

表 4-4 甲状腺功能减退症的原因

- 自身免疫性甲状腺疾病（桥本甲状腺炎）
- 甲状腺消融术（放射性碘或外科手术）
- 甲状腺切除手术
- 垂体病（继发性甲状腺功能减退症）
- 下丘脑疾病（三发性甲状腺功能减退症）
- 化学制剂（抗甲状腺药物，如锂；天然甲状腺激素；含碘药物，如胺碘酮）
- 先天性甲状腺发育不全
- 碘缺乏或过量
- 甲状腺激素抵抗

（四）危险因素

1. 感染。

2. 手术。

3. 麻醉。

4. 心肌梗死。

5. 镇静药物。

6. 脑血管意外。

7. 出血。

8. 冷暴露。

9. 创伤。

10. 低钠血症。

（五）症状

1. 反应迟钝。

2. 声音嘶哑。

3. 嗜睡。

4. 怕冷。

5. 皮肤干燥。

6. 毛发焦枯。

（六）诊断

1. 病史

(1) 患者通常有长期的逐渐恶化史。

(2) 体重逐渐增加或无法减重。

(3) 可能一直没有接受甲状腺替代疗法。

(4) 可能有 Graves 病或其他甲状腺功能障碍病史。

2. 体格检查

(1) 低体温（核心或肛温＜35℃）。

(2) 心动过缓。

(3) 通气不足（呼吸频率慢、呼吸浅）。

(4) 低血压。

(5) 与长期甲状腺功能减退相一致的体征：①厚而面团状的皮肤（可呈橙色或黄色）；②面部和全身水肿，眶周水肿；③舌头肥大；④脱发，外侧眉毛脱落。

(6) 可明显触及甲状腺（＜50%）或甲状腺切除术后瘢痕。

(7) 心脏检查可发现心包积液（如心音低沉和心脏增大）。

(8) 神经学检查很少发现局灶性病变：①意识水平改变；②深肌腱反射的延迟放松阶段可能存在，但难以检测；③肌肉功能障碍（麻痹性肠梗阻、尿潴留、肠迟缓粪便嵌塞）。

3. 辅助检查

(1) 依靠甲状腺功能检查来确诊甲状腺功能减退（检测 TSH、T_4、游离 T_4、rT_3、T_3RU）（表 4-5）。

① 原发性甲状腺功能减退患者 TSH 水平升高。

② 在继发性甲状腺功能减退和三发性甲状腺功能减退中，TSH 并不升高，诊断需要依赖于其他实验室指标和临床判断。

表 4-5　甲状腺疾病的甲状腺功能检测

检测指标	甲状腺功能减退	高 T_4 综合征	甲状腺功能亢进	低 T_3 综合征	低 T_3/T_4 综合征
TSH	高[a]	正常 / 低	低	低至轻微升高	低至轻微升高
tT_4	低	高	高	正常	低
tT_3	低至正常低值	低 / 正常 / 高	高	低	低
rT_3	正常 / 低	正常 / 高	高	高	高
fT_4	低	正常 / 高	高	正常	正常

（续表）

检测指标	甲状腺功能减退	高 T_4 综合征	甲状腺功能亢进	低 T_3 综合征	低 T_3/T_4 综合征
T_3RU	低	正常 / 低	高	正常 / 高	高

a. TSH 在继发性和三发性甲状腺功能减退中是低的

(2) 应首先测定血清皮质醇水平，以评估是否伴有肾上腺皮质功能减退。

(3) 需要检测血常规、UA、血液和尿培养。

(4) 血清胆固醇通常升高。

(5) 胸部 X 线片检查可发现胸腔或心包积液或感染的征象。

(6) ECG 通常是异常的（窦性心动过缓、QRS 波低电压、QT 间期延长、T 波改变、室上性心动过速）。

(7) ABG 可能显示低氧血症、高碳酸血症和呼吸性酸中毒。

(8) 血糖或血钠可能偏低。

(9) 典型的正常红细胞正常色素性贫血。

（七）鉴别诊断

1. 精神状态改变的其他原因（如脑卒中及低钠血症等电解质紊乱）。

2. 脓毒症。

3. 低体温（特别是与贫血相关的）。

4. 垂体功能减退。

5. 低血糖。

6. 肾衰竭。

（八）治疗

1. 如有怀疑，应立即开始甲状腺激素替代治疗（待确诊时可能太晚了）。

(1) 在黏液水肿状态下，由于胃肠道吸收不可靠，需要静脉注射替代激素。

(2) 我们习惯使用 T_3 和 T_4 联合治疗 1～2 天（T_3 20μg 静脉注射，随后每 8 小时 10μg，静脉注射，T_4 200μg，静脉注射，随后每 24 小时 100μg，静脉注射），然后单用 T_4。

（3）静脉注射用 T_3 最近开始在美国使用，因此许多文献推荐单独使用静脉注射 T_3。

（4）$T_4 \rightarrow T_3$ 的外周转化需要有一定的 T_3 来维持酶活性。

（5）静脉注射用 T_3 的优点是比 T_4 起效更快，而且不需要 T_4 的外围转换来保持活性。

（6）T_3 比 T_4 更容易引起心律失常，严密的心脏监测是必要的，特别是这些患者发生冠状动脉疾病的风险较高。

（7）如果不能立即给予静脉用 T_3、T_4（如上所述）可以口服 T_3（每 12 小时 25μg），直到患者能够单独口服 T_4。

（8）以前，通常只使用 T_4（200～500μg，静脉注射，随后每 24 小时 50～100μg，静脉注射）。

（9）对于最佳治疗方案存在争议，而且由于该病非常罕见，可能永远不会进行对照试验。

（10）5 天后监测 T_3 和 T_4 水平，如患者仍未清醒，则相应调整剂量。

2. 代谢支持。

（1）低温治疗最好采用被动复温（主动复温可引起外周血管扩张和休克恶化）（见第 5 章）。

（2）低钠血症通常对限液治疗反应良好。

（3）低血糖患者应静脉注射葡萄糖治疗。

（4）癫痫发作可以用标准的抗惊厥药物治疗。

（5）寻找并治疗诱发因素（如感染、脑卒中、心肌梗死、麻醉药物和消化道出血）。

3. 支持治疗。

（1）可能需要机械通气进行呼吸支持。

（2）积极纠正低血压，通过静脉输液（避免自由水）和升压治疗（多巴胺比去甲肾上腺素更可取，因为它可以更好地维持冠状动脉和肾／肠系膜血流）。

（3）在甲状腺激素替代治疗开始前，低血压对血管升压药物的反应较差。

（4）氢化可的松（每 8 小时 100mg，静脉注射）应使用到恢复初始的皮质醇水平（如果是急性疾病的正常应激反应，可能需要停止该疗法）或 3～7 天，随后在没有下丘脑－垂体－肾上腺疾病的情况下迅速减少，这种治疗可能挽救继发

性 / 三发性甲状腺功能减退患者的生命。

(5) 监测是否有心律失常（如发生心律失常，减少甲状腺激素替代药物的剂量）；甲状腺功能减退与冠状动脉疾病的高发相关，应对这些患者进行监测，以发现 T_3/T_4 治疗后心肌耗氧量增加导致心肌缺血加重的证据。

(6) 避免使用镇静药。

（九）并发症

1. 甲状腺功能正常的患者短期服用甲状腺激素耐受性良好。

2. 对黏液性水肿患者的治疗延迟可能增加死亡风险。

3. 由于潜在的心脏并发症（心肌梗死、心律失常）风险，在没有黏液水肿昏迷的临床证据的甲状腺功能低下患者中，不应常规采用这种治疗方案。

4. 严重的低温（＜32℃）被认为具有提示预后的意义。

七、甲状腺危象

（一）定义

1. 甲状腺危象或甲状腺风暴是甲状腺功能亢进的一种危及生命的并发症，其特征是甲状腺毒症的严重、突然的恶化。

2. 甲状腺毒症的总括来讲是指甲状腺激素在组织水平上过度释放的临床和生化表现。

3. 真正的甲状腺功能亢进症是指伴有甲状腺激素合成和分泌增多甲状腺功能紊乱。

4. 有些甲状腺毒症并非真正的甲状腺功能亢进症（如人为摄入甲状腺激素、伴有暂时性甲状腺功能亢进的慢性甲状腺炎、异位甲状腺激素产生、亚急性甲状腺炎），这种状态与甲状腺合成新的甲状腺激素减少有关。这在危重患者中很少见，除非存在 T_3 和 T_4 的过量（表 4–6）。

（二）病理生理

1. 甲状腺毒症患者失代偿发展为甲状腺危象的实际机制尚不清楚。

2. 危象通常发生在应激性突发事件（如创伤、感染、DKA、外科急诊、分娩或心肌梗死）之后。

3. 无论是什么原因，由此产生的综合征类似于长期的、严重的 β- 肾上腺素能激动药过量的情况。

4. 虽然处于高代谢状态，但儿茶酚胺水平正常。

（三）病因

1. 重压症患者未确诊的甲状腺功能亢进症（最常见的是 Graves 病或毒性多结节性甲状腺肿）。

2. 当患者病情稳定时，可通过 24h 甲状腺摄碘率试验来鉴别甲状腺毒症的其他病因（表 4-6）。

表 4-6　甲状腺毒症：基于 RAIU 的病因和鉴别

RAIU 高	RAIU 低	RAIU 低或高
TSH 过量（如垂体肿瘤）	破坏性甲状腺疾病（如亚急性甲状腺炎、产后甲状腺炎）	碘致甲状腺毒症［（如食物或药物（放射性造影剂、胺碘酮）］
异常甲状腺刺激物（如促甲状腺抗体——Graves 病）	异位甲状腺组织（如转移性滤泡细胞癌）	
自主性甲状腺（如毒性多结节性甲状腺肿或毒性腺瘤）	外源性（如药物或食物）	

RAIU. 24h 甲状腺摄碘率试验；TSH. 促甲状腺激素

3. 甲状腺功能亢进症患者治疗不当。

（四）临床表现

1. 精神状态异常（激动、意识模糊、精神错乱）。

2. 发热（体温＞38.3℃）几乎总是存在。

3. 怕热、多汗。

4. 心悸（窦性心动过速和心房颤动是最常见的心律失常）。

5. 胃肠疾病（腹泻、恶心、呕吐、腹痛）。

6. 肌肉萎缩和虚弱。

7. 呼吸困难。

（五）诊断

1. 病史

(1) 最近明显而迅速的体重下降可能是危象即将来临的警告。

(2) 甲亢患者不明原因的发热可能是危象的前兆。

(3) 可能有明显的促成事件。

2. 体格检查

(1) 甲状腺肿（小心触摸，因为剧烈的按摩可能导致更多的激素释放到循环中）。

(2) 心动过速，可能有心动过速。

(3) 高热。

(4) 精神状态改变。

(5) 震颤。

(6) 皮肤湿热。

(7) 甲状腺功能亢进的眼科体征（眼球突出、眼睑下垂、眼睑退缩）。

(8) 充血性心力衰竭的迹象（高输出量心力衰竭或心肌病）。

3. 辅助检查

(1) 确诊依赖甲状腺功能检测（表 4-5 和表 4-6）：① T_4 升高；② T_3 升高；③ TSH 减少。

(2) 常规检查包括 CBC、电解质、尿检、胸部 X 线片和 ECG。

(3) 根据病史和体格检查评估是否感染。

(4) 相关的实验室异常：①高钙血症；②低钾血症；③高血糖；④低胆固醇血症；⑤轻度小细胞性贫血；⑥淋巴细胞增多症；⑦粒细胞减少症；⑧高胆红素血症；⑨碱性磷酸酶升高。

（六）鉴别诊断

1. 高代谢状态（脓毒症、嗜铬细胞瘤、库欣综合征）。
2. 甲状腺毒症没有危象 / 风暴。

（七）治疗

不要等待实验值来开始治疗；在临床怀疑诊断后应立即开始治疗。

1. 支持措施。

(1) 静脉输液以补充容量。

(2) 对乙酰氨基酚治疗高热。避免服用阿司匹林，因为它会取代甲状腺结合球蛋白中的 T_4，从而增加游离 T_4 的水平。

(3) 降温毯、水凝胶垫。

2. 抑制甲状腺激素合成。

(1) 丙硫氧嘧啶（PTU）（每 6 小时 200～300mg，口服或经鼻胃管）。

(2) 甲巯咪唑（每 4 小时 20～25mg，口服或经鼻胃管）。

3. 碘化治疗抑制甲状腺激素释放（PTU 治疗后 1h 开始）。

(1) 碘化钠（每 8 小时 1g，静脉注射）。

(2) 碘化钾和卢戈碘溶液（每 8 小时 10 滴，口服）。

4. 抑制外周 β 肾上腺素能活性。

(1) 大多数 β 受体拮抗药也阻断 T_4-T_3 的外周转化。

(2) 普萘洛尔 0.5～1.0mg/min，静脉注射至总剂量每 3～4 小时 2～10mg，静脉注射；可在静脉给药初步控制后予每 6 小时 20～40mg，口服。由于甲亢患者肝脏代谢的变化性，偶尔有患者需要高达 2g/d，口服。

(3) 艾司洛尔（必锐克）0.5～1.0mg/kg 静脉推注，随后 50μg/（kg·min）速度输注；如 5min 内效果不佳，可重复给药，并增加剂量至 100μg/（kg·min）；可重复操作至 200～300μg/（kg·min）。

(4) 滴定 β- 受体拮抗药，使心率达到 80 次 / 分。

(5) 如果患者有反应性气道疾病病史，应谨慎使用并选择短效心脏选择性药物，如艾司洛尔。

(6) 充血性心力衰竭患者也需要谨慎。控制心率可能是有益的，但这些药物是负性肌力药物，并可能加重低输出量性心力衰竭。

(7) 如果 β 受体拮抗药使用有禁忌，其他抗交感神经药物（消耗儿茶酚胺的利血平，或抑制药儿茶酚胺释放的胍乙啶）可能是有用的二线药物。

5. 抑制 T_4-T_3 的外周转换。

(1) PTU（见上文剂量）。

(2) β 受体拮抗药（见上文）。

(3) 氢化可的松每 8 小时 100mg，静脉注射。

(4) 胆汁酸螯合物（如考来烯胺）抑制甲状腺激素的循环。

6. 经 RAIU 确定病因后，针对性治疗可能需要手术或放射性碘治疗。

7. 诊断和治疗潜在的诱发性疾病（如感染和其他主要应激）。

八、甲状腺功能正常性病变综合征

（一）定义

1. 甲状腺功能正常性病变综合征以急性非甲状腺疾病相关的甲状腺激素改变为特征。

2. 包括 2 种综合征。

(1) 低 T_3 综合征。

(2) 低 T_3/T_4 综合征。

3. 这些综合征被认为是表现为甲状腺功能正常而实际上在许多组织学上表现为甲状腺功能减退的情况。

（二）正常甲状腺激素生理学回顾

1. 促甲状腺激素释放激素（TRH）从下丘脑释放到血液中。

2. TRH 刺激垂体促甲状腺激素（TSH）的合成和释放。

3. TSH 刺激甲状腺产生和分泌甲状腺素（T_4）和少量的三碘甲状腺原氨酸（T_3）。

4. 甲状腺主要分泌 T_4（80%），少量分泌 T_3（20%）。

5. 其余的 T_3（甲状腺激素的生理活性形式），在甲状腺外组织（主要是肝脏和肾脏），通过循环 T_4 的单碘化作用产生。

6. T_3 和 T_4 在循环中与血清蛋白结合；游离 T_3 和 T_4 具有代谢活性。

7. T_3 反馈到脑下垂体，以抑制 TSH 的产生。

8. 部分循环的 T_4 被代谢为非活性产物反 T_3。

9. 通过进一步去碘，T_3 和反 T_3 都能迅速从血清中清除。

10. 甲状腺激素的活性始于 T_3 与细胞核上的受体的结合。

11. T_3 的结合后效应对于正常的细胞功能是必需的。

12. 通常进行 T_3 树脂摄取试验，以得出结合蛋白（主要是甲状腺素结合球蛋白）的近似值。

（三）病理生理

1. 在急性非甲状腺疾病中，外周甲状腺激素代谢改变。

2. T_3 产量下降的确切机制尚不清楚。

（四）病因

1. 全身性疾病（脓毒症、心脏或呼吸衰竭、肿瘤过程、脑卒中）。

2. 手术。

3. 热量不足。

4. 药物诱导（糖皮质激素、碘化物、胺碘酮、丙硫氧嘧啶）。

（五）临床表现

没有明确的与甲状腺激素的改变有关的症状。

（六）辅助检查

1. 血清 T_3 降低（表 4–5）。

2. 血清 T_4 降低或正常。

3. 反 T_3 升高（甲状腺功能正常性病变综合征和甲状腺功能减退的最有效指标）。

4. 血清 TSH 正常。

（七）治疗

1. 应尝试区分甲状腺功能正常性病变综合征和甲状腺功能减退症。

2. 目前，没有证据证明使用甲状腺激素治疗对患有甲状腺功能正常性病变综合征的患者有益。

3. 事实上，一些研究人员认为，这种病态综合征状态可能通过在应激下节约能量而起到保护作用。

九、低血糖症

（一）定义

低血糖症的定义为血糖<2.22～2.77mmol/L。此定义不包括低血糖相关的症状，因为危重症患者可能会不可靠地表现出典型的低血糖症状。

（二）病理生理

1. 导致胰岛素增加的临床症状，肝脏无法从其糖原储存中产生葡萄糖，或反调节系统的问题，都可能导致低血糖症。

2. 胰岛素抑制肝脏葡萄糖的产生，并刺激肌肉等外周组织对葡萄糖的利用。

3. 胰岛素分泌降低血糖浓度。

4. 在低血糖发作时，主要的反调节激素胰高血糖素和肾上腺素增加，导致糖原分解加速。

5. 儿茶酚胺是葡萄糖反调节激素，但只要胰高血糖素的分泌启动，儿茶酚胺就不起主要作用，然而，在胰高血糖素缺乏的情况下（长期的糖尿病或全胰腺切除术患者），儿茶酚胺成为主要的反调节激素。

6. 使用非选择性 β 受体拮抗药治疗的患者可能会有严重的反调节机制损害。

7. 长期糖尿病患者（10～15 年）可能会因低血糖而失去分泌肾上腺素的能力（甚至几乎对中度高胰岛素血症失去防御能力）。

（三）病因

见表 4-7。

表 4-7 低血糖症的病因

1. 高胰岛素状态
   - 外源性胰岛素治疗 [a]
   - 内源性胰岛素过量（如胰岛素瘤）
2. 乙醇诱导（在其他健康患者或慢性酗酒者摄入后）[a]
3. 药物诱导（如磺酰脲类、奎宁、普萘洛尔、喷他脒）[a]
4. 系统性疾病 [a]
   - 肝脏疾病（如肝硬化和暴发性病毒性肝炎）
   - 肾脏疾病（如与肝脏疾病、充血性心力衰竭和脓毒症相关的慢性肾脏疾病）
   - 脓毒症（如革兰阴性脓毒症和胆囊积脓）

（续表）

> • 艾滋病
> 5. 大面积烧伤 [a]
> 6. 全肠外营养 [a]
> 7. 胰岛素治疗高钾血症 [a]
> 8. 人为（注射胰岛素或摄入磺脲类）[a]
> 9. 内分泌原因（垂体功能减退、肾上腺皮质功能减退症、甲状腺功能减退症）
> 10. 自身免疫原因（胰岛素抗受体抗体、抗胰岛素自身抗体）
> 11. 饥饿（严重热量限制）
> 12. 胃肠道手术后的营养性因素（如胃切除术）
> 13. 特发性（功能性）——通常餐后，这是一种排除性诊断，通常在危重患者中少见

a. 可能在危重患者中看到的病因

（四）临床表现

1. 肾上腺素能激活

(1) 心悸。

(2) 震颤。

(3) 出汗。

(4) 面色苍白。

(5) 焦虑。

2. 神经低血糖症

(1) 疲劳。

(2) 虚弱。

(3) 头晕。

(4) 饥饿。

(5) 不当行为。

(6) 视觉症状。

(7) 局灶性神经症状。

(8) 抽搐。

(9) 昏迷。

（五）诊断

1. 病史

(1) 确认糖尿病病史。

① 最近服用胰岛素或口服降糖治疗？

② 如果糖尿病病史长，患者也可能存在胰高血糖素缺乏，因此出现低血糖的风险更高，因为反调节机制也可能无效。

(2) 检查是否有饮酒史。

2. 体格检查

(1) 心动过速。

(2) 瞳孔扩大。

(3) 皮肤湿冷。

(4) 体温变化（低体温、高体温）。

(5) 在低血糖发作过程中，查体可能是正常的。

3. 辅助检查

(1) 血糖水平＜2.22～2.77mmol/L。全血血糖通常比相应的血清血糖水平低15% 左右。

(2) 患者的血细胞计数可能有变化。

① 急性淋巴细胞增多症后出现中性粒细胞增多症。

② 可能会有血红蛋白、红细胞总数计数或红细胞压积升高。

(3) ECG 变化（ST 压低、T 波低平、QT 间期延长）。

(4) 脑电图（EEG）变化（α 波频率减少，δ 波增加）。

(5) 必须排除人为低血糖，特别是当实验室结果显示低血糖无明显原因时。

① 血清分离管中的样本在室温下放置较长时间［由于血细胞的持续代谢，血糖水平可能下降 0.55～1.11mmol/（L·h）］。

② 血细胞增多的患者（真性红细胞增多症、白血病、类白血病反应）可能因代谢增加而导致血糖水平降低。

③ 这些问题可以通过用含有草酸盐和氟化物的检验管（灰色管）收集血液来避免，因为氟化物具有糖酵解酶的毒性。

4. 诊断

(1) 在低血糖发作期间同时测量血糖和血浆胰岛素水平。最好的方法是证明胰岛素分泌水平与当前血糖浓度不匹配。

① 相对高胰岛素血症可以通过空腹一晚或禁食 24～72h 同时测定血糖和血浆胰岛素水平来证明。

② 血浆 C- 肽水平和胰岛素原浓度的升高可进一步支持高胰岛素血症的诊断。

③ 胰岛素瘤可以通过超声、CT 扫描、磁共振成像（MRI）、动脉造影术、经皮肝穿刺静脉采样和术中高频超声进行定位。

(2) 由胰岛素或磺酰脲类药物引起的人为低血糖，其典型特征是血浆胰岛素水平过高（类似胰岛素瘤）。

① 胰岛素诱导的人为低血糖患者 C- 肽保持低水平；在没有理由注射胰岛素的患者中存在胰岛素抗体也提示了这一病因。

② C- 肽水平在磺酰脲诱导的人为低血糖（类似胰岛素瘤）中升高；筛查血浆或尿磺脲类药物可以确诊。

(3) 在自发性低血糖时，应排除摄入酒精的原因（酒精水平可能没有帮助，因为摄入后 36h 内可能不会发生低血糖）。

(4) 必须酌情排除每位患者相关的系统性疾病（评估肝脏、肾脏、内分泌功能障碍或脓毒症）。

（六）治疗

1. 如果患者处于昏迷状态，应静脉输注葡萄糖（50% 葡萄糖 25～50ml，然后输注 10% 葡萄糖），直到出现持续或轻度高血糖。

2. 除非大脑发生器质性改变，否则用葡萄糖治疗应能迅速缓解症状。

3. 一些患者可能需要额外的 50% 葡萄糖静脉推注，并持续输注 10% 葡萄糖。

4. 药物引起的低血糖（特别是氯丙胺继发的低血糖），可能需要长期静脉输注葡萄糖，以保持血糖水平在 11.11mmol/L 范围内；如果不能将血糖水平维持在 11.11mmol/L，应添加以下一种药物。

(1) 每升 10% 葡萄糖 100mg 氢化可的松和 1mg 胰高血糖素。直到血糖水平维持在 11.11mmol/L。

(2) 在 30min 内另外输注 300mg 二氮嗪，每 4 小时重复 1 次，直到血糖水平维持在 11.11mmol/L。

(3) 当血糖升高时，停用氢化可的松、胰高血糖素、二氮嗪，降低 10% 葡萄糖的输注速度。

(4) 5% 葡萄糖维持持续的高血糖是一个信号，在 24h 内逐渐停止输注。

5. 0.5～1.0mg 胰高血糖素静脉注射、肌内注射或皮下注射可有效治疗糖尿病患者胰岛素性低血糖；患者还应摄入 20～40g 糖类，因为胰高血糖素的作用仅持续 1～1.5h。

6. 胰岛素瘤可以通过切除手术治愈。

7. 对于恶性胰岛素瘤，手术有严重禁忌证的患者，以及极少数手术失败的患者，需要进行胰岛素瘤的药物治疗。

(1) 二氮唑 [（3～8mg/（kg·d），分 2～3 次剂量］是首选药物（抑制胰岛素分泌）。

(2) 噻嗪类利尿药、苯妥英钠、普萘洛尔或钙通道阻滞药也可能有效。

(3) 据报道，链脲佐菌素和 5- 氟尿嘧啶联合化疗可使 60% 的恶性胰岛素瘤患者部分或完全缓解。

8. 如果与全身疾病有关，要治疗其根本原因。

（七）并发症

需要及时识别和治疗低血糖，以防止长期神经系统后遗症或死亡。

十、嗜铬细胞瘤

（一）定义和流行病学

1. 肾上腺素能系统产生儿茶酚胺的肿瘤（嗜铬细胞）约 90% 在肾上腺髓质。

2. 非肾上腺肿瘤（约 10%）起源于交感神经系统，称为肾上腺外嗜铬细胞瘤或功能性副神经节瘤，最常见于腹部、胸部和颈部。

3. 嗜铬细胞瘤是罕见的（成人发病率 1/10 万～2/10 万）。

（二）病理生理

症状是由肿瘤分泌的儿茶酚胺引起的。

1. α_1- 肾上腺素能刺激导致血管收缩。

2. α_2- 肾上腺素能刺激导致胰岛素分泌减少。

3. β_1- 肾上腺素能刺激导致心脏变力性 / 变时性。

4. β_2- 肾上腺素能刺激导致支气管扩张和血管舒张。

5. 多巴胺 1- 受体刺激导致肾和肠系膜血管舒张。

6. 过量的儿茶酚胺对心肌是有毒的，可能导致心肌病。

7. 症状可能是偶发性的；发作时可持续不到 1 分钟至数小时，可每隔几个月发作一次或每天多次发作。

（三）临床表现

1. 高血压（阵发性或持续性）。

2. 头痛。

3. 苍白。

4. 多汗。

5. 焦虑。

6. 心动过速。

7. 心悸。

8. 心绞痛。

9. 高血糖。

10. 体重减轻。

11. 感觉异常（二级血管收缩）。

12. 视力障碍（二级高血压性视网膜病变）。

13. 瞳孔扩大。

（四）诊断

1. 病史

(1) 检查是否存在上述症状。

(2) 对组胺、胰高血糖素、氟哌利多、酪胺、甲氧氯普胺、沙拉新、三环抗抑郁药或吩噻嗪类药物的升压反应提示嗜铬细胞瘤的可能性。

2. 体格检查

(1) 如果在无症状期间进行，可能是正常的。

(2) 在发作期间可能出现上述症状。

3. 实验室检查

(1) 血浆或尿儿茶酚胺水平或尿儿茶酚胺代谢物（VMA 或去甲肾上腺素）水平。

(2) 很少需要进行抑制试验（可乐定）或激发试验（胰高血糖素）。

（3）血浆和尿液儿茶酚胺的测定受以下因素干扰：①内源性儿茶酚胺的刺激（如手术、脑卒中）；②外源性儿茶酚胺的治疗；③各种药物（α_2 受体激动药、甲基多巴、转换酶抑制药、单胺氧化酶抑制药、吩噻嗪、三环抗抑郁药）；④肿瘤可以通过多种技术（CT、MRI、静脉采血检测儿茶酚胺）定位；⑤对于 CT 或 MRI 阴性但高度怀疑为嗜铬细胞瘤的患者，可以使用额外的成像（如 Gallium-68DOTA-0–Phe1–Tyr-3 奥曲肽正电子发射断层扫描）；⑥一般应避免行动脉造影术，因为它可诱发高血压危象。

（五）鉴别诊断

1. 恶性高血压。

2. 甲状腺危象。

3. 高血压反应（应激、手术、麻醉）。

4. 库欣综合征。

（六）治疗

1. 手术切除术是最终的治疗方法。

2. 术前治疗对决定手术结果很重要。

3. 术前治疗目标。

(1) 控制血压。

(2) 提供足够的血管内容量。

(3) 治疗快速性心律失常。

(4) 治疗心力衰竭。

(5) 治疗葡萄糖不耐受性。

4. α 受体拮抗药是高血压治疗的基础，患者一般在术前 1～2 周使用苯氧苄胺（或拉贝洛尔或哌唑嗪）治疗，逐渐减药，使立位血压下降 10～15mmHg；1～2 周的预处理允许血管内容量补充（内源性儿茶酚胺减少）。

5. 心动过速可由无抑制的 β 受体激活引起，如果心率为 110 次／分，应加用 β 受体拮抗药；β 受体拮抗药在 α 受体被阻滞之前不应该使用。消除 β 受体的血管舒张作用会导致无抑制的 α- 肾上腺素能血管收缩，并可能引发高血压危象，而 β 受体拮抗药的负性肌力作用可能会在高血压时诱发心力衰竭。

6. 哌唑嗪或拉贝洛尔可减少反射性心动过速。

7. α-甲基对酪氨酸（酪氨酸羟化酶抑制药、儿茶酚胺生成的限速酶）可用于不能耐受α-肾上腺素能阻滞（体位性低血压）的患者，对心肌病患者特别有用。

8. 甲酪氨酸，一种儿茶酚胺合成抑制药，已被建议用于对标准治疗无反应的患者。

9. 心律失常用标准的抗心律失常药物治疗。

10. 围术期应输血，因为嗜铬细胞瘤是血管性肿瘤，出血频繁。

11. 利尿药应谨慎使用，因为儿茶酚胺已经使血管内容量收缩；相反，过量的液体会加重心力衰竭。

12. 围术期应避免引起儿茶酚胺释放或增强儿茶酚胺作用的药物（如吗啡可引起组胺诱导的儿茶酚胺释放）。

13. 术后患者需要进行心血管和代谢监测。

14. 摘除肿瘤后可能发生低血糖（儿茶酚胺引起的高血糖消失）。

15. 疼痛最好用哌替啶治疗，苯二氮䓬类药物有助于镇静。

16. 复发性高血压应提示残留肿瘤的可能性。

（沈　拓　王玉松　译）

第5章 环境因素
Environmental Disorders

一、烧伤

据估计，每年在美国有 2 000 000 人发生烧伤，其中超过 130 000 例患者年龄<15 岁。虽然大部分烧伤的程度都非常轻微，但有 3%～5% 的烧伤是致命性的重度烧伤。

（一）病理生理学

1. 二度烧伤（部分厚度烧伤）包括表皮层和部分真皮层的热损伤。真皮层内有感觉神经末梢、滋养血管、毛囊和汗腺等附属结构。二度烧伤伤口疼痛通常非常明显。

2. 三度烧伤（皮肤全层烧伤）损伤深达汗腺和毛囊层组织。出现阻塞的血管和焦痂是三度烧伤的典型特征。在伤后最初的数天无法准确判断烧伤最终深度。三度烧伤的部位针刺样疼痛感消失。

3. 烧伤后创面大量渗液或体液潴留将导致休克发生，严重烧伤患者由于心功能障碍造成心排出量降低。

（二）易感人群

1. 烧伤是导致 12 岁以下儿童死亡的第二大原因。

2. 由于儿童对各类危险因素认知欠缺且缺乏正确处置的能力，因而他们较成年人更容易受到伤害，约半数的热水烫伤发生在 5 岁以下婴幼儿。

（三）临床表现

1. 二度烧伤。

(1) 一度烧伤仅伤及表皮，红斑按压时褪色，不出现水疱。

(2) 二度烧伤伤及部分真皮，导致水疱生成和体液渗出。水疱的生成具有特征性，常在烧伤后迅速出现。而超过伤后 18h 才出现的水疱可能是由感染所致。

2. 三度烧伤。

(1) 三度烧伤创面表面干燥、缺乏弹性，呈白色或灰色。这种深度的创面可能无法依靠未受伤的边缘自行修复。

(2) 四度烧伤超过了真皮层，损伤下方的肌肉、肌腱、血管组织、骨膜甚至骨质。

3. 患者伤后能否存活取决于烧伤的深度、患者的年龄以及合并的其他损伤情况。

4. 烧伤后皮肤血管迅速发生收缩，随后毛细血管通透性发生增高、血浆成分渗出。烧伤后皮肤的不显性失水也随之增加。

（四）并发症

1. 烧伤部位发生凝固性坏死，为细菌生长提供了有利条件。感染是重度烧伤主要死亡原因之一。

2. 重度烧伤患者有发生胃扩张和麻痹性肠梗阻的风险。

3. 红细胞热损伤后可能出现急性溶血。

4. 休克可能导致急性肾衰竭。

5. 烧伤患者可发生高血压，尤其是在儿童患者中。

6. 烧伤患者的最主要死因是多器官衰竭。

7. 处理烧伤伤口的操作有约 20% 的概率造成菌血症。

（五）治疗

1. 如果上呼吸道发生水肿或者动脉血气提示氧合异常，应评估呼吸道情况（见下文"烟雾吸入损伤"），必要时行气管插管。任何出现呼吸窘迫的急性烧伤患者必须进行气管插管。

2. 建立静脉通路。

3. 评估创面，过程中注意无菌操作。

4. 评估其他损伤情况，尤其是爆炸伤患者。

5. 留置鼻胃管（治疗肠梗阻）及尿管（监测尿量）。

6. 留取实验室检查的基线资料。检查全血细胞计数、电解质、血清尿素氮、肌酐、血糖、动脉血气及碳氧血红蛋白水平。

7. 评估烧伤创面严重程度。

(1) 体表面积的"九分法"。

① 成年患者：上肢每侧 9%；下肢每侧 18%；头面颈部 9%；躯干前后各 18%；会阴部 1%。

② 儿童：上肢每侧 9%；下肢每侧 16%；头面颈部 13%；躯干前后各 18%；会阴部 1%。

③ 新生儿：上肢每侧 9%；下肢每侧 14%；头面颈部 18%；躯干前后各 18%；会阴部 1%。

(2) 伦德 – 布劳德表（图 5–1）：对于儿童更加精确。

8. 烧伤严重程度分级。

(1) 重度烧伤。

① 发生在儿童的超过 20% 体表面积的二度烧伤，或发生在成年人的超过 25% 体表面积的二度烧伤。

② 超过 10% 体表面积的三度烧伤。

③ 可导致功能障碍或外貌毁损的面部、手部、足部或会阴部的烧伤。

④ 腐蚀性物质造成的化学烧伤。

⑤ 高压电烧伤（见下文）。

⑥ 合并有吸入性损伤（见下文）或严重创伤。

(2) 中度烧伤。

① 发生在儿童的 10%～20% 体表面积的二度烧伤，或发生在成年人的超过 15%～25% 体表面积的二度烧伤。

② ＜10% 体表面积的三度烧伤。

9. 液体复苏。

(1) 伤后最初的 24h，根据推荐公式输注等渗平衡晶体液。

① 目前有多种补液公式，推荐输注液体量范围在 1～4ml/kg/% 体表面积。

伦德 – 布劳德表

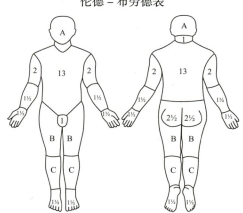

根据年龄因素校正的相对体表面积

面积	年龄 0	1	5	10	15	成人
A = 1/2 头面颈部	9½	8½	6½	5½	4½	3½
B = 1/2 大腿部	2¾	3¼	4	4½	4½	4¾
C = 1/2 小腿部	2½	2½	2¾	3	3¼	3½

▲ 图 5-1　用于评估烧伤面积的伦德 – 布劳德表

② Parkland 公式是推荐的公式之一，建议在第 1 个 24h 内输注共计 4ml/kg/% 体表面积的晶体液。最初 8h 输注 1/2 的量，接下来 8h 输注 1/4 的量，剩下的在最后 8h 输注。

(2) 在伤后 24h 后可考虑输注胶体液。输注每升晶体液后需补充至少 12.5g 的白蛋白。

(3) 监测尿排出量。成年患者每小时尿量至少 50ml（或 1ml/kg 理想体重），儿童患者至少 1ml/kg。如果每小时尿量低于 0.5ml/kg 或有任何临床指标提示补液不足时，需要增加补液量，可通过静脉途径额外补充 20%～30% 的晶体液。

(4) 吸入性损伤发生时，需要的补液量可能会明显增加。

10. 创面处理。

(1) 烧伤创面最初可用无菌布单覆盖。

(2) 使用清水和中性肥皂（Dial 或 Ivory）清洁烧伤创面，清除表面的颗粒物。

(3) 清除明显腐烂的皮肤。

(4) 外涂磺胺嘧啶银或磺胺米隆等外用药物。

(5) 使用生物敷料和人工合成的皮肤替代物临时覆盖创面。

11. 营养。

(1) 早期开放肠道可以保护肠道黏膜屏障，有助于减轻高代谢反应。

(2) 优先选择高蛋白饮食而非常规饮食。

12. 焦痂切开减张术。

(1) 环形烧伤后焦痂收缩，可能导致呼吸功能（胸廓）或循环功能（肢体）障碍。

(2) 以下情况需进行焦痂切开减张。

① 胸部：呼吸动度减弱，低氧血症，潮气量减少。

② 肢体：脉搏减弱或烧伤远隔部位的血液循环变差。

(3) 如果受伤原因为高压电击伤或合并有冲击伤，应考虑深筋膜切开减张术。

二、减压病和空气栓塞

随着潜水运动的兴起，减压病的发生越来越多。此外，该病还发生在商业性潜水作业和隧道工程作业中。

（一）病理生理学

1. 减压病是因溶解在体液里的气体随着周围环境压力降低重新变成气泡所导致。氮气在下潜时积聚在组织中，总量因下潜的深度和时长而异。当潜水员过快上浮时，周围环境压力迅速下降，体内的氮气来不及相对平衡地释放，便在组织和静脉循环中形成了气泡，随之产生减压病的相应症状。

2. 在高海拔环境中气泡更容易生成，因此潜水后便进行空中旅行将增大减压病发生的风险。

（二）易感人群

1. 老年或肥胖人群具有更高风险。

2. 曾发生损伤的关节容易在相应关节部位出现症状。

3. 空气栓塞更常见于经验尚不丰富的潜水员。

（三）临床表现

1. 减压病

(1) 大多数患者症状在潜水结束之后即刻发生，但最长也可延迟至 12～36h 后发生。

(2) 根据临床表现可将减压病分为以下两大类。

① Ⅰ 型减压病：仅产生疼痛，常见于关节处。

② Ⅱ 型减压病：影响中枢神经系统，在美国此型占总数的 10%～25%。

(3) 最常见的临床表现（占 2/3～3/4）为关节疼痛。

① 膝关节、肩关节、肘关节是最常受累部位。

② 可出现轻微压痛和水肿，但疼痛程度与客观临床证据不成比例。

(4) 皮肤组织减压病表现为瘙痒、红斑样皮疹或皮肤花斑。

(5) 当累及肺部时有如下情况。

① 症状包括胸骨下胸膜痛、呼吸困难、咳嗽。

② 常不易通过体格检查发现。

(6) 严重的减压病可导致循环衰竭甚至死亡。

(7) 脊髓减压病可出现背痛、感觉异常、无力，或由于硬膜外椎静脉梗阻发生瘫痪。

(8) 脑减压病表现为头痛、思维混乱、出现幻觉、谵妄、抽搐、视力障碍，或脑神经受损相关症状（尤其是无明确原因的第Ⅷ对脑神经损伤将导致呕吐、眩晕、耳鸣和眼球震颤）。

2. 空气栓塞

(1) 脑空气栓塞是潜水员死亡的重要原因之一。

(2) 局灶性的神经功能受损多发生在上浮后 15～20min。上浮后即刻出现的神志丧失应怀疑空气栓塞可能。

(3) 脑空气栓塞发生的同时，还可发生纵隔气肿、皮下气肿或气胸。

(4) 冠状动脉的空气栓塞可能导致急性心梗或心搏骤停。

（四）并发症

1. 中枢神经系统减压病可能造成持续性神经功能障碍。

2. 骨坏死是骨减压病的一种迟发性并发症，但这种情况目前越来越少见。

（五）治疗

1. 发生空气栓塞后，将患者置于左侧卧位，头低脚高状。这样做可保证正向流动的血流，此时右心室流出道位于右心室腔的高位，促使气体被转移到相对安全的位置。

2. 使用氧气面罩或气管插管，以保持 100% 的氧供。

3. 根据需要通过静脉输注生理盐水。

4. 依照常规方法处理抽搐和心律失常。

5. 所有减压病和空气栓塞患者都可以通过高压氧进行再加压治疗。即便在减压病发生数日后进行再加压治疗仍对患者康复有益。高压氧治疗的常见并发症包括以下几种。

(1) 气压伤（如气胸和鼻窦气压伤）。

(2) 氧中毒。

(3) 精神失常（如幽闭恐惧症）。

6. 有随机试验结果表明：使用非甾体抗炎药后降低了再加压治疗的需求。

7. 如需查询离您最近的高压氧舱，联系潜水员预警网络系统热线：+1-919-684-9111 和潜水员预警网络系统医疗信息咨询热线：+1-919-684-2948。

三、电烧伤

需住院治疗的烧伤患者中，约有 3% 的患者致伤原因是电烧伤，其中约 40% 有生命危险。

（一）病理生理学

1. 电烧伤可分为高压电烧伤（＞1000V）和低压电烧伤（＜1000V）。高压电通常造成更严重的损伤，但受伤程度还取决于受伤组织的电阻率和电流类型。

2. 闪电的瞬时电压可高达数百万伏特，但持续时间极其短暂。

3. 电流在机体组织内释放热能造成损伤。

4. 组织损伤程度与电流接触时间直接相关。

（二）易感人群

1. 年龄＜6 岁的儿童是电烧伤的高危人群，大部分是意外接触插座或者电线所导致。

2. 约 2/3 的成人电烧伤（多为男性）是电力或者建筑工人。

（三）临床表现

1. 典型的电烧伤创面位于电流入口和出口处，呈小面积的三度烧伤。肉眼可见的烧伤创面大小并不能反映出电流通过的组织潜在的严重损伤的程度。

2. 电流通过时骨骼肌发生强直痉挛，可造成如骨折或者关节脱位等肌肉和骨骼的损伤。热损伤还可导致骨组织和骨膜组织的毁损。

3. 电烧伤可导致血管内皮破坏、出血、动脉或静脉血栓形成或周围组织缺血。

4. 心律失常是猝死的常见原因，在伤后 24h 内均可能发生。

(1) 包括窦性心动过速、室上性心动过速、室性心动过速、心房颤动、房室传导阻滞和室内传导阻滞等。

(2) 电烧伤后心律失常的总发生率约 15%，多数为良性，常发生在入院后数小时内。电流从一侧手掌传导至另一侧的患者有高达 60% 的概率发生心室颤动。

(3) 高压电导致的心肌损伤虽不常见，但偶有发生。

(4) 最常见的 ECG 改变是非特异性的 ST-T 段改变和窦性心动过速。

5. 胃肠道电损伤包括肠道穿孔和伴有胃肠道出血的应激性溃疡。

6. 中枢神经系统损伤症状包括昏迷、意识混乱、定向障碍及抽搐，并有发生中枢性呼吸抑制的可能。

（四）并发症

1. 横纹肌溶解可能导致肾衰竭。

2. 中枢性或周围神经系统损伤可能导致延迟性或长期的运动麻痹。其他长期神经障碍包括人格改变、记忆力或注意力障碍及抑郁。

3. 头部电烧伤 6～12 个月后可发生白内障。其他眼科并发症包括角膜溃疡、视网膜或视神经损伤。

（五）入院标准

入住 ICU 标准包括以下几种。

1. ＞20% 体表面积的热损伤。

2. 存在吸入性损伤可能。

3. 曾发生意识改变。

4. 心律失常。

5. 心跳呼吸骤停。

6. 横纹肌溶解。

（六）治疗

1. 清理气道，必要时给予呼吸支持。

2. 通过静脉输液，维持至少每小时 50～100ml 或 1ml/kg 理想体重的尿量。传统的烧伤补液公式并不适用于电烧伤。

3. 监测心脏节律。

4. 检查全血细胞计数、电解质、血清尿素氮、肌酐、凝血酶时间、部分凝血活酶时间、肌红蛋白、肌酸激酶、血清肌钙蛋白 I、尿常规和 12 导联 ECG。

5. 出现血红蛋白尿时，使用甘露醇和碳酸氢钠治疗（见第 14 章）。

6. 根据病情就深层组织清创进行术前讨论。锝扫描检查可用于判断肌肉损伤范围。

7. 密切监测脓毒症的发生，尤其是对伴有假单胞菌属或梭菌属感染时（在有肌肉坏死的病例中）。预防性使用抗生素及预防破伤风治疗。

四、热衰竭和热射病

在美国，每年约有 5000 例热相关疾病所导致的死亡。此病是在体育运动中可做预防以避免死亡发生的重要疾病之一。热射病的病死率高达 30%～80%。热衰竭和热射病并无明确的病理生理学界限，共同组成了不同严重程度的热相关疾病。

（一）病理生理学

当周围环境温度低于体温时，体表散热有 65% 通过热辐射的形式进行。但当周围温度达到 35℃ 以上时，这种散热机制变得不再可靠。而在日常情况下，出汗及汗液蒸发途径的散热仅占体表散热的 30%，但随着环境温度的升高，这一途径却成为主要散热方式。当气温超过体温时，热辐射反而造成体表吸热。而随着湿度相对升高，蒸发散热无法进行。热相关疾病将随着过多的水分丢失和电解质丢失变得更加严重。身体热量升高后的生理反应包括以下几种。

1. 皮肤血管扩张。

2. 心输出量相应增加以维持血压。

3. 内脏血管收缩。

4. 汗液增多。

（二）易感人群

1. 新生儿体温调节能力差，容易发生此病。

2. 老年患者，尤其是有心脏系统疾病的个体。

3. 肥胖人群。

4. 存在潜在的疾病，包括充血性心力衰竭、冠心病、甲亢、皮肤病及重度烧伤等。

5. 相关药物史，包括 β 受体拮抗药、吩噻嗪类药物、锂剂、环类抗抑郁药、抗组胺药、苯丙胺、可卡因、苯环己哌啶。

（三）临床表现

1. 热衰竭

(1) 体温上升，但通常 <39℃。

(2) 症状：恶心、呕吐、头痛、头晕、精神萎靡、肌肉痉挛。

(3) 大汗淋漓、心动过速、低血压或直立性低血压。

(4) 神志不发生改变。

2. 热射病

(1) 体温常 >40.5℃。

(2) 体征：呼吸急促（呼吸频率高达 60 次 / 分）、心动过速、低血压。

(3) 此病典型表现为皮肤干燥发热，但这并不能作为临床诊断的依据。约半数患者可表现为皮肤大量出汗，少汗常见于后期。

(4) 诊断要点：中枢神经系统功能障碍（意识混乱、举止异常、谵妄、反应迟钝、昏迷、抽搐等）。小脑受累时出现共济失调。大部分症状经治疗后消失，但也有可能无法转逆。

（四）并发症

热射病

(1) 肌肉损伤，发生横纹肌溶解。

(2) 低血糖。

(3) 低钙血症（通常无须特殊处置）。

(4) 由于急性肾小管坏死或横纹肌溶解发生肾衰竭（见第 14 章）。

(5) 肝细胞损伤导致肝酶升高。

(6) 弥散性血管内凝血可在热射病发生 1～3 天后出现。

(7) 成人呼吸窘迫综合征（见第 13 章）。

(8) 神经系统：共济失调、痴呆、脑水肿及脑死亡。

（五）治疗

1. 热衰竭

(1) 将患者转至凉爽环境。

(2) 输注生理盐水或半张生理盐水，输液量根据生命体征变化而定。必要时使用有创心血管监测手段，尤其对于老龄患者。

2. 热射病

(1) 保持呼吸道通畅，维持呼吸。根据生命体征进行静脉补液。治疗目标是将体温按每分钟至少 0.2℃的速度进行降温，尽可能快地降至 39℃以下。

(2) 使用经直肠、阴道、食管探头连续监测中心温度。

可采取的监测手段包括：①使用体温探头或带体温监测的尿管进行持续监测；②使用鼻胃管监测胃出血及体液丢失情况；③留置尿管监测尿量和（或）体温。

(3) 如出现下列的一种或一种以上情况，应立即开始积极降温：①蒸发冷却：向患者喷洒温水（15℃）并使用风扇降温，这种方法可以防止皮肤血管收缩且不会导致寒战，但周围湿度不能过高；②在颈部、腋窝和腹股沟处放置冰袋，对局部的大血管进行降温，这可作为其他降温措施的辅助手段进行；③冰水浴：可造成皮肤血管收缩，且对浸浴患者进行监测也较困难；④冰水洗胃；⑤凉水（6～10℃）腹腔灌洗；⑥使用冷空气进行间断性正压通气；⑦心肺转流术（此方法降温速度最快）。

(4) 不要使用解热药（如水杨酸或对乙酰氨基酚）。

(5) 在等待电解质结果回报过程中，可使用 5% 葡萄糖半张生理盐水补液。

(6) 密切监测血压、尿量及尿肌红蛋白。

(7) 根据氧饱和度和胸部 X 线片结果，确定肺部并发症的进展程度，根据凝血检查结果判断有无弥散性血管内凝血。监测肝酶、肌酸激酶、血尿素氮和肌酐。

(8) 必要时使用肌松药并进行机械通气（尤其对于使用过苯丙胺的患者）。

(9) 降温过程中如发生寒战，可静脉注射氯丙嗪（25～50mg）。用药时务必谨慎，因为氯丙嗪可能诱发心律失常、低血压或神经阻滞药恶性综合征，此病本身即可导致高热。

(10) 可静脉注射丹曲林（1mg/kg，最高用量 10mg/kg）。其机制包括对骨骼肌钙离子释放的抑制作用，使用后可能出现肌无力。虽然前期的证据表明此药用于成人热射病时可缩短降温时间，但目前尚无更多的临床试验支持其持续有效，因此仍需进一步研究。

(11) 热射病患者可使用苯二氮䓬类药物（如咪达唑仑 0.05～0.1mg/kg，静脉注射）预防降温过程中的寒战。苯二氮䓬类药物具有治疗和预防痉挛的作用。但对乙酰氨基酚和布洛芬等解热药对热射病引起的高热无效，反而会加重肝脏损伤或导致凝血功能障碍。

五、低体温

正常的中心体温是 36～37.5℃。下丘脑是重要的体温调节中枢。肌肉颤抖由下丘脑前部发起，是机体最重要的升温措施。低体温可分为轻微（33～35℃）、中度（27～32℃）、严重（<27℃）3 个等级，可发生在多种环境下。所谓的"瑞士分级系统"将意外低体温分为 4 个等级：等级Ⅰ，意识清醒，仅有寒战

（32～35℃）；等级Ⅱ，发生意识改变，无寒战（28～32℃）；等级Ⅲ，意识不清，无寒战，尚有生命体征（24～28℃）；等级Ⅳ，生命体征消失（＜24℃）。

大多数（意外的）低体温通常是由于暴露在过低的环境中造成，其次的原因是由潜在的疾病导致机体维持体温功能发生异常所致。控制性降温指在神经外科手术或心外科手术中应用的一种临床操作。

（一）病理生理学

在继发性低体温中，可能存在下丘脑体温调节中枢的异常、肌肉无法发生颤抖、血流再分布异常或无法脱离寒冷环境。

（二）易患人群

1. 最常见于婴幼儿和老年人。

(1) 婴幼儿：相对体表面积较大，无法对周围低温进行自我保护。

(2) 老年人：对温度的感觉减弱、寒冷调节中枢功能减退、肌肉无法颤抖以及周围血管有限的收缩功能。

2. 药物及中毒。

(1) 可降低意识水平的物质（尤其是乙醇）常与暴露性低体温相关。

(2) 巴比妥类药物通过中枢性作用降低中心体温。

(3) 吩噻嗪类药物通过阻滞 α 肾上腺素能受体作用造成低体温，并可直接抑制体温调节中枢功能。

3. 既往存在的疾病：见表 5-1。

表 5-1　容易导致低体温的疾病

机体代谢率病理性减低
- 甲状腺功能减退
- 垂体功能减退
- 肾上腺功能减退

下丘脑功能变化
- 神经性厌食
- 下丘脑肿瘤
- 脑外伤
- 脑血管意外
- 韦尼克脑病
- 结节病（包括下丘脑）

（续表）

其他机制
- 低血糖
- 脊髓横断伤
- 严重的体表烧伤
- 表皮剥脱性皮炎
- 脓毒症
- 严重蛋白质缺乏性营养不良

（三）临床表现

1. 最初发生交感神经兴奋（导致周围血管收缩和心率增快）可短暂的促使血压升高和心输出量增加。

(1) 包括肾细胞功能障碍和降低的血管紧张素水平增加肾脏灌注，尿量随之增加（即"冷利尿"），导致容量降低、血液浓缩、血液黏度增高。同时还会出现"潜水反射"，即内脏肌肉的血管收缩，血液向重要脏器分流。

(2) 低于30℃时该反应消失。

2. 感觉中枢的异常通常发生在体温30～32℃时。

3. 轻微的低体温：呼吸急促、心跳加快、寒战、记忆障碍、共济失调、发声困难。

4. 中度的低体温：意识水平的降低、瞳孔散大、心房颤动及心动过缓。

5. 严重的低体温：反射消失、对疼痛刺激反应消失、昏迷、低血压。

6. 心脏相关并发症。

(1) 心脏节律不齐：心房颤动最为常见。

(2) 随着体温降低，患者更容易发生室颤。在28℃以下时，即便是轻微的刺激，如搬动或重新摆体位，都可能诱发室颤。

(3) 在体温没有上升之前，药物和电除颤对室颤控制效果均较差。

(4) 即便体温已经完全恢复正常，患者在此后一段时间都容易发生室颤。

(5) ECG的变化包括：PR间期、QT间期延长及QRS波增宽，或者J点抬高（也叫"奥斯本波"）。

（四）并发症

1. 发病率和死亡率取决于低温的程度和暴露的时间，以及是否得到了正确处置。

2. 气管内大量黏液和咳嗽反射减退将导致支气管肺炎和吸入性肺炎的发生。

3. 胃肠道可能出现小的点状出血，大出血非常少见。

4. 胰腺炎较常见。

5. 可能发生致死性的弥散性血管内凝血。

（五）治疗

1. 心血管系统

(1) 遵循基础生命支持手段，维持呼吸和循环稳定。

(2) 必要时进行气管插管及呼吸机辅助呼吸。

(3) 心搏骤停时施行心肺复苏术。持续复苏直至体温升至 32～35℃或患者反应恢复。

(4) 在严重的低体温发生时，除颤可能无效。可尝试单电击除颤，如仍无效，继续复温至＞30℃，并可通过静脉在 5～10min 内输注 5～10mg/kg 的溴苄胺，之后以 2mg/min 的速度维持滴入。

2. 复温

(1) 对于中度的和轻微的低体温（包括大部分的继发性低体温），可采用被动复温的方式。

① 使患者脱离寒冷环境。

② 使用干燥、未加热的毯子覆盖。

(2) 对于部分中度低体温患者，可使用积极的体表复温措施。

① 加温毯、热水瓶、加温床、热流态化床及温水浸浴。

② 当收缩的外周血管发生舒张时，中心体温的下降造成中度低体温发生，产生低容量性休克和室颤。

(3) 对于严重的低体温，需要积极地进行中心复温，使用下列措施之一或更多。

① 静脉输注温暖的液体（温度不能超过 40℃）。

② 气管插管并使用加热并湿化的 O_2 进行通气，保持气道温度＜45℃。

③ 腹膜透析（通常需要加热至 43℃的不含钾的循环液进行 6～8 次交换）。

④ 使用温的液体经胃内球囊进行灌胃，但需警惕心律失常的发生。

⑤ 纵隔灌洗（手术方式）。

⑥ 使用热交换器进行体外血液加热（血透、静脉转流、连续动静脉、心肺分流），温度为 40℃。

(4) 如果患者对复温没有反应，警惕脑水肿的可能。

六、烟雾吸入性损伤及 CO 中毒

在美国，每年 CO 中毒导致 3800 例意外或自杀性死亡，是最主要的中毒死亡原因，同时也是燃烧相关吸入性损伤最常见的死亡原因。多数不致命的 CO 中毒并不容易被察觉。

（一）病理生理学

1. CO 中毒

(1) CO 很容易与血红蛋白结合形成碳氧血红蛋白，竞争性抑制 O_2 与血红蛋白的结合，降低了动脉系统中的氧含量。

(2) CO 与血红蛋白结合的能力是 O_2 的 200 倍，因此环境中即便只有很少的 CO 也可能在血液中达到中毒浓度。

(3) 毒性机制。

① 血液携氧能力下降。

② 氧化血红蛋白氧气解离能力的变化：氧化血红蛋白解离曲线高点向左移。

③ 与细胞色素 C 氧化酶结合后，细胞呼吸能力减弱。

④ 与肌红蛋白结合后，造成心肌和骨骼肌的功能异常。

(4) 室内空气环境下，碳氧血红蛋白的半衰期为 320min；在 1 个大气压的纯氧环境下，半衰期为 60min；在 3 个大气压的纯氧环境下，半衰期为 23min。

2. 烟雾吸入性损伤

(1) 烟雾中包含了微小的炭末和多种气体（包括 NO、氯气、光气、氨气、氰化氢）。

(2) 这些气体接触气道黏膜后产生多种复合物，产生局部和全身的毒性效应。

（二）易感人群

1. CO 的最常见来源见表 5–2。

表 5-2　CO 的外部来源

- 各类物质着火产生的烟雾
- 除漆剂中所含的二氯甲烷
- 火炉
- 汽油发动机
- 游泳池水加热器
- 固体酒精燃料
- 吸烟
- 机动车尾气
- 热水锅炉

2. 着火导致的烟雾吸入性损伤占了绝大多数。

3. 二氯甲烷蒸汽（见于多数除漆剂中）通过肺部吸入后会被机体持续吸收，在肝脏中转化为 CO。

（三）临床表现

1. CO 中毒

(1) 急性 CO 中毒的症状和体征因碳氧血红蛋白浓度而异（表 5-3）。

表 5-3　急性一氧化碳中毒

碳氧血红蛋白浓度（%）	症状
10	头痛
20	头晕、呕吐、呼吸困难
30	视觉障碍
40	意识混乱、晕厥
50	抽搐、昏迷
>60	循环呼吸系统衰竭甚至死亡

① 患者碳氧血红蛋白浓度＜10% 时通常并无症状。

② 碳氧血红蛋白浓度＞25% 的患者需入院治疗。

③ 碳氧血红蛋白浓度＞50% 的患者由于脑水肿的发生，可能出现昏迷和抽搐。

④ 碳氧血红蛋白浓度＞60% 的患者有发生死亡的风险。

⑤ 治疗的终点不仅仅是降低碳氧血红蛋白的浓度，浓度这一单一指标无法很好地反映机体受损程度。应根据临床查体情况来决定治疗方案。

(2) 慢性或亚急性中毒时症状特征可不明显。

2. 烟雾吸入性损伤

有以下情况需考虑此病。

(1) 在封闭的空间中，暴露于浓烟下。

(2) 存在面部或咽部烧伤，或可见烧焦的鼻毛时。

(3) 痰中有炭末或出现声音嘶哑。

（四）并发症

1. 神经精神病学方面的问题，例如遗忘、人格改变、缄默和帕金森症可作为 CO 中毒的远期并发症发生。

2. 预后较差的标志包括意识水平的改变、高龄、代谢性酸中毒，以及计算机断层扫描或磁共振提示的结构性异常改变。

（五）治疗

1. CO 中毒

(1) 对有 CO 暴露史的所有患者测碳氧血红蛋白水平（如火场中的所有受害者）。

(2) 在等待结果前使用氧气面罩吸入 100% 纯氧。

① 目标是尽可能增加溶解在血浆中的 O_2 水平，以提高血液中氧含量。

② 对患者进行连续的碳氧血红蛋白水平监测。持续吸入 100% 纯氧直至碳氧血红蛋白浓度＜5%。由于组织还可能释放 CO，需继续监测碳氧血红蛋白水平。

(3) 进行 ECG 检查，如果 ECG 提示缺血，持续监测肌酸激酶水平。

(4) 下列情况考虑进行高压氧治疗：①严重的 CO 中毒（如昏迷、神经功能障碍、心脏或血流动力学不稳定、神志丧失史）；②孕妇；③有基础心脏病或 ECG 提示有异常。

(5) 高压氧是否能改变临床结局仍存在争议。一些学者建议在发生急性暴露后最长可以进行 24h 的高压氧治疗。

(6) 当无法接受高压氧治疗而 CO 中毒的临床证据又十分确切时，考虑通过气管插管和呼吸机辅助呼吸吸入纯氧。

(7) 严重的中毒发生时，可输注浓缩红细胞悬液。

2. 烟雾吸入性损伤

(1) 一旦确认有烟雾吸入性损伤，行纤维支气管镜检查明确气道情况。

(2) 动脉血气分析和胸部 X 线检查。

(3) 吸入湿化的 O_2。

(4) 如发生上气道肿胀，应及早进行气管插管。

七、蝎蜇伤

蝎子是栖息于温带的一种蛛形纲动物。在美国境内唯一具有危险的蝎子是刺尾蝎属，主要分布在西南部各州（亚利桑那州、加利福尼亚州、新墨西哥州、得克萨斯州）。

（一）病理生理学

蝎子的毒液成分复杂，包括多种蛋白质、多肽、酶类（如透明质酸酶、磷脂酶）及神经毒素。毒液影响钠离子通道从而延长动作电位，并造成交感神经系统和副交感神经系统的神经自发去极化。

α- 毒素最为常见，在相应位点结合后，抑制钠通道的激活，造成去极化时间延长，导致神经元兴奋状态。

（二）易感人群

大多数严重蝎蜇伤发生于儿童。

（三）临床表现

1. 最常见的症状为蝎蜇处的局部疼痛。大多数情况下，这种疼痛持续数小时。当轻压或拍打创面时疼痛明显。

2. 创面刺痛通常还伴随水疱生成、潮红，局部感觉异常等症状。

3. 严重的蝎蜇伤还可导致心率增快、高血压、躁动、过度兴奋、出汗、汗毛耸立、眼球震颤、复视、角弓反张、肌肉自发性收缩、涎液增多。

4. 非常严重的病例还可出现抽搐、肺水肿、肌肉麻痹、呼吸停止、心血管系统衰竭甚至死亡。

（四）并发症

蝎蜇伤的并发症包括 DIC、胰腺炎、黄疸和肾衰竭。

（五）治疗

1. 保持呼吸道通畅，必要时呼吸机辅助呼吸。

2. 清理伤口，必要时注射破伤风，禁止冷敷或切开伤口。

3. 根据症状的轻重程度对刺尾蝎蜇伤进行分级，见表 5-4。

第 2 级以上的均需使用抗蛇毒血清；第 3 级以上的患者需入住 ICU；第 4 级患者需注射多巴胺维持血压或无创 / 有创机械通气作为支持治疗，此级患者可能存在多器官衰竭。

(1) 第 1 级和第 2 级：按上述方式进行创面处理并可使用口服镇痛药。

(2) 第 3 级和第 4 级：目前已有相应的抗蛇毒血清，但需要注意的是并不是随时随地都可获得，请与当地中毒管理中心联系。必要时进行镇静及支持治疗，对于部分患者可以使用大剂量的苯巴比妥。发生肺水肿的患者需进行机械通气。

(3) 对严重的心动过速可使用 β 受体拮抗药。

表 5-4　刺尾蝎蜇伤严重程度分级

级　别	症状和体征
I	局部疼痛和麻木，触摸或轻拍时疼痛
II	出现更多局部症状，疼痛和麻木感从蜇伤处蔓延至别处
III	明显的骨骼神经肌肉功能障碍（肌肉抽搐或抖动），或脑神经功能障碍（如视物模糊、吞咽困难、多涎、发音模糊、舌肌震颤）
IV	身体骨骼肌和脑神经功能障碍

（六）预后

1. 虽然存在致死风险，但自 1968 年起美国并无蝎蜇伤死亡报道。

2. 如果不进行治疗，1% 的成人和高达 25% 的 5 岁以下婴幼儿在蝎蜇伤后可能发生死亡。

八、蛇咬伤

在美国，每年发生约8000例毒蛇咬伤事件，其中9~15例患者死亡。大部分蛇咬伤发生在南部和西南各州，多出现在夏季。世界上3000种蛇中的15%对人存在威胁。

美国境内有4类毒蛇：响尾蛇（响尾蛇属和侏响尾蛇属）、铜头蛇（铜头蝮蛇）、棉口蛇（水蝮蛇），以上均为颊窝毒蛇及珊瑚蛇（珊瑚蛇属）。其中响尾蛇咬伤占所有被报道的毒蛇咬伤总数的65%。

（一）病理生理学

蛇毒是一种由多种毒素组成的复杂混合物，含有细胞毒性、血液毒性和神经毒性成分。细胞毒性成分导致组织坏死，血液毒性成分与凝血系统发生反应。响尾蛇毒液通常被认为具有细胞毒性和血液毒性，有可能含有神经毒性成分。而珊瑚蛇毒则有着强烈的神经毒性。

蛇有控制毒液释放量的能力，25%~30%的毒蛇咬伤并不导致中毒发生。

（二）易感人群

1. 20岁以下的男性是蛇咬伤的高发人群。

2. 蛇咬伤的严重程度取决于以下因素。

(1) 受伤范围和蛇种类。

(2) 咬伤位置。

(3) 中毒的分级（表5-5和表5-6）。

表 5-5　颊窝毒蛇咬伤中毒严重程度分级

级　别	毒液注入	表　现
0	无	毒牙印；轻微疼痛；<2.5cm 圆形水肿
I	少量	伤后最初 12h 出现 2.5~12.5cm 的水肿和红斑
II	中等	伤后最初 12h 出现 15~36cm 的水肿和红斑
III	大量	伤后 24h 出现 >36cm 的水肿，出现全身症状（包括凝血异常）
IV	非常大量	出现全身症状；迅速发生的水肿、红斑；瘀斑、水疱、凝血异常

表 5-6　珊瑚蛇咬伤中毒严重程度分级

级　别	毒液注入	表　现
0	无	局部轻微肿胀，无全身症状
I	中等	出现全身症状，但无呼吸麻痹
II	大量	完全性呼吸麻痹

(4) 伤者年龄和身体状况。

（三）临床表现

辨别蛇的种类尤其重要。珊瑚蛇毒牙较短，张口角度较小，因此与响尾蛇相比，珊瑚蛇咬伤较不容易发生中毒。咬痕更像是咀嚼样，而非颊窝毒蛇出名的点状刺伤。珊瑚蛇引起的中毒也较不急骤，而是缓慢出现系统性神经肌肉麻痹进而发生呼吸衰竭。

1. 颊窝毒蛇

(1) 颊窝毒蛇咬伤中毒最重要的特征是咬伤部位毒牙点状刺伤（常发生在四肢）、局部疼痛、创周红斑和水肿。

① 水肿和红斑是中毒的典型特征，通常在伤后 30min 内出现。

② 在之后的 24h 发生扩散，并可出现血疱。

③ 如果咬伤后 4h 仍未出现红斑和水肿，通常并无蛇毒注入。

铜头蛇咬伤通常仅为局部组织的毁损伤，而响尾蛇则造成典型的伤口并导致全身中毒。

(2) 按照表 5-5 对咬伤程度进行分级。

(3) 水肿和毛细血管破裂导致组织肿胀，造成筋膜室压力增高。

(4) 由于严重中毒后的出血和第三间隙液体丢失，可发生低血压。其他症状还包括休克、感觉异常、肌肉抽搐。亦可出现恶心、呕吐、眩晕、发热或低体温。还可能发生昏迷、抽搐甚至死亡。

(5) 严重的中毒导致的血液系统后遗症包括溶血性贫血、低凝血酶血症、血小板减少症、低纤维蛋白原血症及血液高凝状态。并可发生胃肠道、尿道或颅内出血。

(6) 中枢神经系统症状包括抽搐、昏迷及呼吸麻痹。

2. 珊瑚蛇

(1) 珊瑚蛇咬伤后红肿和其他局部症状不明显。

(2) 神经毒性毒液可以造成睑下垂、复视、吞咽困难、构音障碍、流涎、感觉异常、肌肉抽搐、深部减反射消失、肌无力和呼吸麻痹。

(3) 症状可在伤后 1～5h 后才出现。

(4) 根据表 5–6 进行蛇咬伤严重程度分级。在咬伤后最初 4h 内，每 15 分钟重复进行评估。

（四）并发症

1. 由于 DIC 或急性肾小管坏死导致肾衰竭。

2. 注射抗蛇毒血清后可能发生过敏反应和血清病。

（五）治疗

1. 颊窝毒蛇

(1) 伤口处理。

① 咬伤创面禁止冰敷。

② 使用止血带、切开和吸引是传统的方法，但都存在争议。

③ 每小时重复测量咬伤肢体的周径。发生严重肿胀时，需测量筋膜内压。

(2) 每 4 小时重复测全血细胞计数、血小板计数、凝血酶原时间、部分凝血活酶时间、凝血酶时间、纤维蛋白原水平、纤维蛋白裂解产物、电解质、尿素氮、血肌酐。全血凝集试验是在床旁可行的筛选性试验，在洁净的玻片超过 20min 仍未凝集时提示发生了严重的高纤维蛋白原血症。

(3) 查血型并进行交叉配血，备 4 单位浓缩红细胞悬液。

(4) 发生低血压后应及时静脉输注生理盐水。

(5) 抗蛇毒血清。

① 行马血清超敏反应的皮试或滴眼测试。如阴性可注射抗蛇毒血清。如阳性需先权衡中毒的危险和发生过敏反应风险。对于严重中毒的患者，在静脉注射抗蛇毒血清的同时使用 250mg 的甲泼尼龙，并提前做好处理过敏的预案（见第 18 章）。

② 世界上尚无统一的抗蛇毒血清使用标准，其用法存在着争议。

③ 0 级或 I 级的颊窝毒蛇咬伤无须注射抗蛇毒血清。

④ Ⅱ～Ⅳ级中毒患者需注射抗蛇毒血清。皮试剂量：0.2～0.5ml，静脉注入 5min 以上；如无异常反应发生，将剩余剂量在 30min～2h 内注入。根据严重程度和病变发展速度的个体化剂量：Ⅱ级，最多 5 瓶；Ⅲ级，5～15 瓶；Ⅳ级，15～20 瓶。

⑤ 注射抗毒血清 3～5h 内留观患者，如疼痛持续存在或肿胀加重，可每 1～2 小时加用 1 瓶。

(6) 对于严重中毒患者，发生筋膜内压增高后行筋膜切开减张术仍存在争议，建议在筋膜内压＞30mmHg 时可考虑施行。如发生严重水肿，需向外科医师咨询手术相关事宜。

(7) 是否应当常规使用抗生素存在争议，这一定程度上取决于当地感染发生率的高低。

2. 珊瑚蛇

(1) 目前市面上已有东方珊瑚蛇的抗毒血清，对于所有此类蛇咬伤，即便是在尚无明显症状出现之前均应注射。使用方法为将 3～6 瓶溶于 300～500ml 的生理盐水中进行滴注。

(2) 尚无针对亚马孙珊瑚蛇的抗毒血清。

(3) 如出现复视或吞咽困难等延髓性麻痹体征，需进行气管插管。

(4) 必要时呼吸机辅助呼吸，因为抗蛇毒血清可能无法完全逆转呼吸抑制情况。

九、蜘蛛咬伤

被咬伤后需要就医的蜘蛛种类包括寡妇蜘蛛、假寡妇蜘蛛（分布在世界各地）、隐士蜘蛛（多分布在北美和南美洲）、澳大利亚漏斗网蜘蛛（澳大利亚东海岸）及巴西游走蛛（巴西）。

（一）黑寡妇蜘蛛

黑寡妇蜘蛛是寇蛛属中的一员，在美国各地均有分布。雌蛛较雄性个体更大，毒力更强。呈黑色或褐色，腹部有典型的沙漏样红色斑纹。

1. 病理生理学

黑寡妇蜘蛛毒液毒性非常强，主要作用机制是增加肾上腺素能突触末端的儿茶酚胺释放和影响运动神经末梢乙酰胆碱的清除。

2. 易感人群

下列人群被咬伤后有非常高的死亡率。

(1)＜16 岁或＞65 岁。

(2) 高血压或心血管疾病患者（毒液注入后可能造成心力衰竭、脑血管意外或心肌梗死）。

3. 不同严重程度的临床表现

(1) 轻微：局限于咬伤处的疼痛，生命体征平稳。

(2) 中度：咬伤部位出汗、汗毛耸立，躯干大肌群的绞痛，生命体征平稳。

(3) 重度（又称毒蛛中毒）：咬伤远隔部位出汗；躯干大肌群强烈而广泛的绞痛；高血压、心动过速；并常可出现头痛、恶心和呕吐。

4. 需要牢记的要点

(1) 咬伤局部疼痛可能较轻微，但相应肢体可出现严重疼痛。咬伤后20～60min 还可出现淋巴结疼痛、红斑、水肿和汗毛耸立。

(2) 背部、大腿、腹部和胸部肌肉收缩性绞痛，腹肌紧张，发生强直性收缩及震颤。

(3) 可能出现躁动、乏力、疲惫、尿潴留、出汗、**流涎**、恶心、呕吐、阴茎异常勃起、高血压。

(4) 需与急腹症进行鉴别：此病存在腹肌紧张，但压痛轻微且无反跳痛。

5. 并发症

(1) 高血压危象。

(2) 肌肉麻痹和呼吸停止（尤其对于儿童）。

(3) 严重的中毒可能发生休克和（或）昏迷。

6. 治疗

(1) 伤口清洁后，进行冷敷（而非冰敷）。

(2) 缓解肌肉痉挛，可使用地西泮（5～10mg 根据需要每 3 小时可重复静脉推注）和美索巴莫（1000mg，按低于 100mg/min 的速度静脉推注，而后可加用1000mg 静脉滴注）。

(3) 使用 10% 葡萄糖酸钙（1～2ml/kg，最大量 10ml，不少于 20min 静脉推注）也有助于缓解肌肉痉挛，但效果较短暂，仅持续＜30min。

(4) 降压治疗（见第 3 章）。

(5) 抗毒血清。

① 对于＜16 岁或＞65 岁的出现相应症状的患者，或既往有高血压、心血管疾病的患者，或出现呼吸窘迫、血压明显升高的患者，或经过前述治疗仍有严重的持续的肌肉症状的患者，均建议使用抗毒血清。

② 在使用抗毒血清之前，做马血清高敏反应皮试（抗毒血清包含此成分）。

③ 将 1 瓶抗毒血清用 50ml 生理盐水稀释，15～30min 内注射完毕。仅对严重的患者可额外加用 1 瓶。

7. 预后

(1) 经治疗后预后通常较好，极少发生死亡。

(2) 使用抗毒血清后有 0.5% 的概率出现过敏反应，约 2% 的概率发生血清病。

（二）褐色隐士蜘蛛

褐色隐士蜘蛛是平甲蛛属的一种，在美国南部广泛分布。呈棕褐色或褐色，在头胸部的背侧有小提琴样的花纹。

1. 病理生理学

毒液中含有多种酶，包括透明质酸酶、蛋白酶、胶原酶、鞘磷脂酶 D，可造成皮肤坏死和溶血反应。

2. 易感人群

大部分严重的中毒发生于儿童。

3. 临床表现

(1) 局部疼痛和烧灼感，咬伤部位出现水疱，数小时或数日后发生坏死。

(2) 全身症状和体征：发热、冷战、皮肤瘀点、恶心、呕吐及乏力。

(3) 严重者发生溶血反应、弥散性血管内凝血、血小板减少症、黄疸或休克。

4. 并发症

(1) 严重的溶血反应可能导致死亡。

(2) 血红蛋白尿或肌红蛋白尿可能造成肾衰竭。

5. 治疗

(1) 在美国尚无已上市的该类蛛毒抗毒血清。

(2) 最初可使用生理盐水静脉注射。

(3) 检查全血细胞计数、血小板计数、电解质、尿素氮、血肌酐、凝血酶原时间、部分凝血活酶时间及尿常规。

(4) 清洁创面，必要时预防性注射破伤风。伤口禁止冷疗或切开。

(5) 有人建议使用氨苯砜进行治疗（50～200mg/d），该药是一种白细胞抑制药，可缓解疼痛，减轻红斑和硬结。禁止用于儿童患者。

(6) 可向外科医师就创面处理进行咨询。

十、常用基础知识和公式

（一）温度

对于病情严重的患者，常需要进行温度换算，主要涉及摄氏温度（℃）和华氏温度（℉）的换算。

$$℃ 至 ℉$$
$$℉ = （℃ \times 9/5）+ 32$$
$$℉ 至 ℃$$
$$℃ = （℉ -32）\times 5/9$$

偶尔也会用到开尔文 (K) 温度，主要在气体定律计算中使用。

$$K 至 ℃$$
$$K = ℃ + 273$$

（二）湿度

相对湿度（RH）这一概念通常用于湿度计测量，并不需要提取和测量空气样品的具体水汽含量。

$$相对湿度 = \frac{单位体积空气内实际所含的水汽含量 (mg/L 或 mmHg）}{同温度下饱和水汽含量（mg/L 或 mmHg）} = \%$$

湿度饱和差（HD）代表了体温下最大湿度。

$$湿度饱和差 = 最大水汽容量 - 实际含水量 = mg/L$$

最大水汽容量是体温下肺泡内空气中能容纳的最大含水量（也叫绝对湿度），实际含水量指呼出气体中的含水量。

饱和气体中的水汽容量见表 5-7。

表 5-7　在 0 ～ 43℃饱和气体中的水汽容量

气体温度（℃）	水含量（mg/L）	水蒸气压强（mmHg）
0	4.9	4.6
5	6.8	6.6
10	9.4	9.3
17	14.5	14.6
18	15.4	15.6
19	16.3	16.5
20	17.3	17.5
21	18.4	18.7
22	19.4	19.8
23	20.6	21.1
24	21.8	22.4
25	23.1	23.8
26	24.4	25.2
27	25.8	26.7
28	27.2	28.3
29	28.8	30.0
30	30.4	31.8
31	32.0	33.7
32	33.8	35.7
33	35.6	37.7
34	37.6	39.9
35	39.6	42.2

（续表）

气体温度（℃）	水含量（mg/L）	水蒸气压强（mmHg）
36	41.7	44.6
37	43.9	47.0
38	46.2	49.8
39	48.6	52.5
40	51.1	55.4
41	53.7	58.4
42	56.5	61.6

（三）压强

压强定义为单位面积上的力，可通过多种方式进行测量，其中一种方式是以液体柱的高度进行表示。例如在水银压力计中使用毫米汞柱（mmHg）或厘米水柱（cmH_2O）进行计量。

厘米水柱向毫米水柱的换算如下。

$$cmH_2O \times 0.735 = mmHg$$

毫米水柱向厘米水柱的换算如下。

$$mmHg \times 1.36 = cmH_2O$$

临床中还偶尔使用磅每平方英寸（psi）向毫米汞柱的换算如下。

$$Psi \times 51.7 = mmHg$$

其他与压强相关的公式／事项如下。

$$总压强 = P_1 + P_2 + P_3（道尔顿分压定律）$$

$$1 个大气压 = 760mmHg$$

$$= 29.921inHg$$

$$= 33.93ftH_2O$$

$$= 1034cmH_2O$$

$$= 1034gm/cm^2$$

$$= 14.7lb/in^2$$

在病情严重的患者中可能用到的压强／体积关系公式还包括如下。

$$体积_{BTPS} = 体积_{ATPS} \times 系数$$

体积 $_{BTPS}$ 指在体温（37℃）和环境气压条件下被水饱和的气体体积（BTPS=身体温度和饱和压力）；体积 $_{ATPS}$ 指在周围环境温度和气压条件下被水饱和的气体体积（ATPS= 环境温度和饱和压力）；系数指从气体体积从 ATPS 条件下向 BTPS 条件下转换的系数。

$$转换系数 = \frac{P_B - P_{H_2O}}{P_B - 47} \times \frac{310}{(273 + ℃)}$$

表 5-8 列举了从 ATPS 向 BTPS 转换时的系数。

表 5-8 气体体积从 ATPS 条件下向 BTPS 条件下转换的系数

气体温度（℃）	向 37℃饱和状态下转换的系数	水气压强（mmHg）
18	1.112	15.6
19	1.107	16.5
20	1.102	17.5
21	1.096	18.7
22	1.091	19.8
23	1.085	21.1
24	1.080	22.4
25	1.075	23.8
26	1.068	25.2
27	1.063	26.7
28	1.057	28.3
29	1.051	30.0
30	1.045	31.8
31	1.039	33.7
32	1.032	35.7
33	1.026	37.7
34	1.020	39.9
35	1.014	42.2
36	1.007	44.6

（续表）

气体温度（℃）	向 37℃饱和状态下转换的系数	水气压强（mmHg）
37	1.000	47.0
38	0.993	49.8
39	0.986	52.5
40	0.979	55.4
41	0.971	58.4
42	0.964	61.6

ATPS. 环境温度和饱和压力；BTPS. 身体温度和饱和压力

（四）海拔

海拔高度变化时，随着空气密度不同，气压相应地发生变化（表 5-9）。

表 5-9　随海拔高度变化的空气密度 *

海拔（英尺）	标准温度（℃）	恒定温度下密度比	标准温度下密度比
0	15.00	1.0000	1.0000
5000	5.09	0.8320	0.8617
10 000	−4.81	0.6877	0.7385
15 000	−14.72	0.5643	0.6292

*. 假设气温恒定条件下

（刘晓彬　尹　希　译）

第6章 胃肠道疾病
Gastrointestinal Disorders

一、消化道出血

（一）分类

1. 上消化道出血：位于 Treitz 韧带上方的出血。

2. 下消化道出血：位于 Treitz 韧带下方的出血。

（二）病因

需要进入 ICU 的急性消化道出血的常见病因见表 6-1，其中最常见的是胃与十二指肠的应激性溃疡。

（三）诊断

1. 病史

对于急性消化道出血的危重病患者，虽然病史和体格检查可能受到临床情况的限制，但以下几点仍需询问。

(1) 呕血或黑便史。

(2) 发病时间。

(3) 出血量。

(4) 颜色和性状。

(5) 药物或酗酒史，如非甾体抗炎药、泼尼松、华法林、直接口服抗凝血药。

(6) 既往史，如肝硬化、消化性溃疡、炎症性肠病等。

表 6-1 急性消化道出血的病因

上消化道	下消化道
食管 • 黏膜撕裂 • 食管破裂 • 食管炎 • 肿瘤 • 静脉曲张	**小肠** • 动静脉畸形 • 炎症性肠病缺血 • 梅克尔憩室 • 肿瘤
胃 • 动静脉畸形 • 胃炎（任何病因） • 肿瘤 • 消化性溃疡 • 应激性溃疡	**大肠** • 憩室病 • 痔疮 • 炎症性肠病感染 • 局部缺血 • 肿瘤
十二指肠 • 动静脉畸形 • 肿瘤（罕见） • 消化性溃疡	

2. 体格检查

急性消化道出血的确切原因，除了慢性肝病、遗传性出血性毛细血管扩张症或痔疮以外，通常不能仅通过体格检查明确。

(1) 一般情况：从无急性表现到低血容量性休克有所不同。

(2) 生命体征：心动过速和体位性低血压。如果患者由平卧位改为直立位时，心率增加 10～20 次 / 分，血压下降超过 20mmHg，通常表明患者有明显的、急性的容量丢失。

(3) 低血容量的其他体征：精神状态改变和尿量减少。

(4) 其他相关体征：瘀点、黄疸、肝大、脾大。

(5) 直肠：检查是否存在痔疮、肛裂等。即使患者有上消化道出血，也要检查大便是否有血。

3. 鼻胃管留置

急性消化道出血患者应考虑留置鼻胃管。鼻胃管的主要优点和缺点如下（表 6-2）。

165

表 6–2　鼻胃管在急性消化道出血中应用的优缺点

优　点	缺　点
• 记录是否有出血 • 监测出血率 • 洗胃和胃减压	• 患者不适 • 刺激食管和（或）胃黏膜 • 鼻窦炎的发病率增加 • 食管或胃部穿孔

4. 实验室检查

所有因消化道出血入住 ICU 的患者均应进行以下实验室检查（表 6–3）。

表 6–3　消化道出血的初步实验室检查

- 全血细胞计数（血红蛋白 / 红细胞压积每 4 小时复查 1 次，直到患者病情稳定或出血得到控制）
- 尿素氮、肌酐和电解质
- 凝血酶原时间、部分凝血活酶时间
- 交叉配血，准备 2～8 单位浓缩红细胞和新鲜冰冻血浆
- 其他检验则根据疑似或已知的基础疾病进行（如肝功能、肌酸激酶等）。

5. 内镜检查

内镜检查适用于绝大多数因消化道出血而需要 ICU 收治的患者。当患者鼻胃管中有血引出或明显呕血时，需要胃十二指肠镜检查。

(1) 如果怀疑下消化道出血，选择结肠镜检查。

(2) 有时候需要特殊的内镜检查，如无线视频胶囊内镜、推进式肠镜、双气囊肠镜。

6. 影像学检查

行胸部和腹部 X 线检查以寻找穿孔或梗阻的证据，并可能提示缺血性改变。

增强影像学检查诊断率低，而且对危重患者可能有危险，也可能干扰其他诊断性检查，如内镜检查、血管造影术。在评估急性消化道出血时，可能需要一些特殊的检查，这些检查包括以下 2 种。

(1) 选择性血管造影：可作为诊断和治疗工具，如栓塞治疗，手术时出血速率≥0.5ml/min 可以诊断。

(2) 放射性核素扫描：在检测出血速率较低的病变方面比较敏感。

（四）ICU 初始治疗

1. 与任何危重患者一样，急性消化道出血的治疗从评估气道、呼吸和循环开始，在患者出现意识模糊或明显休克时，建议采用保护性气管插管，防止误吸。

2. 至少留置 2 根大口径的静脉导管。

3. 输注血液、血浆和（或）生理盐水扩容，以维持平均动脉压≥65mmHg。

4. 之前一些学者建议所有消化道出血和胃灌洗的患者放置鼻胃管，直到引流液恢复清亮为止，但是目前认为这种做法只有在不能进行紧急内镜检查的情况下才有用。

5. 纠正已存在的凝血功能障碍，如输注新鲜冷冻血浆、维生素 K 等。

质子泵抑制药的应用有持续静脉注射和静脉推注 2 种方式。首先静脉推注大剂量埃索美拉唑 80mg 或泮托拉唑 80mg，然后持续静脉注射埃索美拉唑每 24 小时 20～40mg 或泮托拉唑 8mg/h。

6. 内镜和（或）血管造影证实出血部位有利于指导进一步的治疗，如热凝固治疗、注射治疗、纤维蛋白胶注射治疗、内镜下止血夹钳夹治疗、外科手术治疗。以上治疗应在证实出血部位后 12h 内完成。

（五）具体治疗

1. 静脉曲张出血

(1) 生长抑素类似物：生长抑素抑制胰高血糖素等血管扩张激素的释放，间接引起内脏血管收缩和门静脉血流减少。

① 奥曲肽是长效生长抑素类似物。

② 给药方式：首先给予 25～50μg 静脉推注，然后给予 25～50μg/h 持续静脉注射。

(2) 预防性抗生素治疗：肝硬化上消化道出血患者因感染发生率高，应给予抗生素治疗。

(3) 气囊压迫治疗：只是应急措施，应该有其他的干预计划。

(4) 内镜下静脉曲张结扎术：疗效好，并发症少。

(5) 硬化剂治疗：可以作为静脉曲张内镜治疗的补充选择。

(6) 食管支架：在出血部位放置支架是一种新技术，这种新技术有希望用于顽固性出血病例的治疗。

(7) 内镜治疗失败：有 10%～20% 的患者治疗后发生再出血。在多次治疗后出血仍未停止或内镜治疗后持续出血的情况下，应考虑以下治疗方法：①经颈静脉肝内门体静脉分流术；②急诊外科分流手术；③溃疡和糜烂性病变出血：对于有活动性出血 / 渗血或可见血管的患者，应考虑给予内镜下注射治疗、止血夹钳夹治疗、热凝固或纤维蛋白胶注射治疗。内镜下治疗后继续静脉注射质子泵抑制药 72h。

2. 外科干预措施

(1) 介入性血管造影术：由于风险低、侵入性小而作为首选。

(2) 外科手术：如果介入性血管造影术不可用或失败，可选择手术治疗。

3. 活动性下消化道出血

(1) 如果结肠镜可以到达病变，可以尝试局部治疗，如激光凝固治疗。

(2) 如果上述治疗方法失败，需要行动脉栓塞治疗。

(3) 所有活动期下消化道出血的患者都应接受外科会诊，以准备需要紧急外科手术。

二、急性肠系膜缺血性疾病

（一）定义

急性肠系膜缺血性疾病（AMI）是指肠内血流量的急性减少导致灌注不足。急性肠系膜缺血性疾病可能是全身灌注不良的反映，也可能是局部病理改变的结果。

（二）流行病学

在过去的几十年中，急性肠系膜缺血性疾病的发病率呈上升趋势。发病率的上升可能是由于医疗技术的进步和新的治疗方法延长了易患急性肠系膜缺血性疾病的危重患者（如老年人）的生命。急性肠系膜缺血性疾病的死亡率为55%～100%。

（三）病因

1. 血管闭塞

(1) 导致肠系膜床狭窄。

(2) 任何来源的全身性栓子（如心内膜炎）。

(3) 血管炎。

(4) 高凝状态。

2. 非闭塞性因素

内脏血管收缩：①血容量减少；②低血压；③低心输出量；④使用血管收缩剂。

（四）危险因素

表 6-4 描述了急性肠系膜缺血性疾病最常见的危险因素。

表 6-4　急性肠系膜缺血性疾病常见的危险因素

- 年龄≥50 岁
- 动脉粥样硬化性心脏病
- 充血性心力衰竭
- 近期心肌梗死
- 心脏瓣膜病

（五）诊断

1. 病史及体格检查

根据我们的经验，严重腹痛的经典主诉与体格检查结果是成比例的。如果出现腹膜炎体征（如反跳痛），很可能已经发生了肠缺血坏死。原位急性肠系膜缺血性疾病患者可以出现腹胀、呕吐和其他肠梗阻症状，也可能发生下消化道出血。

2. 实验室检查

(1) 75% 的患者有白细胞增多。

(2) 代谢性酸中毒。

(3) 淀粉酶、肌酸激酶（梗死后 6～12h）、乳酸和磷酸盐均可增高。

3. 影像学检查

在患者充分复苏（包括急性充血性心力衰竭缓解、低血压纠正、低血容量纠正、心律失常控制）后，应立即实施影像学检查。

(1) 腹部 X 线平片。

① 用于排除其他原因引起的腹痛（如机械性梗阻、穿孔）。

② 70% 的患者至少有以下一种表现。

- 肠梗阻。
- 腹水。
- 小肠扩张。
- 小肠襻分离。
- 环状皱襞增厚。
- 指压征。

进一步的腹部影像学检查可以考虑使用计算机断层扫描（CT）或磁共振（MRI）。CT 扫描由于成本低和实用性好所以作为首选，但 CT 扫描应在未口服造影剂的情况下进行，MRI 敏感性较低。

(2) 多普勒超声检查：超声可用于识别血管闭塞，然而，由于肠襻的存在，成像可能会受到限制。

(3) 剖腹探查手术：有腹膜炎或穿孔迹象的患者应进行剖腹探查手术。

（六）治疗

1. 支持治疗

应监测气道、呼吸和循环，同时进行血流动力学支持，以最大限度地提高心输出量、增加氧输送、改善容量状态。

2. 抗凝

发现后即应开始抗凝治疗，以防止血栓形成。

3. 侵入性治疗

动脉取栓术、动脉搭桥术、动脉支架植入术、动脉或静脉溶栓术和动脉内血管扩张剂注射。

三、暴发性肝衰竭和肝性脑病

（一）定义

1. 急性暴发性肝衰竭

急性暴发性肝衰竭（FHF）：发生在肝细胞功能障碍引起的症状出现后 8 周内，伴随肝性脑病发展的一种急性肝衰竭。这一定义是针对既往无肝脏疾病的患者。

2. 肝性脑病

肝性脑病（HE）是一种由肝功能异常引起的复杂的神经精神综合征。该综合征是急性和（或）慢性肝细胞衰竭的一个特征。

（二）病因

急性暴发性肝衰竭和肝性脑病的常见病因见表 6-5。

表 6-5　急性肝衰竭的病因

- 病毒性肝炎（如甲型、乙型、丙型肝炎）
- 药物或毒素
  - 对乙酰氨基酚
  - 急性酒精中毒
  - 四氯化碳
  - 氟烷
  - 异烟肼
  - 单胺氧化酶抑制药
  - 毒蕈中毒
- 妊娠期急性脂肪肝
- 任何病因引起的休克
- 肝脏大量浸润（如白血病）
- 慢性肝衰竭失代偿

（三）诊断

1. 病史

应从家属处获得详细的病史，需要询问以下几点：①既往肝脏疾病史；②药物或酗酒病史；③毒素暴露或摄入病史。

2. 体格检查

体格检查从无急性表现患者到明显休克患者，有所不同。

(1) 生命体征：心动过速、低血压。

(2) 相关症状：瘀点、黄疸、肝大、脾大。

(3) 肝性脑病的开始可能是思维混乱、定向障碍和行为改变，可能迅速发展为昏迷（表 6-6）。

表 6-6　肝性脑病临床分期

分　期	神经系统发现
I	思维混乱，轻度性格改变，行为改变
II	倦怠至嗜睡
III	昏睡，可唤醒
IV	昏迷

3. 实验室和放射学评估

所有肝性脑病和（或）急性暴发性肝衰竭的患者都应进行以下检查。

(1) 胸部 X 线、腹部 X 线。

(2) 血糖检查可能显示低血糖。

(3) 血清胆红素＞393.3μmol/L 是预测死亡的最佳指标。

(4) AST 和 ALT 对预后预测价值不大，因为随着患者病情的恶化，它们的水平反而会下降。

(5) 血清白蛋白降低反映预后不良。

(6) 血清电解质。

(7) 全血细胞计数。

(8) 头部 CT 检查以排除结构性病变，如脑出血。

(9) 如果怀疑为脑膜炎，需要进行腰椎穿刺。

(10) 如果急性暴发性肝衰竭的病因不明，需要进行以下检查。

① 对乙酰氨基酚水平。

② 肝炎检查。

• 甲型病毒性肝炎通过检测患者血清中的 HAV-IgM 诊断。

- 乙型病毒性肝炎通过检测患者血清中 HBsAg、Anti-HBc-IgM 诊断。
- 丙型病毒性肝炎通过检测血清中抗 –HCV 诊断。
- 丁型病毒性肝炎是在乙型病毒性肝炎患者中，检测抗 –HDV 阳性可诊断。

③ 碱性磷酸酶。

④ 淀粉酶。

(11) 血氨水平。

(12) 脑电图（EEG）用于评估肝性脑病患者的临床反应和预后。

（四）并发症

当肝脏严重衰竭时，所有器官系统均会受到一定程度的影响。

1. 中枢神经系统：肝性脑病、脑水肿。

2. 心血管系统：心律失常（特别是急性暴发性肝衰竭晚期患者）、低血压。

3. 呼吸系统：低氧血症进展为 ARDS。

4. 肾脏系统：急性暴发性肝衰竭患者并发肾衰竭者预后较差。

(1) 在大多数情况下，肾衰竭与肾前性因素有关。

(2) 肝肾综合征是一个排除性诊断，出现肝肾综合征时，尿沉渣检查正常，尿钠浓度＜20mmol/L，肝功能改善时症状缓解。

5. 血液系统：血小板减少、凝血因子减少伴有严重出血。

6. 感染：急性暴发性肝衰竭患者对感染的易感性增加。

7. 代谢障碍：低血糖、代谢性酸中毒、低钾血症、低钠血症。

（五）治疗

1. 支持性疗法。

(1) 与任何危重患者一样，急性暴发性肝衰竭患者治疗从评估气道、呼吸和循环开始。

(2) 气管插管和辅助机械通气的一般适应证均适用于这些患者。

2. 使用糖皮质激素治疗尚未证明能提高急性暴发性肝衰竭患者生存率。

营养：如患者能耐受经口进食或肠内喂养，并能满足机体代谢需要，应开展经口进食或肠内喂养，避免蛋白质摄入的严格限制。如果不能满足机体代谢需要，应考虑肠外营养。鼻胃管可增加颅内压。

急性暴发性肝衰竭相关脑水肿的治疗与非肝病性脑水肿治疗没有区别（见第

9 章）。近年来，对这些患者使用低温治疗的重视程度令人鼓舞。

3. 出血预防：INR 检测可能不准确，可以使用纤维蛋白原等标志物。不建议对出血进行预防性治疗。

4. N-乙酰半胱氨酸对对乙酰氨基酚中毒导致的肝衰竭是有用的，对其他形式的肝衰竭可能也有益处。研究数据显示，接受 N-乙酰半胱氨酸治疗的急性暴发性肝衰竭患者的血流动力学有所改善。

5. 对于一些没有肝移植禁忌证的患者，在一些专门的移植中心，肝移植可供选择。

6. 人工肝：一些专业中心目前正在探索这种治疗方法。

7. 临床上已尝试使用过一些刺激氨代谢的药物，如门鸟氨酸 – 天冬氨酸、苯甲酸钠。

四、胰腺炎

（一）定义

急性胰腺炎是胰腺的炎症过程，其临床严重程度从自限性到致命性不等，约 10% 的病例伴有多器官功能衰竭。

（二）病因

胰腺炎最常见的病因是如下。

1. 酗酒。

2. 胆结石。

3. 高脂血症。

4. 外伤：钝性或穿透性损伤。

5. 感染：流行性腮腺炎、支原体感染。

6. 低灌注状态：休克、体外循环。

7. 高钙血症。

8. 药物：磺胺类药、利尿药。

（三）诊断

1. 病史

95% 的急性胰腺炎患者有腹痛，其中 50% 的患者有上腹部不适向背部放射，也有恶心和呕吐症状。

2. 体格检查

根据病情的严重程度，患者可能表现为血流动力学稳定，也可能表现为明显的休克。也会出现以下情况。

(1) 腹部胀痛。

(2) 肠梗阻。

(3) 低热（如体温＞39℃，应考虑是否有胆管炎、腹膜炎或胰腺脓肿）。

(4) 轻度黄疸。

(5) 腹水。

(6) 胸腔积液。

3. 实验室检查

(1) 全血细胞计数：白细胞明显的增高。并发 DIC 的病例可能出现血小板减少。

(2) 血淀粉酶：起初升高，但如果胰腺广泛坏死，2～3 天后可能降低。在食管穿孔、胃穿孔、肠穿孔、妇科疾病、肾衰竭、严重烧伤、糖尿病酮症酸中毒（DKA）、唾液腺疾病和巨淀粉酶血症，可能发生假阳性结果。

(3) 脂肪酶：脂肪酶增高持续时间比淀粉酶增高持续时间更长。然而，如果胰腺出现广泛坏死，脂肪酶可能正常。

(4) 血清钙通常较低，当血清钙水平＜2mmol/L 时，预后较差。

(5) 通常会出现其他电解质紊乱和高血糖症。

(6) 可能出现代谢性酸中毒。

(7) C 反应蛋白（CRP）通常升高。

(8) 尿常规检查可显示蛋白尿、糖尿，25% 的患者尿常规检查可见管型。

4. 影像学检查

每个疑似急性胰腺炎的患者都应该行胸部 X 线检查以排除膈下游离气体、胸腔积液等，同时行腹部 X 线检查以明确是否有机械性肠梗阻、非机械性的肠梗阻、胆结石、胰腺炎晕环征或结肠"截断"征。此外，当诊断仍有疑问时，特别是病情较重的患者，可进行以下检查。

(1) 对于水肿性胰腺炎或怀疑为胆源性胰腺炎的患者，可选择超声检查，超声检查也可用于胰腺及周围组织炎症或脓肿的随访。但是，对于肥胖患者和中重度肠梗阻的患者，超声检查不能准确评估病情。

(2) CT 是评估腹膜后病变最有效的工具。它在急性胰腺炎中的应用主要是随访重要并发症，如胰腺及周围组织炎症、脓肿和假性囊肿。

- Balthazar CT 评分系统是第一个，且目前仍在使用的评分系统。该评分系统分为 5 级：A 级（正常）、B 级（胰腺肿大）、C 级（胰腺及周围组织炎症）、D 级（单发胰周积液）、E 级［2 个或 2 个以上部位的胰周积液和（或）空气积聚］。D 级和 E 级的发病率为 54%，死亡率为 14%（表 6-7）。

表 6-7　急性胰腺炎评分（Balthazar 评分）

分　级	评　分
A＝胰腺正常	0
B＝单纯胰腺肿大	1
C＝局限于胰腺和胰周炎症	2
D＝单发胰周积液	3
E＝2 个或 2 个以上部位的胰周积液	4

- 通过将急性胰腺炎评分（Balthazar 评分）和胰腺坏死分级评分相加，得到急性胰腺炎的 CT 严重度指数。胰腺坏死分级：1 级（坏死<30%）、2 级（坏死 30%～50%）、3 级（坏死>50%）（表 6-8）。

表 6-8　胰腺坏死程度评分

胰腺坏死程度	评　分
没有坏死	0
1/3 的胰腺坏死（30%）	2
1/2 的胰腺坏死（50%）	4
大于一半的胰腺坏死（>50%）	6

（四）治疗

1. 液体复苏：通常以 5～10ml/（kg·h）的速度开始静脉注射等渗晶体液。对于严重血容量不足的患者，可在开始 30min 内以 20ml/kg 的速度补液，然后以 3ml/（kg·h）的速度补液，持续 8～12h。

2. 疼痛控制：通常需要静脉使用阿片类药物治疗。可以使用患者自控镇痛泵。

3. 监测：氧饱和度、电解质、尿量、血糖、腹内压。

4. 营养：轻症胰腺炎患者可在发病 24h 后开始进食软食。重症胰腺炎需要鼻空肠营养而非肠外营养。如果无法进行鼻空肠营养，可给予肠外营养。

5. 与任何危重症患者一样，急性胰腺炎的治疗从评估气道、呼吸和循环开始。

6. 充分水化。

7. 调整基础疾病。

（五）并发症

急性胰腺炎常见的并发症见表 6-9。

表 6-9　急性胰腺炎的并发症

- 有效循环血容量不足
  - 肾前性氮质血症
  - 休克
- 急性呼吸窘迫综合征（发病后 3～7 天）
- 心功能不全
- 胰腺脓肿
- 胰腺假性囊肿
- 慢性胰腺炎
- 永久性糖尿病
- 多器官功能衰竭

1. 发热＞39℃，白细胞计数＞20×10^9/L 的患者应查腹部 CT 评估是否存在胰腺脓肿。如果有任何积液，应在 CT 引导下行细针抽吸，并进行革兰染色和病原菌培养。

2. 如果怀疑有胰腺脓肿，应使用广谱抗生素，并请外科急会诊。

3. 一些作者主张对坏死性胰腺炎患者行坏死组织切除。

（六）预后

1. 在评估胰腺炎的严重程度和预后方面，使用过几种分类，其中最常用的是 Ranson 评分（最初用于酒精性胰腺炎患者）。

(1) 必须满足以下 3 个或 3 个以上的标准。

① 年龄＞55 岁。

② 白细胞计数＞16×10^9/L。

③ 血糖＞11.1mmol/L。

④ 碱剩余＞4mmol/L。

⑤ 乳酸脱氢酶（LDH）＞350U/L。

⑥ 血清谷氨酸丙酮酸转氨酶（SGPT）＞250U/L。

(2) 48h 内出现以下情况表明预后恶化。

① 血细胞比积下降＞10%。

② 血清尿素氮（BUN）升高＞1.79mmol/L（5mg/dl）。

③ 动脉血氧分压（PaO_2）＜60mmHg。

④ 血钙＜2mmol/L（8mg/dl）。

⑤ 液体潴留＞6L。

(3) 死亡率与现行标准的数量相关。

① 0～2 项标准，死亡率为 1%。

② 3～4 项标准，死亡率为 16%。

③ 5～6 项标准，死亡率为 40%。

④ 7～8 项标准，死亡率为 100%。

2. 重症监护管理和及时的外科会诊降低了急性胰腺炎的死亡率。

五、常用基础知识和公式

（一）肠道转运

24h 正常的肠液和电解质转运见表 6-10。

表 6–10　24h 正常肠液和电解质转运表

部　位	收到液体（L）	吸收量（L）	电解液吸收		
			Na$^+$	K$^+$	Cl$^-$
十二指肠	9.0	4.0	被动	被动	被动
空肠					
回肠	5.0	3.5	主动	被动	被动
结肠	1.5	1.35	主动	被动	主动

（二）粪便渗透压差公式

作为腹泻患者诊断的一部分，粪便渗透压差（SOG）通常使用以下公式计算。

$$SOG = 粪便渗透压 - 2 \times （粪便 Na^+ + 粪便 K^+）$$

正常粪便渗透压<290mOsm/L。如果 SOG>100mOsm/L，则提示渗透性腹泻。

（三）肝脏的分级

门静脉高压 Child 分级通常用于危重患者（表 6–11）。

表 6–11　门静脉高压 Child 分级

分　类	A	B	C
血清胆红素［μmol/L（mg/dl）］	<34.2（2）	34.2～51.3（2～3）	>51.3（3）
血清白蛋白（g/L）	>35	30～35	<30
腹水	无	少，易控制	顽固
肝性脑病	无	轻，谵妄	重度，昏迷
营养	正常	欠佳	恶病质

（王学斌　译）

第 7 章 血液系统疾病
Hematologic Disorders

一、贫血

（一）定义

贫血被定义为循环红细胞（RBC）容量的绝对减少。

（二）病因

1. 红细胞生成减少

(1) 造血原料缺乏（如铁、维生素 B_{12}、叶酸等）。

(2) 骨髓衰竭。

2. 红细胞破坏或丢失增加

(1) 溶血。

(2) 出血。

（三）诊断

对入住 ICU 时即存在贫血的患者和在 ICU 住院期间发生贫血的患者，ICU 医师应采用不同的治疗方法。

1. 入院时存在贫血的患者

(1) 贫血的症状取决于贫血的严重程度、发展速度、心肺功能和基础疾病。

(2) 血红蛋白＜7g/dl 通常代表严重贫血，患者会表现为劳累时呼吸困难、头晕、心绞痛和（或）疲劳。

(3) 血红蛋白＜7g/dl 但无症状的患者，提示逐渐发病。

2. 病史

询问以前的血液学检查结果、家族史和种族史（如镰状细胞、地中海贫血）、脾切除术史、胃切除术史、出血史、早期胆石症病史、药物史、吸毒史、酗酒史和饮食习惯。

3. 体格检查

(1) 一般表现：营养状况、特殊缺陷和慢性病的证据。

(2) 生命体征：心动过速、体位性低血压、低灌注表现（意识障碍、尿量减少）、瘀点、紫癜。

(3) 相关表现：黄疸、舌炎（如贫血、缺铁等）、神志异常（如维生素 B_{12}、叶酸缺乏等）、淋巴结肿大、肝大、脾大（如溶血、肿瘤、感染等）；心脏听诊有无杂音，是否有人工瓣膜（可导致红细胞破坏增加）；直肠检查粪便是否有血。

4. 实验室检查

除需要紧急输血的患者外，通常应先对患者完成实验室检查并明确诊断。输血前一般应完成红细胞参数、外周血涂片、铁、叶酸和维生素 B_{12} 水平检测。

(1) 血红蛋白和血细胞比容（Hct）可估计红细胞容量和贫血的严重程度，应对可能存在活动性出血的患者进行连续评估。急性失血不会立即影响到 Hct 的结果。

(2) 红细胞平均体积（MCV）是评价红细胞平均大小的指标。根据 MCV 对贫血进行分类有助于鉴别诊断。必须进行血涂片检查以确定是否存在多细胞群。

① 低 MCV（<80）：常见于铁缺乏、地中海贫血、缺铁性贫血、其他血红蛋白病和慢性贫血。

② 高 MCV（<100）：巨幼细胞性贫血、肝病、酒精中毒、药物（如甲氨蝶呤、AZT）和骨髓增生异常综合征。

③ 正常 MCV：急性失血、溶血性贫血、垂体或甲状腺功能衰竭、再生障碍性贫血、骨髓增生、慢性贫血。

(3) 网织红细胞计数在贫血患者的评估中也很重要。它反映了骨髓产生红细胞的速率。根据网织红细胞计数，贫血可分为：①网织红细胞计数高时红细胞破坏增加（如出血、溶血）；②网织红细胞计数很低反映红细胞生成减少（如缺铁、慢性贫血）。

5. 出血问题

出血是 ICU 住院期间发生贫血的患者的最常见原因。通常出血部位见于胃肠道、静脉穿刺部位、支气管、泌尿生殖系和腹膜后。ICU 中贫血加重时，应立即进行进一步检查［如吸引胃液是否有血、粪常规是否有潜血、凝血酶原时间（PT）、部分凝血活酶时间（PTT）和血小板计数］。

（四）治疗

1. 急性出血

(1) 一般措施。

① 气道管理：评估插管的必要性，以防止吸入，尤其是上消化道出血。

② 充分建立静脉通路，大口径外周导管可获得更高的容量补充速率。

③ 获取血型、交叉配血和上述实验室检查项目。

④ 液体复苏：先从胶体或晶体开始，根据需要使用全血或红细胞悬液。

- 如果能提供充分的晶体液，健康成人患者可以耐受 20%～30% 血容量的血液丢失。

- 心脏储备差、冠心病或老年人丢失约 10% 的血容量就会出现症状。

⑤ 确定出血原因。

⑥ 监测终点：ICU 中的急性出血患者应密切监测两个目标。

- 充分的容量替代治疗：观察生命体征、尿量、精神状态、中心静脉压等。

- 控制出血：连续监测血红蛋白（Hb）和 Hct，并监测出血部位（胃肠道、泌尿生殖道等）。

(2) 根据出血原因采取相应具体措施。

2. 非急性出血

(1) 病因治疗。

(2) 特定的血红蛋白浓度不作为决定输血的唯一指标。对于慢性稳定型贫血或急性失血性贫血患者，除非患者有症状，否则通常不需要输血。血红蛋白水平＞7g/dl 的慢性贫血患者，除合并心肺或脑血管疾病外，一般不需要输血。

(3) 对在 ICU 治疗时间长的特殊患者（如慢性肾脏疾病）使用促红细胞生成素（达贝泊汀）可能有利。

二、白细胞减少

（一）定义

白细胞减少是指血液中白细胞计数低于正常范围（笔者实验室＜3800/μl）。中性粒细胞减少定义为：白人患者中性粒细胞绝对计数＜2000/μl，黑人或也门犹太人患者中性粒细胞绝对计数＜1500/μl。淋巴细胞减少定义为淋巴细胞绝对计数＜1500/μl。

（二）病因学

1. 中性粒细胞减少的病因学（表 7-1）。

表 7-1　中性粒细胞减少的病因学

白细胞假性减少	抽血后很久才进行的计数
	脆弱细胞（即母细胞、未成熟白细胞）的解体
	存在副蛋白（单克隆丙种球蛋白病），其可导致白细胞聚集
生成减少	辐射或药物引起的骨髓损伤
	骨髓移植、肿瘤或感染引起的破坏
	营养缺乏：维生素 B_{12}、叶酸
	先天性干细胞缺陷
中性粒细胞的破坏、利用、隔离增加	脾功能亢进
	自身免疫性脓毒症
混合原因（破坏加剧，生成减少）	脓毒症
	抗中性粒细胞抗体
	药物
	Felty 综合征

2. 淋巴细胞减少的病因学（表 7-2）。

表 7–2　淋巴细胞减少的病因学

生成减少	原发性免疫缺陷病（HIV）
破坏、利用和 丢失增加	胶原血管病
	急性感染或应激
	电离辐射
	细胞毒性药物
未知机制	恶性肿瘤
	慢性感染

（三）诊断

1. 病史

(1) 种族背景：黑人和也门犹太人。

(2) 家族史：先天性或遗传性缺陷。

(3) 药物：化疗药物、抗生素等。

(4) 酒精和节食史。

(5) 饮食习惯：营养缺乏（维生素 B_{12}、叶酸）。

(6) 基础疾病：恶性肿瘤和人类免疫缺陷病毒（HIV）。

2. 体格检查

(1) 一般表现：急性痛苦面容、精神状态和慢性疾病的证据。

(2) 生命体征：发热、低血压、心动过速、呼吸急促、尿量减少（如脓毒症）。

(3) 表 7–1 和表 7–2 的内容。

(4) 相关表现：肝脾大、淋巴结肿大、腹部肿块、口腔鹅口疮、皮疹、紫癜、黄疸等。

3. 实验室评估

(1) 完成全血细胞计数（CBC）和鉴别白细胞减少的程度和类型。

(2) 对于无明显原因的白细胞减少患者，骨髓穿刺活检是明确诊断的关键方法。骨髓分析结果：①通过显示骨髓细胞的分级来区别白细胞减少：生成减少、存活期缩短或联合缺陷；②揭示白细胞减少病因，如再生障碍性贫血、骨髓输注（如白血病）、感染等。

(3) 有助于确定白细胞减少病因的其他实验室检查有血培养、组织培养、维生素水平和自身抗体检测。

（四）治疗

治疗白细胞减少的主要方法是治疗基础疾病。例如，对于疑似药物引起白细胞减少的患者，应该停止服用该药物。怀疑维生素缺乏时，即可进行治疗。

(1) 集落刺激因子（G-CSF 和 GM-CSF）是继发于骨髓生成减少的白细胞减少的一线治疗方法。

(2) 在许多对照试验中，白细胞浓缩物的输注未被证明是有益的。

(3) ICU 环境下需要特别注意白细胞减少患者有更高的医院感染风险。

① 如粒细胞计数＜1000/μl 导致患者严重免疫功能低下。

② 免疫功能低下的患者不应接受直肠操作。护理人员应严格洗手。避免肌内注射或皮下注射。

③ 如果体温升高＞38.5℃，患者应进行全面检查、全面培养，并开始使用广谱抗生素。

④ 造血生长因子是能刺激骨髓产生血细胞的激素样物质。

- 促红细胞生成素能促进红细胞生成。结合促红细胞生成素和白细胞生长因子可以改善患者对促红细胞生成素的反应。
- 达贝泊汀是促红细胞生成素的一种长效形式。
- IL-11 可用于刺激化疗后的血小板生成或其他疾病。
- 粒细胞集落刺激因子。
  - 非格司亭（Filgrastim）、培非格司亭（Pegflgrastim）和来格司亭（Lenograstim）可用于化疗诱导的中性粒细胞减少。
  - CSF 最相关和最有害的不良反应是骨骼或肌肉骨骼疼痛。来格司亭和非格司亭来源于仓鼠卵巢细胞；推荐剂量为 $5\mu g/kg$（$150\mu g/m^2$）每日 1 次，用于发热性中性粒细胞减少。
    - 与来格司亭和非格司亭相比，培非格司亭主要的区别为一个周期给药剂量为 6mg。对于肾脏清除率来说，剂量过大会导致中性粒细胞介导的自我调节清除，这取决于中性粒细胞的绝对计数。
    - CSF 相关骨痛的主要原因是骨髓。
    - 引起骨痛通常有 3 种主要机制：位于初级传入神经纤维上的直接活性

受体，可通过神经纤维的形态和电生理的变化提高外周伤害感受器对伤害性刺激的敏感性。

- 免疫功能的调节：刺激炎症细胞（单核细胞、巨噬细胞），这些细胞可使周围神经纤维致敏，并通过神经纤维的形态和电生理变化促进神经重塑。

三、血小板减少

（一）定义

血小板减少定义为血小板计数＜150 000/μl。

（二）病因学（表 7-3）

表 7-3　血小板减少的病因学

消耗增加或异常分布	自身免疫性——原发性（ITP）
	继发性：胶原血管性疾病
	系统性红斑狼疮（SLE）；病毒感染；药物诱导（肝素、奎尼丁、磺胺）；输血后
	脾功能亢进（门静脉高压、浸润性疾病）
	血栓性血小板减少性紫癜（TTP/HUS）
	弥散性血管内凝血
	脓毒症
生成减少	原发性骨髓疾病（再生障碍性贫血、原发性血小板减少症）
	肿瘤、感染等引起的骨髓浸润
	药物诱导（酒精、噻嗪类、烷基化剂）
	感染
住 ICU 期间发生	药物诱导（肝素、H_2 阻滞药、利尿药、抗体）
	弥散性血管内凝血
	脓毒症
	输血后

HUS. 溶血性尿毒综合征；ITP. 特发性血小板减少性紫癜；SLE. 系统性红斑狼疮；TTP. 血栓性血小板减少性紫癜

（三）诊断

1. 病史

询问出血或血栓性事件、精神状态变化、饮酒、药物或治疗相关并发症。

肝素诱导的血小板减少症（HIT）常见于普通肝素（UFH）而非低分子量肝素（LMWH）。更常见于外科患者而非内科患者。

2. 体格检查

(1) 生命体征：发热、心动过速、低血压、呼吸急促、少尿（如脓毒症）。

(2) 皮肤：紫癜、血肿、牙龈出血、淋巴结肿大、肝脾大、腹部肿块。

3. 实验室评估

(1) 全血和血小板计数。

① 孤立性血小板减少但血小板计数＞50 000/µl 与显著出血问题无关，没有凝血因子异常的情况下，血小板计数＞20 000/µl 较少出现严重的自发性出血。

② 合并贫血的血小板减少需考虑 TTP、HUS、DIC 或其他溶血性微血管病。

③ 全血细胞减少提示白血病、再生障碍性贫血或其他骨髓疾病。

(2) 外周血涂片：注意血小板大小和其他异常（红细胞碎片可能提示 TTP 或 DIC；血小板体积增大提示破坏增加）。

(3) 凝血评估：PT、PTT、D- 二聚体和纤维蛋白降解产物提示可能存在消耗性凝血病（如 DIC）。

(4) 骨髓穿刺和活检（并非总是必要的）：评估巨核细胞的数量和是否存在骨髓疾病（白血病、再生障碍性贫血、肿瘤浸润等）。

(5) 对于可疑的肝素诱导的血小板减少症患者，^{14}C- 五羟色胺释放试验仍然是金标准。肝素诱导血小板凝集试验和固相 ELISA 免疫分析也可应用。

（四）治疗

各种原因血小板减少的详细治疗超出了本章的范围。我们将集中讨论 ICU 环境中血小板减少患者的急性管理。

1. 当血小板计数＞50 000/µl 时止血功能接近正常，活动性出血的患者可输血（6～10 单位）使血小板＞50 000/µl。

2. 腰椎穿刺和穿刺器官活检（肺、肝、肾等）比胸腹腔穿刺和骨髓活检更危险。操作前应输血使血小板＞50 000/µl。

3. 血小板计数＜20 000/μl 患者有更高的出血风险。但预防性血小板输注尚无明确的阈值。

4. 停止所有非必需的药物包括肝素。考虑将 H_2 阻滞药改为被膜药或抗酸药。避免使用能抑制血小板功能的药物（如非甾体类抗炎药、替卡西林等）。

5. 血小板减少患者应避免外伤、肌肉和皮下注射、直肠操作、硬牙刷、剃刀等。

6. TTP 和 HUS 管理与其他血小板减少不同，需重视。

(1) TTP 是一种以微血管病性溶血性贫血、发热、神经功能障碍和肾功能不全为特征的综合征。HUS 被认为是该综合征的一种以肾衰竭为主要特征的类型。TTP/HUS 应被视为需要急救的疾病。

(2) TTP/HUS 患者不应接受血小板输注，除非发生危及生命的出血。

(3) TTP/HUS 的治疗包括血浆置换、新鲜冷冻血浆（FFP）输注。静脉注射激素也是常用治疗手段，激素无反应的情况下建议使用长春新碱。

(4) 肝素诱导的血小板减少症：首先停止所有肝素和含有肝素的药物，并应用可以替代肝素的抗凝药，如直接凝血酶抑制药，比伐卢定、阿加曲班、磺达肝癸钠或达那肝素等。

四、抗凝和溶栓治疗

对危重患者预防性或治疗性使用抗凝药和溶栓药是挽救生命。

（一）抗凝治疗

1. 肝素

(1) 作用机制：肝素通过增强血浆蛋白酶抑制药抗凝血酶Ⅲ的活性发挥作用，抗凝血酶Ⅲ可快速抑制因子ⅩⅡa、ⅩⅠa、Ⅹa 和Ⅸa 及凝血酶（因子Ⅱ）的活性。

(2) 肝素可延长 TT、出血时间、PTT，也可延长 PT。

(3) 肝素的半衰期为 1～3h，但在肺栓塞患者中，清除率比正常值加快（20%～40%）。

(4) 适应证。

① 预防深静脉血栓形成（DVT）和肺栓塞（PE）。ICU 中的所有患者都应接

受某种形式的 DVT 预防（通常为每 12 小时肝素 5000U，皮下注射）或低分子肝素（如每日依诺肝素 40mg，皮下注射）。肝素已被证明是预防深静脉血栓形成的有效药物，但骨科大手术（尤其是髋关节和膝关节置换术）和前列腺手术后除外。

② 肺栓塞 / 深静脉血栓形成、动脉血栓和其他疾病的充分抗凝治疗（即 PTT 达到正常值的 2 倍）。通常使用 5000～8000U 静脉推注，输注速率为 1000U/h ［12～25U/（kg·h）］。

(5) 抗凝监测。

① 预防剂量不需要监测。

② 完全抗凝时，应调整肝素剂量使 PTT 保持在对照的 1.5～2.0 倍。为了避免抗凝治疗不足的倾向，可参考以下标准化方案（表 7-4）。

表 7-4　静脉注射肝素的标准化给药方案

PTT[a]	剂量调整[b]	重复 PTT
<50	5000U 立即注射，其后每 24 小时增加输注 2400U	6h
50～59	每 24 小时增加输注 2400U	6h
60～85	在治疗范围内，无变化	下一个早晨
86～95	高于治疗范围，每 24 小时减少输注 1920U	下一个早晨
96～120	停用肝素 30min，其后每 24 小时减少输注 1920U	6h
>120	停用肝素 60min，其后每 24 小时减少输注 3840U	6h

a. 正常部分凝血活酶时间（PTT）范围为 27～35s

b. 给药方案为初始静脉推注 5000～8000U，然后连续输注 24 000U/24h。**在注射肝素 6h 后检测第 1 次 PTT**

③ 低分子肝素治疗 DVT 和急性冠脉综合征（ACS）。

- 以依诺肝素为例。
- 治疗深静脉血栓采用每 12 小时 1mg/kg，皮下注射或每日 1.5mg/kg，皮下注射。
- 治疗 ACS，采用每 12 小时 1mg/kg，皮下注射。

(6) 并发症。

① 出血：7%～20% 的患者在全剂量肝素化期间发生出血。出血通常发生在胃肠道、泌尿道或外科切口。不太常见的部位是颅内、腹膜后、软组织、鼻和胸

腔。出血与抗凝强度有关（例如，当 PTT 超过正常值的 3 倍时，出血风险明显增加）。

② 血小板减少：5%～30% 的患者使用肝素与血小板减少有关，使用牛肺肝素的发生率更高。

- 如果血小板减少不明显（＞100 000/μl）且与出血或血栓性事件无关，可继续肝素治疗。
- 严重的血小板减少较少发生，如发生，可能与出血或矛盾的血栓性事件有关。可通过检测肝素依赖性免疫球蛋白 G（IgG）明确诊断。治疗上要停止使用所有肝素和避免输注血小板。

③ 长期使用肝素可导致骨质疏松。

④ 偶见低醛固酮血症。

⑤ 解毒剂：在停止治疗后 3h 内，患者血浆中通常检测不到肝素。在必须更快逆转抗凝的情况下，可以使用鱼精蛋白。

2. 华法林

华法林是美国最常用的口服抗凝药。有时因为肝素诱导的血小板减少症或预防 DVT，在患者离开 ICU 前就开始向长期口服治疗过渡。医师也可能遇到意外或故意过量服用华法林的患者。

(1) 作用机制：华法林干扰肝脏维生素 K 依赖性因子 Ⅱ、Ⅶ、Ⅸ和Ⅹ的羧化。它还抑制抗凝因子蛋白 C 和抗凝因子蛋白 S 的合成，因此可造成血栓形成。华法林的抗血栓作用在治疗数天后才出现。对于需要长期口服抗凝药的静脉抗凝治疗患者，肝素和华法林应重叠至少 48h。

(2) 适应证。

① 用于预防 DVT 和 PE，尤其是对肝素无效患者。

② 慢性抗凝患者。

(3) 剂量。

① 负荷剂量：每日 1 次，5～10mg，口服，持续 2～4 天；

② 维持剂量：每日 1 次，每次 2～15mg，以保持 INR（国际标准化比率）达标。

(4) 并发症：① 2.4%～8.1% 的长期抗凝患者出现出血。出血风险与剂量相关，并与 PT 延长成比例。治疗应输注 FFP。因为维生素 K 会延迟起效，所以仅推荐维生素 K 用于华法林过量。②由于华法林诱导的蛋白 C 减少，华法林皮肤坏死继发于一种反常的高凝状态。③需要紧急手术的患者要逆转凝血障碍，可使用因子 Ⅱ、Ⅶ、Ⅸ 和 Ⅹ、蛋白 C 和蛋白 S。

(5) INR 超范围。

① INR 大于治疗范围但<4.5：暂停下一次用药，并在 INR 达标后恢复。

② INR 4.5～10.0 且无或低出血风险：停止华法林，INR 到治疗范围时。

③ INR 4.5～10.0 且具有中度或高度出血风险：停止华法林，给予维生素 K 1.0～2.0mg 口服，或 0.5～1.0mg 静脉注射，直到 INR 达标后恢复华法林。

④ INR>10.0：出血风险低时可口服或静脉注射维生素 K 3.0～5.0mg；出血风险高时可口服或静脉注射维生素 K 3.0～5.0mg 和凝血酶原复合物 15～30U/kg。

3. 直接凝血酶抑制药

(1) 作用机制：二价直接凝血酶抑制药（direct thrombin inhibitors，DTI）（水蛭素及其类似物）与凝血酶的活性位点和外位点 1 结合，而单价 DTI 仅与活性位点结合。第三类抑制药是变构抑制药，近年来越来越受到重视。

① 二价。

- 水蛭素。

- 比伐卢定。

- 雷皮鲁丁。

- 德斯鲁丁。

② 单价。

- 阿加曲班。

- 伊诺加群（Inogatran）。

- 美拉加群（Melagatran）及其前药希美加群（Ximelagatran）。

- 达比加群。

(2) 适应证。

① DVT 和 PE 的防治。

② 用于 HIT 患者的抗凝治疗。

(3) 禁忌证。

① 活动性病理性出血。

② 严重过敏反应史。

③ 机械人工心脏瓣膜。

④ 药物性肾病。

⑤ 长期抗凝治疗。

(4) 监测：与肝素和华法林不同，无须监测。

(5) 并发症。

① 出血。

② 胃肠不适（恶心、呕吐、腹泻）。

(6) 逆转。

① 伊达鲁单抗用于达比加群逆转。

② 新鲜冷冻血浆用于阿加曲班逆转。

4. Xa 因子（10 个亚基 a）抑制药

(1) 作用机制：选择性可逆阻断凝血因子 Xa 活性，防止血栓形成。该药物可影响血液中和已形成血块中的因子 Xa。

(2) 常用药物：磺达肝素、利伐沙班、阿哌沙班、依杜沙班、贝曲西班。

(3) 适应证。

① DVT 和 PE 的防治。

② 非瓣膜性心房颤动降低脑卒中风险。

③ 膝关节或髋关节置换术后静脉血栓栓塞的预防。

④ 降低慢性冠心病或外周血管疾病患者主要心血管事件的风险（利伐沙班）。

(4) 禁忌证。

① 活动性病理性出血。

② 严重过敏反应史。

③ 脊髓 / 硬膜外血肿。

(5) 监测：无须监测。

(6) 并发症：在心房颤动和 VTE 试验中，与华法林相比，阿哌沙班和依度沙班的出血风险较低，而利伐沙班的出血风险与华法林相似。

(7) 逆转：目前还没有批准用于逆转因子 Xa 抑制药的解毒药。由于因子 Xa 抑制药的半衰期较短，治疗出血的第一步应该是停用抗凝血药。

（二）溶栓治疗

1. 溶栓药物

纤溶治疗在血栓栓塞疾病的治疗中发挥着越来越重要的作用。现有的溶栓药物有链激酶（SK）、茴香酰化纤溶酶原链激酶激活物复合物（APSAC）、尿激酶（UK）、重组人组织型纤溶酶原激活药（rt-PA）、瑞替普酶和替奈普酶等。所有药物都通过将纤溶酶原转化为活化纤溶酶来激活纤溶系统。纤溶酶可降解纤维蛋白并溶解血栓。

2. 适应证

(1) 急性心肌梗死（AMI）：AMI 的溶栓治疗在第 3 章中讨论。

(2) 肺栓塞：虽然溶栓药在 AMI 中的有效性已确定，但其在静脉血栓栓塞中的应用仍不常见且存在争议，主要是因为担心获益 / 风险比不足。SK、UK 和 tPA 在加速血栓溶解和改善肺组织灌注方面比单独使用肝素更有效。对有严重肺栓塞且持续性低血压、需要快速解决肺梗死的患者推荐进行溶栓治疗。但溶栓治疗是否能够改善此类患者的生存率仍不确定。

(3) 深静脉血栓形成：更具争议的是使用溶栓药治疗深静脉血栓。与抗凝治疗相比，溶栓治疗可通过原位溶解血栓来源预防肺栓塞，迅速恢复静脉循环，缓解临床症状，预防静脉瓣膜损伤以避免慢性静脉功能不全。风险是增加出血的发生率。

3. 溶栓方案的剂量选择

(1) 肺栓塞。

- 尿激酶：4400U/kg，单次注射，继续 4400U/(kg·h)，持续 24h；或 15 000U/kg，单次注射，维持时间在 10min 以上。
- 链激酶：250 000U 静脉注射 30min 以上，继续 100 000U/h，持续 24h。
- rt-PA：100mg 持续外周输注 2h 以上。
- 选择性肺动脉局部溶栓术。

(2) 深静脉血栓。

- 链激酶：250 000U 静脉注射 30min 以上，继续 100 000U/h，持续 48～72h。
- rt-PA：0.5mg/kg，持续输注 4～8h。
- rt-PA：0.05mg/(kg·h)，持续输注 24h。

(3) 心肌梗死（见 "血小板减少"）。

4. 监测

(1) 应进行连续神经系统检查、生命体征监测和所有穿刺部位监测，以便及时发现出血。

(2) 实验室监测应包括 Hb/Hct、血小板计数、纤维蛋白原、PT 和 PTT。

5. 并发症

(1) 出血：溶栓药物的最大缺陷和限制用于 DVT 和 PE 治疗的主要因素就是出血。

(2) 过敏反应：皮疹、发热和低血压等反应是罕见的，通常与使用 SK 和 APSAC 有关。使用 SK/APSAC 或链球菌感染均可诱导抗链球菌抗体，该抗体可中和 SK 的纤溶活性。

五、血液及血液制品输注

输血治疗可能导致即时和延迟的不良反应。因此，在使用任何血液制品前必须权衡风险和益处。血液成分的使用应遵循合理的诊断和治疗方法。

（一）全血

保存 24h 以上的全血含有少量活血小板或粒细胞；凝血因子 V 和 Ⅷ减少但凝血因子总体保持稳定。1 单位全血是 450ml，当输注给一个平均体重的成人时，血红蛋白将增加 1.0g/dl，Hct 将增加 3%。

1. 适应证：伴有大出血的症状性贫血。

2. 风险：①过敏反应；②传染病（即 HIV、乙型肝炎）；③发热反应；④容量过负荷；⑤非心源性肺水肿。

（二）红细胞

从全血中去除 200～250ml 血浆可形成袋装红细胞悬液（packed RBC）。输注 1 单位 PRBC 增加 Hb 和 Hct，增加量与输注 1 单位全血相同。1 单位 PRBC 是 250～300ml。

1. 适应证：症状性贫血。

2 风险：与输注全血相同（见上文）。

（三）去白细胞的红细胞

通过盐水冲洗从 PRBC 中去除大多数白细胞。

1. 适应证：① 症状性贫血和白细胞抗体引起的过敏或发热反应；②阵发性睡眠性血红蛋白尿。

2 风险：与输注全血相同（见上文）。

（四）新鲜冰冻血浆

从新鲜抽取的全血中分离后冷冻，可形成新鲜冰冻血浆（fresh-frozen plasma，FFP），体积为 200～250ml。FFP 富含所有凝血因子；1ml 提供大约 1 单位的凝血活性。FFP 应与 ABO 兼容；注意正确的 Rh 类型或交叉配型。

1. 适应证：①凝血因子缺乏出血；②血小板减少和 HUS 的治疗；③快速逆转维生素 K 缺乏或华法林过量。

2. 风险：与输注全血相同（见上文）。

（五）冷沉淀

冷沉淀是解冻一个单位 FFP 后去除大部分上清血浆并重新冷冻制成的白色沉淀，体积约为 10ml。一包装冷沉淀含有血管性血友病因子、少量因子Ⅷ、纤维蛋白原、因子ⅩⅢ 和纤维粘连蛋白。ABO 相容性优先。

1. 适应证：①血管性血友病；②轻度至中度血友病 A；③因子ⅩⅢ 缺乏；④纤维蛋白原缺乏。

2. 风险：①传染病；②高纤维蛋白原血症；③过敏反应。

（六）血小板

血小板制备来自全血；1 单位血小板至少含有 $5.5 \times 10^{10}/mm^3$，约 50ml 体积。对一个体重为 70kg 的正常成人，1 单位血小板应使血小板计数增加 5000～10 000/mm^3。

1. 适应证：①纠正血小板减少或血小板功能异常引起的出血。②预防性（例如，对化疗诱导的血小板减少症患者，血小板计数维持于 10 000～20 000/mm^3，但该阈值尚有争议）；侵入性手术前血小板计数目标值为 50 000/mm^3。

2. 风险：①传染病；②过敏反应；③同种免疫。

（七）输血并发症

1. 传播疾病：艾滋病毒、肝炎、巨细胞病毒（CMV）、EB病毒、美洲锥虫病、疟疾。

2. 过敏反应：以发热、寒战、荨麻疹和呼吸窘迫为特征。这些反应继发于抗白细胞抗体或针对供体血浆中抗原蛋白的抗体。治疗是对症处理（可用乙酰氨基酚或抗组胺药，很少需要肾上腺素或糖皮质激素）。

3. 红细胞输注相关并发症。

(1) 急性溶血反应：可出现发热、寒战、背痛、恶心、呕吐、低血压、茶色尿、胸痛。可发生伴有血红蛋白尿和DIC的急性肾衰竭。如果怀疑发生的话：①需立即通知血库；②停止输注；③更换所有静脉通路；④将患者已凝固的和经ETDA处理的血样连同剩余的单位血液一起送往血库进行交叉配血；⑤同时做DIC筛查，包括胆红素和游离血红蛋白；⑥具体治疗如下所示。

- 扩容联合使用甘露醇维持尿量＞100ml/h或1ml/（kg·h）。
- 用静脉注射碳酸氢盐碱化尿液，保持尿液pH＞7.0，以避免血红蛋白在肾小管形成沉淀。
- DIC的治疗。

(2) 迟发性溶血性输血反应：输血后24h～25d发生，可继发于对红细胞抗原的回忆性抗体（1～3d）或原发性针对红细胞抗原的抗体反应（7～25d）。患者通常会出现Hb和Hct下降，胆红素升高，Coombs试验呈阳性。

(3) 抗白细胞抗体引起的非心源性肺水肿［急性呼吸窘迫综合征（ARDS）］。

(4) 凝血病：大量PRBC输血导致血小板和凝血因子稀释，可行FFP和血小板输注治疗。

(5) 枸橼酸中毒：见于大量输注PRBC。患者表现为低血钙、低血压和心输出量下降。静脉注射钙治疗。

4. 容量超负荷：尤其是慢性心力衰竭（CHF）患者。输血后需使用利尿药。

5. 接受多次输血的患者会产生血小板同种异体免疫。约75%定期接受血小板治疗的患者将对血小板抗原出现同种免疫。增量小于预期值的20%通常表示异体免疫。患者通常对单一供者血小板有反应，但需要进行HLA配型。

六、弥散性血管内凝血

（一）定义

弥散性血管内凝血（DIC）是由凝血级联反应激活引起的在血管系统内产生过量凝血酶的动态病理过程。多数人认为 DIC 是全身性出血综合征，但这仅仅是因为出血是明显的。不太容易理解的是大量的微血管血栓形成，有时还会发生大血管血栓形成。这种血栓通常是对生命更大的威胁。

（二）病因（表 7–5）

表 7–5　弥散性血管内凝血的病因学

- 产科意外（羊水栓塞、胎盘早剥）
- 血管内溶血
- 脓毒症
- 恶性肿瘤
- 创伤
- 血管疾病

（三）诊断

由于 DIC 与基础疾病状态有关，临床评估将着眼于确定：①原发性疾病；(2) 凝血系统的状态；③ DIC 相关出血和（或）血栓形成的局部和全身的结果。

1. 与原发疾病相关的临床表现：具体症状会因产科意外、感染、恶性肿瘤等诱发事件而有所不同。

2. 与凝血状态相关的临床表现。

(1) 静脉穿刺部位出血、黏膜出血、出血性水疱、血尿、胃肠道出血等。

(2) 紫癜、瘀斑和皮下血肿。

3. 与器官衰竭时血栓形成和出血相关的临床表现。

(1) 肺：呼吸窘迫、缺氧、ARDS。

(2) 肾脏：蛋白尿、肾功能不全。

(3) 肝脏：布加综合征、肝炎、肝衰竭。

(4) 皮肤：坏死、肢端发绀。

(5) 中枢神经系统：精神状态改变、神经功能障碍。

4. 实验室评估。

(1) 外周血涂片显示红细胞碎片、血小板减少和大血小板。

(2) PT 和 PTT 延长。

(3) 血小板计数通常在 60 000/μl 左右，但在 3000～100 000/μl 范围均可见。

(4) 纤维蛋白水平下降。

(5) 抗凝血酶 III 水平下降。

(6) 纤维蛋白降解产物（FDP）水平升高。

(7) D- 二聚体是纤维蛋白降解产物的特异性检测，而 FDP 是纤维蛋白原或纤维蛋白降解的非特异性检测。

（四）治疗

DIC 的治疗是混乱的和有争议的。治疗必须根据 DIC 的病因、出血的严重程度、血栓的严重程度、血流动力学状态和年龄进行个体化治疗。

1. DIC 最重要和最有效的治疗方法是祛除病因（如排空子宫、控制休克、控制感染、切除肿瘤、化疗、放疗或其他指定疗法）。

2. 处理产科并发症很少需要抗凝，子宫排空通常可以停止血管内凝血过程。

3. 如果在启动病因治疗 6h 后患者仍继续显著出血或凝血，则可能需要抗凝治疗。对于急性早幼粒细胞白血病和可能伴有实体瘤的 DIC 患者，抗凝治疗的必要性已达成共识。我们赞成使用低剂量皮下注射肝素，剂量为每 6 小时 80～100U/kg。其他可用的抗凝方法有静脉注射肝素和抗凝血酶 III 浓缩物。

4. 如果患者在合理进行病因治疗后继续出血，并且已开始抗凝治疗，则凝血因子耗竭是最可能的出血原因，应考虑替代治疗。

5. 血栓调节蛋白的实验应用很有前景。

七、溶血综合征

（一）定义

由于血管内环境中的异常因素或红细胞缺陷引起的红细胞过早破坏的病理过程。

（二）病因学（表 7-6）

表 7-6　溶血综合征的病因学

获得性溶血病	免疫性溶血性贫血
	温抗体（特发性、肿瘤、胶原血管病、药物）
	冷抗体（特发性、支原体感染、淋巴增生性疾病、阵发性冷血红蛋白尿）
	微血管病性溶血性贫血（血栓性血小板减少性紫癜、弥散性血管内凝血、子痫）
	直接毒性作用（疟疾、梭菌感染）
	脾大
	红细胞膜缺陷
	阵发性睡眠性血红蛋白尿
	棘红细胞症
遗传性溶血病	膜缺陷（球形红细胞增多症、椭圆形红细胞增多症）
	酶缺陷（G-6PD 缺乏）
	地中海型贫血
	血红蛋白病

（三）诊断

1. 病史和体检

临床表现取决于基础疾病、贫血的严重程度及溶血是血管内还是血管外。

(1) 血管内溶血可表现为急性事件，包括背痛、呼吸困难、寒战、发热、心跳过速、茶色尿和低血压，并可导致肾衰竭。

(2) 血管外溶血通常不那么剧烈，可能只伴有黄疸和脾大。

2. 实验室检查

(1) 网织红细胞计数升高。

(2) 外周血涂片可诊断球形红细胞增多症；微血管病变表现为红细胞碎片；Heiz 小体提示酶缺陷；出现红细胞大小不等或镰状细胞与血红蛋白病一致。

(3) 其他提示溶血的实验室数据如下：①血红蛋白尿（提示血管内溶血）；②血红蛋白血症（提示血管内溶血）；③低水平结合珠蛋白；④乳酸脱氢酶（LDH）

升高；⑤ Coombs 试验阳性。

（四）镰状细胞病

镰状细胞病是一组因血红蛋白合成缺陷导致红细胞呈镰状化特征并形成明显危害的疾病。镰状血红蛋白（sickle hemoglobin，Hb S）在脱氧时不易溶解，可形成聚合物沉淀在红细胞内，从而导致膜异常、红细胞变形能力下降和血液黏度增加。

1. 临床表现

镰状细胞病的临床表现是继发于血管闭塞的表现，可因微梗死导致疼痛危象，最终形成慢性器官损害。

2. 诊断

在降低氧张力的条件下观察镰刀型的变化。应进行血红蛋白电泳以区分纯合子 SS 和 AS，并确定是否存在其他异常血红蛋白。

3. 治疗

镰状细胞病的治疗是支持性的，仅限于急性和慢性并发症的处理。由于疾病急性发作性可能危及生命，这些患者通常需要入住 ICU。

(1) 在感染证据支持下早期抗生素治疗。肺炎球菌脓毒症是导致死亡的主要原因。其他流行的病原体包括大肠杆菌、流感嗜血杆菌、沙门菌、志贺菌和肺炎支原体。

(2) 疼痛危象：静脉补水、充分镇痛（通常需要定期服用阿片类药物）、低氧血症时给氧、纠正酸中毒。

(3) 寻找诱发事件（即感染、应激、脱水、创伤、低温、酒精摄入）。当某种病因引起腹痛时，必须同时排除腹痛的其他原因（如急腹症、肝胆疾病）。

(4) 急性胸部综合征：以胸膜性胸痛、发热、咳嗽、缺氧和肺部感染为特征。肺扫描和肺血管造影通常没有帮助。此外，肺血管造影还由于高渗造影剂可能诱发镰状变。肺炎和梗死的鉴别通常很难。有利于判断梗死的证据包括疼痛性骨危象、发病时胸部清晰的影像、下叶疾病和血培养阴性。治疗包括氧疗、机械通气、经验性抗生素治疗和纠正酸中毒。

(5) 与脑血管意外相关的镰状细胞危象或反复静脉闭塞可通过输血或换血来维持 HbS＜39%。

（五）自身免疫性溶血性贫血

1. 温抗体自身免疫性溶血性贫血

温抗体自身免疫性溶血性贫血（AHA）通常是 IgG 介导的血管外溶血性贫血。这种类型的溶血性贫血不仅见于 ICU 的胶原血管病或淋巴瘤患者，也见于药物引起的溶血性贫血。

(1) 诊断：该疾病主要通过溶血症状和直接 Coombs 试验阳性进行诊断。

(2) 治疗：①如果怀疑是药物引起的，所有非必要的药物应停止使用；② 60% 的病例对类固醇疗法有反应（如每日泼尼松 1.0～1.5mg/kg）；③脾切除术可提高成功率至 80%～90%；④细胞毒性药物是为类固醇加脾切除术无效的患者保留的；⑤只有在贫血严重的情况下才需要输血。在紧急情况下，大多数患者可以小心缓慢输注（ABO– 相容性和 Rh– 相容性血液），同时观察反应。

2. 微血管病性溶血性贫血

微血管病性溶血性贫血（MAHA）是由创伤性血管内溶血引起的综合征。小血管中纤维蛋白链的腔内沉积可以破坏红细胞。

(1) 病因包括 DIC、TTP、HUS、恶性高血压、血管炎和子痫。

(2) 诊断：①溶血迹象（网织细胞增多、LDH 升高、结合珠蛋白降低等）；②外周血涂片中红细胞碎片。

(3) 治疗：治疗主要针对基础病。TTP、HUS 和 DIC 的管理见前文。很少需要输血。

3. 葡萄糖 –6– 磷酸脱氢酶缺乏症

红细胞葡萄糖 –6– 磷酸脱氢酶缺乏症（G-6PD）是一种性连锁遗传缺陷疾病，主要影响男性，很少影响地中海、非洲或中国的女性。这种疾病可导致偶发溶血。

(1) 临床表现。

① 溶血发作有时由感染或口服药物（如磺胺类、抗疟药、呋喃妥因、萘啶酸等）引起。

② 急性血管内溶血患者表现为血红蛋白血症、血红蛋白尿、结合珠蛋白降低和黄疸。

③ 严重时可发生末梢血管衰竭。

④ 溶血通常是自限性的，即使继续暴露于氧化剂，也只有老年人 G-6PD 缺失的红细胞群会受到影响。

(2) 诊断：明确诊断需要测量酶的水平。必须在发病数周后做出诊断。因为溶血期间存在大量年轻的红细胞含有相对丰富的 G-6PD，所以酶水平可能是正常的。

(3) 治疗。

① 输血疗法。

② 溶血时保护肾功能：静脉补水维持良好的尿量，尿液碱化（保持尿液pH＞7.0）。

③ 预防溶血事件发生的措施：识别有缺陷的个体，及时治疗感染，避免暴露于氧化剂。

八、常用基础知识和公式

ICU 的患者经常有血液学问题，其中包括贫血、凝血障碍和血小板增多等。针对这些患者进行评估需要许多实验室检查。以下公式将有助于 ICU 医师评估这些血液学指标。

（一）红细胞

红细胞平均体积（MCV）表示给定血样中单个红细胞的平均体积，计算如下。

$$MCV = \frac{Hct（\%）\times 10}{RBC（10^{12}/L）}$$

平均红细胞血红蛋白（MCH）表示每个红细胞血红蛋白的平均质量，如下所示。

$$MCH = \frac{Hb（g/dl）\times 10}{RBC（10^{12}/L）}$$

平均红细胞血红蛋白浓度（MCHC）表示任何样本红细胞中血红蛋白的平均浓度，如下所示。

$$MCHC = \frac{Hb（g/dl）}{Hct（\%）}\times 100$$

红细胞体积可通过放射性核素研究计算，如下所示。

$$红细胞体积 = \frac{同位素注射（cpm）}{红细胞（cpm/ml）}$$

$$cpm = 每百万计数$$

（二）网织红细胞计数

为了计算网织红细胞的百分比，通常以计数 1000 个红细胞为基础，通常使用以下公式。

$$网织红细胞（\%）= \frac{网织红细胞数量}{观察到的红细胞数量} \times 100$$

实际网织红细胞计数（ARC）反映了 1L 全血中网织红细胞的实际数量，如下所示。

$$ARC = \times \frac{网织红细胞（\%）}{100} \times RBC 计数（\times 10^{12}/L）\times 1000$$

校正的网织红细胞计数（CRC）计算如下。

$$CRC = 网织红细胞（\%）\times \frac{Hct（L/L）}{0.45/L}$$

网织红细胞计数通常与贫血程度有关。网织红细胞生成指数（RPI）为一种常用的校正方法，如下。

$$RPI = \frac{（测量的血细胞比容 / 正常血细胞比容）\times 网织织红细胞计数}{外周血成熟时间}$$

成熟因子根据血细胞比容变化，见表 7-7。正常 RPI 为 1.0；RPI 为 3.0 或以上表示骨髓对贫血有足够的反应。RPI＜2.0 表示贫血时反应不足。

表 7-7　成熟的外周血网织红细胞

血细胞比容	成熟时间（天）
0.41～0.50	1
0.30～0.40	1.5
0.20～0.39	2
0.10～0.19	2.5

（三）贫血

红细胞指数（MCV、MCHC、MCH）经常用于贫血的分类（表 7-8）。表 7-9 描述了小细胞贫血的实验室分类。

表 7-8　低色素性贫血和小细胞性贫血的红细胞指数

	MCV（fl）	MCHC（g/dl）	MCH（pg）
正常	83～96	32～36	28～34
低色素性贫血	83～100	28～31	23～31
小细胞性贫血	70～82	32～36	22～27
小细胞低色素性贫血	50～79	24～31	11～29

表 7-9　小细胞贫血的实验室分类

异常	铁蛋白	血清铁	TIBC	RDW
慢性疾病性贫血	N/↑	↓	↓	N
缺铁性贫血	↓	↓	↑	↑
铁粒幼细胞性贫血	N/↑	↑	N	N
地中海贫血	N/↑	N/↑	N	N/↑

N. 正常；↑. 增加；↓. 减少；RDW. 红细胞分布宽度；TIBC. 总铁结合能力

（四）溶血性疾病

表 7-10 描述了溶血性疾病常见的形态学异常。

表 7-10　溶血病患者的红细胞异常形态

异　常	溶血病	
	遗传性	获得性
碎片细胞（分裂细胞）	不稳定血红蛋白（Heinz 小体贫血）	微血管病变
		人工心脏瓣膜
永久镰状细胞	镰状细胞贫血	

（续表）

异 常	溶血病	
	遗传性	获得性
棘红细胞（刺形红细胞）	无 β 脂蛋白血症	严重肝病
球形红细胞	遗传性球形红细胞增多症	免疫，温抗体型
靶形红细胞	地中海贫血	肝脏疾病
	血红蛋白病	
红细胞凝集		免疫，冷凝集素病

（五）人血红蛋白

表 7-11 描述了正常人不同生命阶段的血红蛋白。

表 7-11 正常人不同生命阶段的血红蛋白

血红蛋白	分子结构	阶 段	比例（%）	
			新生儿	成 人
波特兰	$\zeta 2\gamma 2$	胚胎	0	0
高尔岛 I	$\zeta 2\varepsilon 2$	胚胎	0	0
高尔岛 II	$\alpha 2\varepsilon 2$	胚胎	0	0
胎儿（F）	$\alpha 2\gamma 2$	新生儿 / 成人	80	<1
A_1	$\alpha 2\beta 2$	新生儿 / 成人	20	97
A_2	$\alpha 2\delta 2$	新生儿 / 成人	<0.5	2.5

使用与样品相同的设备和试剂或根据比尔定律计算样品浓度（C_u）建立标准曲线，将比色读数转换为 Hb/dl（g/dl）的克数，使用以下公式。

$$C_u(g/dl) = 301\frac{(A_u \times C_s)}{A_s} \times \frac{1}{1000} = \frac{0.301(A_u \times C_s)}{A_s}$$

式中，A_u = 未知物质的吸光度；C_s = 标准品的浓度（通常为 80mg/dl）；A_s = 在与患者标本相同的条件下最近运行的标准品的吸光度。

要计算血红蛋白 F 的百分比，使用以下公式。

$$HbF\ (\ \%\ ) = \frac{A_{test}}{A_{dilutedtotal} \times 5} \times 100\%$$

式中，A = 吸光度，5 = 附加稀释系数。

计算血红蛋白 A_2 的百分比，如下。

$$血红蛋白\ A_2\ (\ 占总数的\ \%\ ) = 分数 \times 100\%$$

（宋景春　译）

第 8 章 感染性疾病
Infectious Diseases

ICU 中感染相关的并发症不断增加。随着新技术的发展，过去无法存活的患者现在有被治愈的可能。由于新的技术进步，那些本来无法存活下来的患者正在改善。然而，住院时间以及为此目的使用的大量设备，使患者容易遭受困难且往往是致命的感染。近年来，入住 ICU 的患者，临床特征发生了变化。免疫功能低下、移植后和老年患者定期在 ICU 治疗，将导致感染发病率、死亡率和医疗成本增加。

从传染病角度来看，ICU 危重患者的处置对策应区分患者是院内转科还是从社区直接入住 ICU。这是对患者感染的病原体进行分类，了解其病理生理学过程，采取相应抗菌治疗策略的一个重要影响因素。

一、肺炎（院内感染）

（一）死亡率

如果患者住院几天后转到 ICU，则治疗应针对院内感染以及如下重要事件。

1. 这部分患者的死亡率为 20%～60%。

2. 这部分患者死亡人数占所有医院死亡人数的 15%。

3. 治疗是否成功取决于原发疾病、特定治病微生物和及时的治疗方案。

（二）诱因

1. 插管。

2. 入住 ICU，尤其是使用镇静药的患者。

3. 抗生素：广谱抗生素将迅速改变口腔和胃肠道的菌群。

4. 外科手术，尤其是胸部、腹部或神经外科手术，会增加误吸的风险。

5. 慢性肺部疾病。

6. 高龄。

7. 免疫抑制。

（三）病原学因素

1. 常见病原体

(1) 革兰阴性菌：如克雷伯菌、大肠埃希菌、铜绿假单胞菌、肠杆菌和不动杆菌。

(2) 革兰阳性菌：金黄色葡萄球菌。

2. 罕见病原体

(1) 口腔厌氧菌（如链球菌属）。

(2) 其他革兰阴性杆菌（如沙雷菌属、黄单胞菌属）。

(3) 流感嗜血杆菌。

(4) 军团菌属。

(5) 念珠菌属。

(6) 曲霉菌属。

(7) 流感病毒。

(8) 肺炎链球菌。

(9) 其他：根据各医院流行的病原微生物。

(10) 结核病（结核病，典型和非典型）：还可以根据住院后发生肺炎的时间考虑可能的病原体。迟发性肺炎（住院 5 天以上）通常以耐药菌为特征。

（四）临床症状

入住 ICU 的患者，尤其是插管或镇静的患者，肺炎的常见临床表现不明显，如咳嗽、胸痛或呼吸困难。若患者有中性粒细胞减少症则不会出现炎症反应，因此痰液不会表现为脓痰。氧合情况、发热及病情恶化等微小变化提示患者出现肺炎。白细胞增多或白细胞减少可能是隐匿性肺炎的最初症状。在某些情况下，如肺囊虫性肺炎、自发性气胸的存在可能是肺部受累的第一指征。有恶臭气味的脓痰是厌氧性和吸入性肺炎的特征。

（五）诊断

1. 胸部 X 线片发现新的或进展中的炎症浸润。

2. 立即对患者痰液进行痰菌革兰染色检查。

3. 鉴别定植菌与感染有时非常困难，需牢记其概念。

4. 积极获取诊断证据（如肺泡灌洗液），经支气管镜肺泡灌洗并不常用。

5. 其他染色（如抗酸杆菌染色、Giemsa、湿法制备）。

6. 必要时做血清学检测（即军团菌、真菌血清学、隐球菌抗原、CIE）。

7. 记住您所在医院的微生物模式。

（六）治疗方案

ICU 中最常用的经验选项如下。

(1) β- 内酰胺类联合氨基糖苷类抗生素（如哌拉西林和妥布霉素）。

(2) 头孢菌素联合氨基糖苷抗生素（如头孢他啶和庆大霉素）。

(3) 克林霉素联合庆大霉素。

(4) 克林霉素联合喹诺酮（如环丙沙星）。

(5) 亚胺培南 / 西司他丁联合氨基糖苷类。

(6) 头孢菌素联合氟喹诺酮。

(7) 如果怀疑是卡氏肺孢菌肺炎，需联合复方新诺明（TMP-SMX）。

(8) 如果怀疑有军团菌感染，应联合每天红霉素或阿奇霉 500mg，静脉滴注或每 6 小时红霉素 0.5～1g，静脉滴注。

(9) 复方新诺明每 24 小时 15～20mg/kg。

(10) 多西环素每 12 小时 100mg，静脉滴注。

(11) 利福平每 12 小时 300mg，静脉滴注。

(12) 两性霉素 B 每 24 小时 0.6～1mg/kg：治疗时长尚不确定，但大多数学者赞同革兰阴性菌和厌氧性肺炎的疗程为 10～21 天。革兰阳性菌肺炎的疗程为 10～14 天，非典型性肺炎需要 2 周的抗菌治疗。念珠菌性肺炎需要长期治疗，两性霉素 B 总剂量最高可达到 1.5g。

（七）预防

1. 围术期肺炎的预防措施如下。

(1) 高危患者的鉴别。

(2) 治疗呼吸道感染，清除呼吸道分泌物。

(3) 肺复张的指导和疗法（即胸腔物理治疗、肺活量测定法）。

2. 正确洗手。

3. 适当维护使用中的呼吸治疗设备。

(1) 在雾化器中使用无菌液体。

(2) 正确使用单剂量和多剂量药物进行呼吸治疗。

4. 对可重复使用的呼吸设备进行正确的灭菌和消毒。

5. 正确吸除呼吸道分泌物。

6. 保护患者免受其他感染患者或工作人员的侵害。

二、社区获得性肺炎

（一）院外感染

（二）常见病原体

1. 肺炎链球菌。

2. 肺炎支原体。

3. 流感嗜血杆菌。

4. 克雷伯菌。

5. 呼吸道病毒（甲型及乙型流感）。

6. 腺病毒、呼吸道合胞病毒、副流感。

7. 军团菌。

（三）其他少见微生物感染

1. 卡氏肺孢菌。

2. 结核分枝杆菌。

3. 隐球菌。

4. 鹦鹉热衣原体。

5. 组织胞浆菌。

6. 诺卡菌。

（四）临床表现

1. 发热、咳嗽、呼吸困难、痰多为脓性，但并非所有病例都有。

2. 常见低氧血症。

3. 焦虑。

4. 白细胞增多，严重感染时白细胞减少。

5. 肺实变伴或不伴胸腔积液。

（五）出现罕见症状的患者占 1/4

1. 老年人。

2. 免疫功能低下（尤其是中性粒细胞减少）。

3. 移植后。

（六）临床诊断线索

1. 急性发作：细菌、病毒、吸入性、兔菌病、肺孢菌。

2. 亚急性发作：病毒、军团菌、嗜血杆菌、支原体、Q 热、鹦鹉热、衣原体、肺孢菌。

3. 气道传播：任何肺段。

4. 血源性：最常见于两个肺基底，因为血流优先于这些区域。

（七）相关考虑

1. 鸟类：皮癣。

2. 海龟：伤寒。

3. 狗：多杀性巴氏杆菌。

4. 牛：Q 热。

5. 兔子：兔菌病。

6. 空调：军团菌。

7. 慢性阻塞性肺疾病与吸烟：流感嗜血杆菌、铜绿假单胞菌。

8. 生皮：炭疽。

9. 国外旅居史：棘球蚴病、并殖吸虫病。

10. 营区：脑膜炎奈瑟菌、A 组链球菌。

（八）治疗

经验性治疗通常由地理背景、临床表现和宿主状态决定。

- 每日左氧氟沙星 750mg 或莫西沙星 400mg，口服或静脉滴注。
- 每 12 小时头孢他林 600mg（肾功能障碍患者需调整用量）联合阿奇霉素 500mg，静脉滴注。
- 每日头孢曲松 1g 联合阿奇霉素 500mg，静脉滴注。
- 每日 2 次多西环素 100mg，静脉滴注或口服，是大环内酯类药物的替代品。

1. 肺炎链球菌和嗜血杆菌

(1) 喹诺酮（莫西沙星或左氧氟沙星）。

(2) 厄他培南（每 24 小时 1g）。

(3) 头孢曲松（每 24 小时 1g）。

2. 军团菌、肺炎支原体、肺炎衣原体

(1) 每日莫西沙星 400mg，静脉滴注。

(2) 每日左氧氟沙星 500mg，静脉滴注。

(3) 每日多西环素 200mg，静脉滴注。

3. 铜绿假单胞菌

(1) 每 8 小时美罗培南 2g，静脉滴注。

(2) 每 8 小时头孢吡肟 2g，静脉滴注，联合每日阿米卡星 1g，静脉滴注。

(3) 对于多药耐药的铜绿假单胞菌：每 8 小时多黏菌素 80mg，静脉滴注。

4. 甲型流感、禽流感

(1) 每日奥司他韦（达菲）75mg，口服，联合金刚乙胺 100mg，口服。

(2) 禽流感（A 型 H5N1 流感病毒）与受感染家禽密切接触后的流感。在亚洲已经发现了几起人类疫情，流感样症状和模糊的胃肠道主诉，迅速发展为急性呼吸衰竭。禽流感的诊断是依据血凝素特异性 RT-PCR。应及早使用抗病毒药治疗，包括奥司他韦（150mg）、金刚烷胺和金刚乙胺。

（九）社区获得性肺炎的死亡率评估

1. 肺炎严重程度指数（PSI）：年龄、病史和生命体征。

2. CURB-65：CURB-65 的计算需要已有的患者信息，能为社区获得性肺炎提供良好的风险分层。

（十）72h 后的并发症

1. 持续发热。

2. 脓胸。

3. 梗阻。

4. 肺脓肿。

5. 耐药菌。

6. 感染的病灶。

风险分级	风　险	分　值
Ⅰ	低危	无并发症、体格检查结果和实验室检查阴性
Ⅱ	低危	≤70 分
Ⅲ	低危	71～90 分
Ⅳ	中危	91～130 分
Ⅴ	高危	总分值＞130

CURB-65 评分	死亡率	推　荐
0	0.60%	低危；考虑家庭治疗
1	2.70%	低危；考虑家庭治疗
2	6.80%	短期住院或门诊严格治疗
3	14.00%	严重肺炎；住院并考虑接受重症监护
4 或 5	27.80%	严重肺炎；住院并考虑接受重症监护

三、2019 新型冠状病毒肺炎

1. 冠状病毒是在人类和其他哺乳动物（如狗、猫、鸡、牛、猪和鸟）中发现的一种体积较大的、有包膜的单链核糖核酸病毒。

2. 冠状病毒会引起呼吸道、胃肠道和神经系统疾病。

3. 密切接触时主要通过呼吸道飞沫传播。感染可通过无症状、症状前驱期和有症状的携带者传播。

4. 最常见的症状包括发热（体温＞38℃）、干咳、呼吸急促、乏力、虚弱和头痛。

5. 影像学可用于识别 / 怀疑新冠肺炎感染。

(1) 胸部 X 线片可显示肺双侧下叶为主的浸润。

(2) 胸部 CT 成像可显示双侧、外周、下叶磨玻璃样阴影和实变。

6. 通过 RT-PCR 检测 SARS-CoV-2 可做出明确诊断，尽管检测结果可能出现假阴性的患者高达 20%～50%。

7. 疾病严重程度。

(1) 高达 80% 的受感染患者会有轻度感染，主要局限于上呼吸道和传导气管。

(2) 一些人可能患有更严重的感染，导致脓毒症或急性呼吸衰竭，需要机械通气，从而增加发病率和死亡率。

(3) 重症新冠肺炎会激活凝血和消耗凝血因子，需要使用治疗剂量的抗凝血药。

(4) 病毒 RNA 的 RT-PCR 有助于预测病毒载量、感染性和临床病程。

8. 治疗。

(1) 数据显示，与常规治疗相比，类固醇如甲泼尼龙和地塞米松治疗可以降低需要吸氧患者的死亡率。

(2) 以甲泼尼龙、抗坏血酸、硫胺素、肝素为主要成分的 MAX + 方案为最佳治疗方案。完整的方案和原理可在 www.covid19Critical alare.com 上找到。

(3) 瑞德西韦可缩短治疗时间（出院或无须氧气支持）。然而，它的使用仅限于症状出现的前几天。

(4) 数据表明，治疗期间输入血浆并没有缩短住院患者的康复时间。

(5) 单克隆抗体已用于靶向诱导 COVID-19 的细胞因子风暴。这些抗体针对炎症介质，如 γ– 干扰素、IL-1、IL-6 和补体因子 C5a。

(6) 对于所有新冠肺炎住院患者，建议使用大剂量低分子肝素皮下注射进行血栓栓塞预防。

9. 预防。

(1) 至少有 120 种 SARS-CoV-2 疫苗正在研制中。

(2) 减少传播的主要方法是戴好口罩、保持社交距离和接触者管理。作者推荐的其他方法是使用包括伊维菌素的 iMask+ 协议（flccc.net）。

四、成人严重呼吸系统综合征

成人严重呼吸系统综合征（SARS）这一术语由世界卫生组织命名，是一种快速进展的呼吸系统疾病，在中国内地、中国香港、越南、新加坡和加拿大均记录有暴发。可能的病原体是冠状病毒，通过飞沫、水和污水，还有可能通过人类粪便在人和人之间进行传播。推测蝙蝠可能是这种疾病病毒的主要宿主。SARS 的死亡率高（高达 20%）。重症患者发病 2 周后，呼吸功能开始恶化进展为 ARDS，这种疾病包括 2 个阶段。

1. 前驱症状（2～7 天）包括发热、乏力、头痛、肌痛，可发生腹泻。

2. 呼吸系统症状期（8～12 天）有干咳和呼吸困难，将迅速发展为呼吸衰竭。早期呼吸道、标本、血浆的逆转录 PCR 检测可快速诊断 SARS。

目前还没有治疗这种疾病的方法，除了 ICU 的生命支持治疗。SARS 的预防措施主要为向疫情活跃的国家和城市发出旅游警告。目前正在努力研制预防 SARS 的疫苗。

五、脓毒症

（一）脓毒症发生率

据估计，每年有超过 75 万例脓毒症病例发生，相关死亡率为 20%～60%。尽管在抗生素治疗和支持治疗方面有所进步，但脓毒症的发病率和死亡率并没有下降。这在一定程度上是因为医学进步也可能会增加感染和脓毒症的潜在发生风险。

（二）脓毒症和相关紊乱

定义如下所示。

(1) 细菌：血培养阳性（可能是短暂的）。

(2) 脓毒症：临床支持感染的证据和机体对感染的反应。

① 呼吸急促：呼吸频率 20 次 / 分，如果患者进行机械通气，每分通气量＞10L/min。

② 心动过速：心率＞90 次 / 分。

③ 高热或体温过低（核心或直肠温度）：＞38.4℃或 35.6℃。

(3) 脓毒症综合征（也可认为是脓毒症休克的初期，后期可有低血压）：上述脓毒症的临床诊断，合并器官灌注改变的证据（以下一项或多项）。

① PaO_2/FiO_2 不高于 280（除外肺部和心血管疾病）。

② 乳酸水平高于正常上限值。

③ 无尿。导尿管在位的患者，尿量＜0.5ml/kg 至少 1h。

④ 急性精神状态改变。

⑤ 不需要血培养阳性。

(4) 早期脓毒性休克：临床诊断脓毒症综合征如上所述，另外还需要加上血压降低（收缩压＜90mmHg 或者收缩压较基线水平下降了 40mmHg）持续 1h 并且对常规治疗（静脉输液和药物干预）有反应。

(5) 难治性脓毒性休克：临床诊断脓毒症如上所述，另外还需要加上液体复苏后，血压仍低（收缩压＜90mmHg 或者收缩压较基线水平下降了 40mmHg）并持续 1h 以上，需要血管活性药物治疗。

（三）病理生理学

革兰阴性菌的细胞壁含有蛋白质、脂类和脂多糖。内毒素（脂多糖）有 3 种成分：特异性多糖 O、R 核心和脂质 A。脂质 A 可能是引发内毒素症状的主要元凶。正是这种内毒素成分刺激组织坏死因子（TNF）的释放，并能激活补体通路。脓毒症综合征是由内毒素刺激中性粒细胞、凝血、补体和巨噬细胞的活化导致内皮损伤引起的。刺激巨噬细胞释放 TNF、白介素、白三烯、血栓素和其他心脏活性物质。内毒素血症明显增加心肌抑制和多器官衰竭的风险。血液培养呈阳性的患者，严重内毒素血症患者的死亡率是无内毒素血症患者的 5 倍。

（四）脓毒症的优先治疗

1. 早期识别。

2. 心血管 / 肺功能的支持治疗。

3. 液体复苏。

4. 血管升压药物。

5. 经验性抗生素治疗。

6. 其他的免疫治疗药物（试验性新药）。

7. 糖皮质激素没有效果。然而，如果患者因为脓毒症出现急性肾上腺皮质功能不全，激素的替代治疗是必需的。

8. 引流感染病灶。

（五）预后

脓毒症的死亡率与生理紊乱的严重程度、病程和器官衰竭的数量有关，这些器官系统包括但不限于肺、肾和肝。当呼吸系统功能障碍时，导致急性呼吸窘迫综合征（ARDS）。这种疾病的序贯发生被称为多器官功能障碍综合征（MODS）。MODS 是感染和炎症无法控制的患者最常见的死亡原因。

六、中毒性休克综合征

（一）临床定义（表 8-1）

表 8-1　中毒性休克综合征

诊断标准
- 体温<38.9℃
- 收缩压<90mmHg
- 皮疹伴随脱皮，尤其是在手掌和脚底

涉及 3 个以上下述的器官系统
- 胃肠：呕吐或严重腹泻
- 肌肉：严重肌痛或肌酸激酶增加 5 倍
- 黏膜：明显充血
- 肾功能不全：血清尿素氮、肌酐是正常值的 2 倍
- 肝：酶高于正常上限值的 2 倍
- 血液：血小板<100 000/mm^3
- 中枢神经系统：定向障碍，没有发现病灶
- 钩端螺旋体病、落基山斑疹热和麻疹测试结果阴性

1. 重度发热（38.9℃）伴皮疹（红皮病伴脱屑）、低血压或晕厥，多器官系统受累（至少以下 4 项：黏膜、胃肠道、肌肉、中枢神经系统、肾脏、肝脏、血液、心肺、代谢）。

2. 低血压可能是由于小血管和毛细血管渗漏导致血管外积液（水肿）。

3.血液培养通常是阴性的。

4.急性发作后脱皮。

5.无其他原因：猩红热、川崎病、落基山斑疹热等。

（二）流行病学及其他临床特征

1.主要影响年轻女性卫生棉条的使用，在一些研究中指出特别是持续使用卫生棉条和 Rely 品牌的卫生棉条。阴道内的金黄色葡萄球菌定植。有少数病例报道这类复发率为 30%。

2.也发生在非经期的妇女、男子和儿童（定植或局灶性金黄色葡萄球菌感染，包括术后感染）。常常在手术后出现，死亡率为 5%～10%。

（三）病因

金黄色葡萄球菌的外毒素引起了这种疾病。最近，链球菌被证明会导致同样的综合征。

（四）鉴别诊断

川崎病、猩红热、钩端螺旋体病、落基山斑疹热、麻疹。

（五）治疗

最重要的治疗方法是扩容纠正低血压；经期女性，如果有使用卫生棉条习惯的患者停止使用卫生棉条；伤口清创等；并在获得培养标本后给予抗葡萄球菌抗生素。没有证据表明类固醇激素是有效的或者能够改变临床结局。

七、脑膜炎

（一）急性脑膜炎

急性脑膜炎需要早期识别、快速诊断、精确的抗菌治疗和积极的 ICU 支持。

1.病原微生物

(1) 肺炎链球菌：成人最常见的致病原因。

(2) 脑膜炎奈瑟菌属：在年轻人和儿童群体中很常见。

(3) 流感嗜血杆菌：常见于 12 岁以下儿童。

(4) 金黄色葡萄球菌和表皮葡萄球菌：见于老年人或术后（中枢神经系统分流）。

(5) 单核细胞增多性李斯特菌：通常被误认为是白喉类或污染物。

(6) 链球菌（但不是肺炎链球菌）：尤其 B 组链球菌见于新生儿疾病。

(7) 革兰阴性杆菌：手术或外伤后。

(8) 结核分枝杆菌：发病率在上升。

(9) 隐球菌：常见于免疫抑制患者［如获得性免疫缺陷综合征（艾滋病）或细胞介导的免疫受损患者］。

(10) 梅毒：存在多种表现。

(11) 单纯疱疹。

(12) 弓形虫：可表现为脑膜脑炎或脑脓肿。

(13) 纳氏虫属：流行病学史是最重要的。

(14) 其他病毒（如艾柯病毒、圣路易斯脑炎、马脑炎和西方脑炎）。

2. 关联流行病学和生物体

(1) 夏季和秋季：柯萨奇病毒或艾柯病毒；钩端螺旋体。

(2) 早先的脑膜炎：肺炎链球菌。

(3) 酗酒：肺炎链球菌。

(4) 年轻人：脑膜炎奈瑟菌属。

(5) 老年人：肺炎链球菌、李斯特菌、革兰阴性杆菌。

(6) 淋巴瘤：隐球菌。

(7) 瘀斑：脑膜炎奈瑟菌属、艾柯病毒。

(8) 鼻窦炎：流感嗜血杆菌、肺炎链球菌、厌氧菌。

(9) 蜂窝织炎：需氧菌、革兰阳性球菌。

(10) 脑脓肿：混合菌群。

(11) 在淡水中游泳：阿米巴原虫。

(12) 其他患有脑膜炎的家庭成员：脑膜炎奈瑟菌属。

(13) 水接触：钩端螺旋体。

(14) 医院内获得：革兰阴性杆菌、葡萄球菌、念珠菌。

(15) 头部外伤。

① 闭合骨折：肺炎链球菌、革兰阴性杆菌。

② 颅骨切开术：革兰阴性杆菌、葡萄球菌。

③ 脑脊液鼻漏：肺炎链球菌。

3. 脑脊液（CSF）检查结果（表 8-2）

表 8-2　不同病因下的脑脊液检查结果

	细菌性	结核性	病毒性	慢 性
糖	>40mg/dl（血比<0.4)	30～45mg/dl	20～40mg/dl	30～40mg/dl
蛋白质	100～500mg/dl	100～500mg/dl	50～100mg/dl	100～500mg/dl
白细胞	1000～10 000/ml	100～400/ml	10～1000/ml	100～500/ml
染色	革兰染色（+）60%～80%（未治疗）40%～50%（已治疗）	AFB 涂片（+）在 40% 以上	涂片通常是阴性的	特殊染色需要：印墨（+）75%，AFB（+）30%

AFB. 抗酸杆菌染色

4. 诊断方法

(1) 顺序抗原检测流感嗜血杆菌、肺炎链球菌和脑膜炎奈瑟菌。

(2) 获得大量 CSF 用于 AFB 浓缩和真菌培养（20～30ml）。

(3) 如果脑脊液正常或怀疑有病毒，24～36h 内重复腰椎穿刺（LP）。

(4) 入院时，获得血清学检测检测病毒感染（如圣路易脑炎、加利福尼亚脑炎）。

(5) 获得血浆和脑脊液的血清学检测检测真菌感染。

(6) PCR 可能是有用的［特别是对结核病和巨细胞病毒（CMV）感染］。

5. 治疗

对于急性患者，要在炎症病理过程产生不可逆进展和（或）死亡之前就开始治疗。这种情况下，时间是至关重要的。在确诊后立即实施经验性治疗，这是基于判断是社区、还是医院和（或）术后感染的认识。对于社区获得性脑膜炎，通常的治疗包括第三代头孢菌素（如每 6 小时头孢噻肟 3g，静脉滴注或每 12～24 小时头孢曲松 2～4g，静脉滴注）。在此方案中加入万古霉素，每 8～12 小时 15～20mg/kg，直到获得培养和敏感性结果。对于 50 岁以上成人患者，应加用每 4 小时氨苄西林 2g，静脉滴注以覆盖李斯特菌。

此外，细菌性脑膜炎期间的蛛网膜下腔炎症反应是导致发病率和死亡率升高的主要因素。因此，推荐使用每 6 小时地塞米松 0.15mg/kg，持续 2～4 天（在第一剂抗生素治疗前 10～20min 首次给药，或至少同时给药）。已证明地塞米松的使用对脑水肿、颅内压升高、脑血流改变、脑血管炎和神经元损伤有改善和控制作用。

（二）肺炎球菌性脑膜炎

1. 肺炎球菌性脑膜炎仍然是成人细菌性脑膜炎的最常见原因。基础疾病：镰状细胞病、脾切除术和脾功能障碍、低球蛋白血症、酒精中毒、头部创伤（脑脊液瘘）、慢性肺、肝或肾脏疾病。

2. 相关感染：肺炎、中耳炎、菌血症、心内膜炎、乳突炎。

3. 治疗：如果局部发现有 β- 内酰胺类耐药，应给予头孢曲松 4g/d，万古霉素 2g/d。

（三）嗜血杆菌性脑膜炎

1. 基础疾病（成人）：酒精中毒、宿主防御受损、头部创伤。

2. 相关感染：肺炎、鼻窦炎、中耳炎。继发性病例可发生在密切接触者中。

3. 治疗：头孢噻肟（每 6 小时，2g，静脉滴注），头孢曲松（每 6 小时，2g，静脉滴注），氯霉素（每 6 小时，500mg，口服），2 周后静脉注射替换为口服。

（四）脑膜炎球菌性脑膜炎

1. 脑膜炎球菌性脑膜炎主要见于儿童、青少年和青壮年。密切接触者可继发感染。诱发因素包括补体缺陷。

2. 播散性奈瑟球菌属的感染（通常在 C5～C8 缺乏的人群中复发）。沃特豪斯 – 弗里德里克森综合征是一种急性、常致死性的脓毒性休克综合征，伴大量肾上腺坏死，并伴随由该病菌引起的菌血症。它需要早期识别，抗生素治疗，特别是积极的 ICU/ 血流动力学支持。

3. 需要早期进行抗菌治疗。首选每 12 小时头孢曲松 2g，静脉注射；每 8 小时美罗培南 2g，可作为替代用药。

（五）李斯特菌性脑膜炎

李斯特菌是引起菌血症和脑膜炎的重要原因，尤其是老年人。流行病学史很重要。治疗是用氨苄西林（每 4 小时，2g）或美罗培南（体外对李斯特菌有极好的抗菌活性）。

（六）金黄色葡萄球菌和表皮葡萄球菌

神经外科手术和（或）脑室腹膜分流术后常见这些微生物感染，治疗如下。

(1) 甲氧西林敏感：头孢噻肟（每 6 小时，3g，静脉滴注）或头孢吡肟（每 8 小时，2g，静脉滴注）。

(2) 耐甲氧西林：利奈唑胺（每 12 小时，600mg，静脉滴注）或万古霉素（每 12 小时，2g，静脉滴注）。

(3) 在治疗过程中，如果患者没有反应，可能需要尽早移除受污染的分流管。为了做出这个决定，需要在 2～3 天内重复 LP（尽管治疗充分，病原菌仍会持续生长）。

（七）革兰阴性杆菌

由于革兰阴性杆菌感染的高发病率和死亡率，治疗具有挑战性。在治疗过程中，会出现耐药性的发展（特别是肠杆菌属）。大多数微生物对头孢曲松、头孢噻肟或头孢他啶有反应。对于铜绿假单胞菌，每 8 小时头孢他啶 2g，静脉滴注为首选药物。应给予庆大霉素（每 8 小时 1～2mg/kg）。

（八）细菌性脑膜炎并发症

1. 脑脓肿：通常继发于创伤、相邻感染、血行播散。

2. 硬膜下积脓：主要见于年轻人，但在老年人中，可能会使神经外科手术或硬膜下血肿复杂化。

3. 硬膜外脓肿：通常伴有局灶性骨脊髓炎和硬膜下积脓。

4. 所有这些都是由混合细菌引起的，通常需要引流，以及延长静脉抗生素治疗。

（九）疱疹脑膜炎或脑炎

疱疹性脑膜炎 / 脑炎是一种毁灭性的坏死型脑炎。脑电图（EEG）上的颞峰是其特征。治疗给予每 8 小时阿昔洛韦 15mg/kg（高剂量），共 2 周。必须注意水合作用，以避免肾功能不全。

八、艾滋病患者的感染

（一）机会性感染

机会性感染是人类免疫缺陷病毒（HIV）患者发病和死亡的最常见原因。CD4 细胞＜250/mm^3 的患者有发生严重感染并发症的风险。表 8-3 描述了这类患者的诊断思路。

表 8-3　艾滋病毒患者的机会性感染的诊断思路

临床表现	常见病原体 [a]	诊断程序
肺浸润	卡氏肺孢菌（PCP）、结核分枝杆菌（TB）、鸟 - 胞内分枝杆菌（MAI）、组织胞浆菌、需氧菌、军团菌	支气管肺泡灌洗（BAL）和（或）肺活检、相应的血清学检查
癫痫、头痛、眩晕、面瘫	弓形虫、隐球菌、MAI、疱疹病毒、巨细胞病毒	MRI、头部 CT、腰椎穿刺和相应的血清学检查
食管炎	念珠菌、疱疹病毒、巨细胞病毒、隐孢子虫	内镜活检和灌洗
腹泻	巨细胞病毒、隐孢子虫、贾第鞭毛虫、MAI、等孢子球虫、艰难梭菌、沙门菌	粪便培养（初期）[b]、AFB 染色、结肠镜检查和活检
持续发热	MAI、组织胞浆菌、TB、隐球菌	腹部 CT [c]、骨髓活检、血培养特殊染色（AFB）

a. 牢记每一种综合征都可以由非传染性过程引起；b. 也可用粪便白细胞诊断结肠炎；c. 无论初始进展怎么样，都在发热后施行；AFB. 抗酸杆菌染色

（二）目前治疗方案的总结

1. 肺部疾病

(1) 卡氏肺孢菌肺炎（耶氏肺孢菌肺炎）（PCP）引起的疾病（表 8-4）。

表 8-4　卡氏肺孢菌肺炎推荐治疗

抗生素	轻至中度	重度（通常在 ICU）
复方新诺明	每日 3 次，2～3 倍倍量剂型，口服，共 14～21 天	每 6 小时 5mg/kg，静脉注射，共 3 周
喷他脒	每日 1 次，3～4mg/kg，静脉注射或肌内注射	每日 1 次，4mg，静脉注射
甲氧苄啶 - 氨苯砜	每日 3 次，甲氧苄啶 100mg，口服；每日 4 次，氨苯砜 100mg，口服	？

（续表）

抗生素	轻至中度	重度（通常在 ICU）
克林霉素 – 伯氨喹	每日 3 次，克林霉素 600mg，口服；每日 4 次，伯氨喹 30mg，口服	每 8 小时 1 次，900mg，静脉注射，共 3 周
阿托伐醌	每日 2 次，750mg，口服	持续 2～3 周
曲美沙特 – 甲酰四氢叶酸	曲美沙特 45mg/（m² · d），静脉注射，共 21 天；每 6 小时 1 次，甲酰四氢叶酸 30mg/m²，静脉注射，共 10 天，然后每 6 小时口服 1 次，共 14 天	同轻至中度甲泼尼龙
糖皮质激素辅助治疗	？	40mg，静脉注射或等量口服每日 2 次，共 5 天，超过 10 天逐渐停药

(2) 由结核杆菌引起的疾病。

① 从至少 4 种药物开始，最好是 5 种；INH 300mg/d，利福平 600mg/d，吡嗪酰胺每日 15mg/kg，环丙沙星 750mg，每日 2 次口服，乙胺丁醇每日 15～20mg/kg。

② 如果结核病对 INH 和（或）利福平敏感，继续治疗 12～18 个月（非 ICU）。

③ 如果结核病对其中 1 种或 2 种药物（INH 和利福平）都有耐药性，对多种药物有耐药性，则继续使用 5～6 种药物，并根据敏感性进行调整。预后很差。

④ 监测肝功能，开始每周，而后每月。

⑤ 如患者不能使用口服类药物，可静脉注射 INH 和利福平（同剂量），及肌内注射链霉素（1g/d）。

(3) 由荚膜组织胞浆菌引起的肺部疾病。

① 初始治疗使用两性霉素 B，剂量为每日 0.8～1mg/kg。

② 寻找其他受累部位（如骨髓活检、腰椎穿刺、胸部 X 线片、钡灌肠和小肠系列检查）。

③ 一旦病情稳定，改用每日 2 次氟康唑 200mg，口服。

(4) 由军团菌属引起的肺部疾病。

① 初始治疗使用红霉素 3～4g/d，静脉注射。

② 如果患者无反应，可加用利福平（600mg/d）和（或）每 12 小时环丙沙星 400mg，静脉注射。

(5) 由细菌引起的肺部疾病。常见病原菌包括以下几种。

① 肺炎链球菌。

② 流感嗜血杆菌。

③ 假单胞菌（特别是有鼻窦炎时）。

(6) 入院时经验性抗菌治疗。

① 每 6 小时替卡西林 – 克拉维酸 3.1g，静脉注射（也会覆盖鼻窦中的厌氧菌）或每 6 小时哌拉西林 – 他唑巴坦 3.375～4.5g，静脉注射。

② 每 8 小时头孢呋辛 1.5g，静脉注射。

③ 及时根据培养及药敏结果进行调整。

(7) 由鸟 – 胞内分枝杆菌引起的肺部疾病。

① 每日乙胺丁醇 15mg/kg，口服，加每 12 小时克拉霉素 500mg，口服，或每 24 小时阿奇霉素 500mg，口服，加利福平。

② 在 MAI 痰呈阴性后至少要进行 6 个月的治疗。

2. 艾滋病患者肠道病原体（表 8–5）

表 8–5　艾滋病患者常见的肠道病原体及疾病

病原体 / 疾病	抗生素	治疗目标（天）
蓝氏贾第鞭毛虫	每日 3 次甲硝唑 250mg，口服	5
溶组织内阿米巴	每日 3 次甲硝唑 750mg，每日 3 次二碘羟喹啉 650mg，口服	10
志贺菌属	氟喹诺酮静脉注射或口服	3～7
空肠弯曲菌	每 12 小时 1 次环丙沙星 500mg，静脉注射	7
贝氏等孢球虫	每日 1 次复方新诺明倍量剂型	14
巨细胞病毒	每 12 小时 1 次更昔洛韦 5mg/kg，静脉注射	30
口腔鹅口疮	酮康唑 200～400mg/d，口服	10
念珠菌食管炎	氟康唑 200～400mg/d，静脉注射	7～10

3. 艾滋病的中枢神经系统感染

(1) 隐球菌脑膜炎。

① 急性期：每日两性霉素 B 0.7～1mg/kg，联合每日 5- 氟胞嘧啶 25mg/kg，

直到患者病情稳定或好转。然后改用口服氟康唑 400mg/d，持续 3 个月。

② 维持期：口服氟康唑 200～400mg/d。

(2) 弓形体病。

① 乙胺嘧啶 200mg，口服：加载剂量后，每日 75mg 口服，同时每天口服叶酸 5mg（没有可用的静脉注射表现）。

② 磺胺嘧啶 1.5g 口服 q6h；加亚叶酸 10mg 口服 q24h。

(3) 巨细胞病毒（包括视网膜炎）。

① 每 12 小时更昔洛韦 5～10mg/kg，静脉滴注，共 14 天（初始治疗）。

② 每 8 小时膦甲酸钠 60mg/kg，静脉滴注，共 14 天（初始治疗）。

③ 每日缬更昔洛韦 900mg，口服，终身抑制治疗。

(4) 单纯疱疹：每 8 小时阿昔洛韦 10～15mg/kg，静脉滴注。

(5) 梅毒。

① 青霉素注射粉剂 2400 万 U/ 天，持续 14 天。

② 静脉滴注头孢曲松 2～4g/d，共 14 天。

（三）在 ICU 治疗艾滋病毒感染者时要记住的重要事实

1. 患者可能同时合并一种以上的感染。

2. 应立即采取血液预防措施，避免不必要的接触。

3. 非感染性过程（如肿瘤）可以和感染过程相似。

4. 患者需要每天进行全面的身体检查，包括口腔、直肠周围区域和眼睛。

5. 二重感染是常见的（如真菌和耐药细菌）。

6. 如果发热持续，可以考虑腰椎穿刺、肝脏和骨髓活检。

7. 如非近期克隆，获取 CD4～CD8 计数。

8. 早期建立代码状态（译者注：代码状态指如果一个人的心脏或呼吸停止，他将接受或不接受的紧急治疗类型。一般分 3 种，接受 CPR、气管插管和机械通气；DNR 和 DNI；仅接受 DNR）。

9. 保护患者的隐私和对患者的尊重是必要的和强制性的。

九、免疫缺陷宿主的感染

1. 近年来，ICU 收治的宿主防御机制受损的危重患者数量急剧增加。对基础缺陷的了解和识别使医师能够预测感染的类型和部位，并允许早期的经验性治疗（表 8-6 和表 8-7）。

表 8-6　特定的免疫缺陷及临床表现

免疫缺陷	病原体	临床表现
巨噬细胞 / 中性粒细胞（如中性粒细胞减少症）	• 革兰阳性球菌 • 革兰阴性杆菌 • 铜绿假单胞菌 • 念珠菌属 • 曲霉菌属 • 毛霉菌属 • 犁头霉菌属 • 镰刀菌属	• 菌血症 • 脓毒症 • 组织侵犯，肺炎，侵犯鼻、脑及皮肤
补体（如 C5～C8 缺乏症）	• 奈瑟菌属 • 肺炎链球菌 • 流感嗜血杆菌 • 铜绿假单胞菌 • 布鲁菌属	• 暴发性脓毒症 • 复发性感染 • 肺炎 • 脓毒症 • 回归热
抗体（如 IgA～IgG 缺乏症）	• 革兰阳性球菌 • 流感嗜血杆菌 • 单纯疱疹病毒 • 蓝氏贾第鞭毛虫	• 肺炎、中耳炎 • 脑膜炎 • 脑炎 • 肝脏疾病 • 腹泻
细胞介导免疫（如 CD4 细胞计数减少）	• 沙门菌 • 李斯特菌属 • 分枝杆菌属 • 诺卡菌属 • 新型隐球菌 • 荚膜组织胞浆菌 • 粗球孢子菌属 • 单纯疱疹病毒 • 水痘带状疱疹病毒 • 巨细胞病毒 • 卡氏肺孢菌 • 粪类圆线虫 • 刚地弓形虫	• 腹泻、脓毒症 • 脑膜炎 • 肺炎 • 中枢神经系统 / 肺表现 • 肺表现 • 黏膜与皮肤表现 • 播散性肺炎 • 中枢神经系统 / 心肌表现

表 8-7　**ICU 免疫受损患者的常见临床表现**

入住原因	常见病原菌	初始治疗方案
发热和中性粒细胞减少症	• 早期 　– 革兰阴性杆菌和革兰阳性球菌（通常与导管有关） • 晚期 　– 耐药革兰阴性杆菌 　– 真菌（念珠菌属、曲霉菌属、镰刀菌属、毛霉菌属）	• 强制性早期经验性治疗
脓毒症：脾切除术后	• 荚膜细菌微生物	• 急救中心即予抗生素治疗
细胞介导免疫缺陷患者的神经系统恶化	• 细胞内病原微生物	• 进行 CT、腰椎穿刺检查，并抗细菌治疗，可能需抗隐球菌治疗
器官移植后的脓毒症	• 术后立即发生：常见的局部细菌 • 与手术无关：病毒、真菌、诺卡菌	• 根据感染部位选择抗菌药物 • 经验性治疗，需要广泛的病情检查
双肺浸润	• 病因缺陷决定病原微生物	• 经验性治疗，并进行支气管肺泡灌洗和活检（如果可能）
糖尿病酮症酸中毒	• 细菌、毛霉菌、曲霉菌	• 治疗混合细菌感染
艾滋病	• 取决于感染部位	• 详见艾滋病一节
术后情况及营养不良	• 耐药革兰阴性杆菌 • D 组链球菌 • 念珠菌属	• 使用广谱抗感染治疗

　　2. ICU 收治的免疫缺陷患者应根据感染发生时间进行分类。尽管具有相同的基础免疫缺陷，医院获得性感染与社区感染的病原学因素不同。

十、抗菌药物（表 8-8）

表 8-8　ICU 常用抗菌药物的选择

药　物	用　量	肾功能：肌酐清除率＞ 80/ 10～50/ ＜ 10	评价及不良反应
氨基糖苷类（如庆大霉素）	每 8 小时 1 次，1～2mg/kg，静脉注射	8～12h 12h 24～48h	监测血药浓度、肾功能、听力
广谱青霉素（如哌拉西林）	每 8 小时 1 次，3～4g，静脉注射	4～6h 8～12h 12～24h	监测钠离子和凝血情况
亚胺培南	500mg～1g	6h 12h 24h	癫痫、抽搐、面部麻痹
头孢菌素类（如头孢他啶）	每 8 小时 1 次，2g，静脉注射	6～12h 12h 14h	可轻易进入脑脊液
氨曲南	每 8 小时 1 次，2g，静脉注射	6～12h 12h 24h	青霉素过敏患者可耐受
万古霉素	每 12 小时 1 次，1g，静脉注射	6～12h 2～3 天 7 天	监测血药浓度，间质性肾炎
苯甲异噁唑青霉素	6～12g，静脉注射	4～6h 6～8h 8～12h	输注时长至少为 1h
阿昔洛韦	2～3g/d，静脉注射	8h 12～24h 24～48h	监测白细胞和肾功能
更昔洛韦	5mg/kg，静脉注射	12h 12h 24～48h	监测骨髓功能
克林霉素	600～900mg，静脉注射	8h 8h 8h	腹泻

（续表）

药　物	用　量	肾功能： 肌酐清除率＞80/ 10～50/＜10	评价及不良反应
氯霉素	3～4g，静脉注射或口服	6h 6h 6h	监测骨髓功能
甲硝唑	30mg/（kg·d），静脉注射或口服	6h 6h 6h	金属味
两性霉素 B	每日 1 次，0.5～1mg/kg，静脉注射	24h 24h 48h	监测肾功能
氟康唑	每 12 小 时 1 次，200～400mg，静脉注射或口服	12h 24h 48h	与抗凝血药相互作用
伊曲康唑	2～4g，口服	12～24h 24h 24h	
复方新诺明	4～5mg/kg，静脉注射（TMP），或更高	6～12h 12～24h 24～48h	监测白细胞；皮疹
多西环素	100～200mg，静脉注射	12～24h 12～24h 12～24h	损害中性粒细胞功能
左氧氟沙星	500～750mg，静脉注射	24h	请勿用于儿童
阿奇霉素	500mg，静脉注射	24h	
红霉素	1～4g/d，静脉注射	6h 6h 6h	优先经中心静脉给药
利巴韦林	雾化 190mg/ml，12.5L/min，18h，休息 6h，每日重复，共 10 天	未知 未知 未知	需要特殊的药物输送装置

十一、感染性疾病：ICU 集束化治疗

1. 洗手是预防感染最重要的一个步骤。

2. 改善营养状况对感染的结局非常重要。

3. 尽快取出膀胱导管。

4. 必须进行完整的体格检查。

5. 革兰染色是早期诊断几种感染（如肺、软组织、脑膜炎）最佳且最便宜的方法。

6. 低温提示脓毒症，尤其在老年患者中。

7. 中心导管应每 5～7 天更换一次。

8. 外周置管应每 2～3 天更换一次。

9. 如果预期 ICU 住院时间较长，建议尽早放置皮下导管。

10. 高热患者需要特别注意液体管理。

11. 抗生素与许多其他药物相互作用（见上表。）

12. 药物引起的发热并不少见（常见的药物有抗生素、H_2 拮抗药和苯妥英钠）。

13. 发热可能持续数天，即使已开始适当的抗菌治疗。

14. 密切关注临床情况，这比实验室结果更重要。

十二、常用基础知识和公式

1. 抗菌药物动力学

抗菌药物的药代动力学取决于几个因素。

抗菌药物的分布体积（V_D）计算如下。

$$V_D = \frac{A}{C_p}$$

式中，A = 体内抗生素总量；C_p = 抗生素血浆浓度。

抗菌药物的重复给药取决于其最小血药浓度（C_{min}）原则，如下。

$$C_{min} = D / (V_D)(2^n - 1)$$

式中，D = 剂量，n = 以半衰期表示的给药间隔。

抗菌药物的稳态血药浓度（C_{ss}）可利用以下公式估算。

$$C_{ss} = 半衰期剂量 / (0.693)(V_D)$$

2. 抗菌药物剂量调整

危重患者中，肾功能不全很常见。需氨基糖苷类药物治疗的患者，要根据氨基糖苷类药物清除率调整剂量。

$$氨基糖苷清除率 = (C_{cr})(0.6) + 10$$

式中，C_{cr} = 肌酐清除率（ml/min）。

Cockcroft 和 Gault 公式用于评估肌酐清除率，如下。

$$C_{cr}(ml/min) = [(140 - 年龄) \times 体重] / (Cr \times 72)$$

式中，Cr = 血清肌酐（mg/dl）。这个公式的另一个版本来自 Spyker 和 Guerrant，如下。

$$C_{cr}(ml/min) = [(140 - 年龄) \times (1.03 - 0.053 \times Cr)] / Cr$$

3. 抗菌药物浓度

一些临床使用的抗生素浓度如表 8-9 所示。

表 8-9　常见抗菌药物浓度

抗生素	浓度（μg/ml）	
阿米卡星	峰浓度 20～30	谷浓度 <8
庆大霉素	峰浓度 10～20	谷浓度 5～10
氯霉素	峰浓度 5～10	谷浓度 <2
妥布霉素	峰浓度 5～10	谷浓度 <2
万古霉素	峰浓度 30～40	谷浓度 5～10

4. 其他

ICU 中常见的一些非结核性分枝杆菌见表 8-10。

表 8-10　常见非结核性分枝杆菌

分　类	Runyon 分类	分枝杆菌类型
光产色菌	I	• 堪萨斯分枝杆菌 • 海分枝杆菌

（续表）

分　类	Runyon 分类	分枝杆菌类型
暗产色菌	II	瘰疬分枝杆菌
不产色菌	III	鸟 – 胞内分枝杆菌
快速生长分枝杆菌	IV	• 偶然分枝杆菌 • 龟分枝杆菌属脓肿亚种 • 龟分枝杆菌属龟亚种

（李　佳　陈丽敏　潘晓俊　黄思思　刘　娇　译）

第 9 章　神经系统疾病
Neurologic Disorders

一、脑死亡

（一）定义

传统上，死亡被定义为没有自主呼吸和自发脉搏，更为现代的死亡定义包括脑死亡的概念，被定义为所有脑功能的永久停止。这一概念的发展与移植的广泛应用是一致的，因此，这是重症医师需要掌握的重要概念。

（二）脑死亡的法律地位

在美国，脑死亡的概念及其诊断标准在绝大多数州已经存在，且被写入法典。在没有进行脑死亡专门立法地区工作的医师，往往依靠普通法进行死亡的法律证明。但在美国，司法上对脑死亡概念的接受是普遍的。

（三）脑死亡判定

不同机构对脑死亡的判定各不相同。在大多数机构中，都有特定的标准建立。在大多数情况下，对不可逆性的认识需要确定昏迷的病因，并足以解释所观察到的脑功能的丧失。例如，当涉及药物或毒素时，血液中这些药物的水平必须不存在或低于治疗水平，才能通过临床检查确定脑死亡。

脑死亡的临床诊断

(1) 诊断脑死亡的常用诊断标准见表 9-1。

(2) 具体的脑干功能测试因地点而异，但每个机构的协议都包括一些简单的床旁测试，证明脑干功能的缺失。其中一个例子是温度试验（表 9-2）。

表 9-1 脑死亡的临床判定

1. 昏迷原因明确
   - 体温>36 ℃
   - 无明显中枢神经系统抑制剂或明显代谢紊乱
   - 无休克（收缩压>100mmHg）
2. 无自主运动、机体呈去大脑或去大脑皮质样改变
3. 脑干反应缺失
   - 瞳孔固定（对光无反应）
   - 角膜反射缺失
   - 脑神经分布区域对疼痛反应不敏感（如眶上压）
   - 无咳嗽或呕吐反射
   - 双眼无生机
   - 双侧冷水刺激无眼动（热量测试）
4. 无呼吸活动至少 3min（见自主呼吸激发试验）

表 9-2 温度试验

- 头部抬高 30°
- 在确定耳道没有耳垢后，用静脉导管向每侧外耳道注入 50ml 冰水。观察患者几分钟，检查是否有眼球运动

（3）在大多数机构中，2 名临床观察员必须同意脑死亡的诊断，并在患者的病历中注明。

（4）脑死亡临床评估的最后一个组成部分通常是自主呼吸激发试验（表 9-3）。

表 9-3 自主呼吸激发试验

- 测试前吸 100% 纯氧 5～10min
- 保持氧气供给，在患者与呼吸机断开的情况下，通过气管插管以 4～8L/min 的速度输送 O_2[a]［如果出现低血压和（或）心律失常，立即重新连接呼吸机，考虑其他验证性测试］
- 观察是否有自主呼吸
- 10min 后行动脉血气分析。如果 $PCO_2 \geq 60mmHg$ 且无自主呼吸，则判定患者无自主呼吸

a. 在慢性阻塞性肺疾病患者中，呼吸暂停试验结束时 PaO_2 必须<50mmHg；PCO_2. 动脉血液二氧化碳分压

（5）脑死亡辅助检查：用于判定脑死亡的其他检查包括以下内容。

① 脑电图（EEG）：在大多数机构中，等电位脑电图不需要作为脑死亡的标准。然而，它可用作验证性测试。

② 脑血管造影：在有毒物质存在或镇静药的情况下，无法临床确定昏迷的不可逆性。脑血管造影可用于确定是否存在脑血流量，从而确定昏迷的不可逆

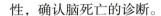

性，确认脑死亡的诊断。

③ 脑放射性核素研究：一些中心已使用锝 –99（^{99}T）脑循环核成像研究作为确定脑死亡的确证试验。在判定脑死亡时，该方法对脑血流动力学的敏感性不如脑血管造影。

④ 经颅多普勒检查：通过前后脑循环系统确定血液流动模式，可作为诊断脑循环停止的辅助检查。

⑤ 计算机断层血管造影术：这种方法被认为是辅助检查的一种更便宜和更可行的替代方法。尽管有这些优点，但由于目前的证据水平是可变的，而且质量较低，这种方法在标准化之前还需要进一步验证。

(6) 脑死亡的患者已经死亡。医师不需要家属或其他个人的任何许可就可以将死亡患者从机械通气或其他生命支持操作中移除。

二、昏迷

（一）定义

昏迷是指神经系统无反应的一个术语。它代表了一个连续体的一部分，从正常功能到缺乏神经功能，中间状态为嗜睡和昏睡。意识分为两个部分：觉醒水平和意识内容。

1. 觉醒水平取决于脑干的网状激活系统和两侧大脑半球之间的相互作用。

2. 意识的内容存在于大脑中。内容和意识这两个组成部分可能会分别受到影响。例如，运动障碍性缄默症是一个术语，适用于那些看起来清醒（睁开眼睛，有时甚至可以追踪房间内的运动）但缺乏意识内容的患者。患有基底动脉闭塞症的患者可能会发展为"闭锁"综合征。在这种综合征中，意识的内容被保留了下来，但缺乏与环境直接沟通的能力。格拉斯哥昏迷量表提供了一种评估对特定刺激反应的意识水平的特异性系统（表 9-4）。

（二）病因

昏迷是医院入院的常见病因。常见昏迷原因见表 9-5。

表 9-4　格拉斯哥昏迷量表

检查项目	反　　应	得　分
睁眼反应	自主睁眼	4
	呼唤睁眼	3
	疼痛后睁眼	2
	无反应	1
语言反应	表意明确	5
	词不达意	4
	表意不清	3
	无法理解的声音	2
	无反应	1
运动反应	遵嘱动作	6
	疼痛可定位	5
	屈曲躲避疼痛	4
	肢体异常屈曲（去皮质）	3
	肢体异常伸展（去脑）	2
	无反应	1

总分：最佳反应为 15 分；昏迷为 8 分以下；无反应为 3 分

表 9-5　昏迷常见原因

- 脑卒中
- 中枢神经系统（CNS）损伤
- 中枢神经系统感染
- 药物中毒
- 代谢异常
- 转移性或原发性中枢神经系统肿瘤
- 炎症反应（脓毒症）
- 原因不明

（三）诊断

1. 仔细的病史询问和体格检查

病史应包括导致患者昏迷的信息。体格检查的相关要点包括头部外伤（如血肿）、脑脊液鼻漏、挫伤或撕裂伤。应记录完整的神经系统检查以寻找局限性病灶。

2. 毒性 – 代谢现象

最终发现毒性 – 代谢现象是导致大多数患者无明显原因昏迷的原因，评估是否有低血糖或高血糖、低钠或高钠血症、肾衰竭、肝功能不全伴肝性脑病，以及因摄入毒素引起的昏迷。

3. 头部 CT 扫描

在 CT 扫描时可能会意外发现幕上或后颅窝的肿块，并导致昏迷。因此，所有病因不明的昏迷患者都应该完成神经影像学检查。

4. 腰椎穿刺

无肿块的患者应首先进行脑脊液检查以排除感染。具体诊断研究见表 9–6。

表 9–6　不明原因昏迷患者的脑脊液研究

管 I	不同细胞计数
管 II	葡萄糖、蛋白质
管 III	革兰染色、抗酸杆菌染色，常规培养，印墨染色或隐球菌抗原、肺炎球菌抗原、脑膜炎球菌抗原测试，性病研究实验室检查（VDRL）
管 IV	特殊研究（乳酸、类风湿因子等）

（四）治疗

永远记住 ABC（气道、呼吸、循环）。

1. 缺乏气道保护反射的昏迷患者应进行气管插管（对那些自发通气不足的患者进行机械通气辅助）。

循环：评估血压和脉搏，以确定心血管功能。

2. 具体治疗取决于患者的临床状况。

(1) 有感染的患者应积极进行静脉输注抗生素治疗。存在肿块样感染灶的患者应考虑早期手术干预。

(2) 发生中毒代谢病变的患者应接受对症治疗，并密切监测电解质和（或）药物水平。

(3) 许多临床医师推荐用麻醉拮抗剂纳洛酮（2～8mg，静脉注射）和葡萄糖

（50g，静脉推注）对昏迷患者进行经验性治疗。纳洛酮经鼻滴注与静脉滴注同样有效。然而，一些数据表明，高血糖可能对受损的神经元有害，因此，随着床旁血糖测定的出现，主张在给药前监测血糖。

（4）氟马西尼：一种苯二氮䓬拮抗药，然而，由于缺乏苯二氮䓬类药物过量的专门知识，不建议使用，因其可能导致三环类抗抑郁药物过量的患者癫痫发作。

3. 常规治疗。

（1）静脉途径给药。

（2）通过鼻胃管进行胃肠减压。

（3）对昏迷患者应留置导尿管进行尿液监测，便于护理。所有无禁忌证的患者均应预防深静脉血栓（即每 8～12 小时肝素 5000U，皮下注射或每日 1 次低分子肝素 0.5mg/kg 或 40mg）。

（4）护理和舒适措施（包括润滑结膜间隙和贴眼）。

（5）四肢被动运动，预防挛缩。

（6）皮肤护理（包括定期翻身和变换体位）。

三、颅内高压

（一）生理

1. 颅内容物包括大脑、脑脊液和脑血容量。这些内容是受颅骨约束。
2. 大脑是高代谢器官，非常依赖于持续的血液供应。
3. 由于颅顶封闭，脑血流量取决于平均动脉压与颅内压（ICP）的差值。

（二）病因

大量颅内病变可导致颅内压升高和脑血流量损伤（表 9-7）。这些特定病变可能需要个体化治疗，这将在本书的其他部分中进行讨论。

（三）治疗

1. 气道、呼吸、循环

应特别注意气管插管患者，因为体位以及某些镇静药和麻痹药可导致颅内压升高。

表 9-7　颅内高压的病因

- 脑肿瘤
- 暴发性肝衰竭
- 头部外伤
- 脑膜炎和（或）脑炎
- 蛛网膜下腔出血
- 血管炎
- 其他

2. 患者体位

对于无禁忌证（即低血压）的患者，建议头抬高 30°。

3. 过度通气

控制颅内压最快的方法是过度通气。动脉 PCO_2 的急性减少可导致血管收缩和颅内血容量的减少。虽然目前没有对照研究证明过度通气效用，但通常提倡的 PCO_2 值为 25～35mmHg。

4. 脱水药

高渗盐水和甘露醇是常见的药物。累积证据表明，高渗盐水在降低颅内压力方面比甘露醇效果更佳，因此被认为是一线药物。高渗盐水有不同浓度（2%～23%）。建议通过中心静脉给药，以达到目标血钠浓度为 155mmol/L。同时定期测定血清钠和渗透压（每 6 小时）。甘露醇剂量为 0.25g～1g/kg 静脉滴注 10～20min，减轻脑水肿从而降低颅内压。血浆渗透压应维持在 340mOsm/L 以下。注：首次使用甘露醇可能导致颅内压反常增加，因此一些专家推荐首先使用祥利尿药（如呋塞米）进行治疗。

5. 麻醉药和镇静药

巴比妥类药物最初流行是因其能够降低脑代谢和脑血流量，从而降低颅内压。但其治疗存在争议，因其不良反应可能大于益处（严重的低血压需要血管升压药物）。机械通气的患者需要镇静，推荐丙泊酚，因其易滴定、半衰期短，可定期进行神经学评估。

6. 糖皮质激素

糖皮质激素在治疗颅内高压中唯一明确的作用是用于某些肿瘤继发的脑水肿。它们在创伤、脑血管意外（CVA）和代谢原因中的应用尚未被证明能改善预后，因此不作常规推荐使用。事实上，一项大规模的随机临床试验显示，在中重度颅脑损伤患者中使用这些药物效果较差。

7. 脑脊液引流和颅内压监测

可在床旁经皮放置脑室导管，同时监测和治疗颅内压。颅内压＞$20cmH_2O$ 持续升高，可通过脑室导管引流脑脊液。

8. 呼气末正压

一些作者不主张使用 PEEP，但在肺顺应性低的情况下，常规使用 PEEP（$3\sim7cmH_2O$）并不影响脑血流量。

9. 手术治疗

颅内高压最常见的手术是视神经鞘开窗术和脑脊液分流术。

10. 低温治疗

尽管仍未被普遍接受且为非标准化治疗，低温治疗在难治颅内高压患者中得到了成功的应用。关于此技术的详细信息见第 15 章。

四、脑血管疾病

（一）流行病学

每年约有 70 万人患有新发或反复发作的脑血管病。脑卒中仍是美国第三大死亡原因和主要致残原因。

（二）分类

CVA 是指许多不同的综合征的总称。广义上分为两大类：①血管功能不全（继发于血栓形成、栓塞或狭窄导致局部缺血）；②血管破裂，导致颅内高压和继发性脑缺血。

1. 血管功能不全

(1) 短暂性脑缺血发作（transient ischemic attack，TIA）是指脑缺血后突然或迅速出现的神经症状，持续数分钟至 24h，无残留体征或症状。动脉粥样硬化是最常见的原因。

(2) 脑卒中。

① 定义：脑卒中是一种快速发病的神经功能受损疾病，涉及特定血管区域，其神经体征和症状持续超过 24h。

② 危险因素：与 TIA 类似。在美国近 10 年来，可卡因滥用导致血管痉挛引起卒中的发生率越来越高。

③ 脑卒中的分类：血栓形成和栓塞都可能导致血管功能不全和脑卒中现象。临床上对血栓形成与栓塞的鉴别比较困难。表 9-8 列出一些临床特征。

表 9-8　栓塞性和血栓形成性脑卒中的临床特点

	栓塞性	血栓形成性
诱发因素	心脏瓣膜疾病	动脉粥样硬化
	心内膜炎	糖尿病
	心肌梗死	高血压
	心房颤动	动脉炎
短暂性脑缺血发作既往史	罕见	常见
起病症状	快速起病	数小时内进展

④ 栓塞性卒中：栓塞性卒中最常见的原因包括继发于心房颤动的栓子、瓣膜性心脏病、细菌性和非细菌性心内膜炎、继发于心肌梗死或室壁瘤的损伤、心房黏液瘤和继发于心内膜疾病的栓塞。

- 血栓性卒中：凝块在脑血管内形成血凝块。脑血管的内源性或外源性疾病可能导致血栓性脑卒中。其中包括以下几点。
  - 动脉硬化。
  - 肌纤维发育不良。
  - 动脉炎（Takayasu 病、巨细胞动脉炎和其他血管疾病）栓塞或夹层延续至脑动脉。
  - 继发于蛋白质或细胞成分增加的黏度增加（如巨球蛋白血症、粒细胞计数升高的白血病和任何原因的红细胞增多）。
  - TIA 是发生完全性卒中的危险因素，最高风险发生在 TIA 发作后的最初 3 个月。

⑤ 脑缺血综合征的初步评估和治疗。

- 保护气道，协助呼吸和循环。
- 仔细体格检查：着重于神经系统查体以定位病损区域，而其他位置查体应着重于排查或排除缺血性综合征的继发原因。

- 实验室检查：常规行血常规、PT、PTT、血糖、电解质、BUN、肌酐。头部 X 线片、ECG、CT 扫描应及时（排除出血、梗死、硬膜下血肿或颅内肿块）。

- 对于任何新的神经异常患者，应考虑腰椎穿刺以排除感染，并完成蛛网膜下腔出血的评估。

- 昏迷患者存在误吸风险。因此，在完成吞咽能力评估后留置肠内营养管。

- 超声心动图：对于有病史或体检提示心脏异常的患者，应进行超声心动图检查。

- CT 血管造影或磁共振血管造影（MRA）通常用于研究颈动脉和椎动脉，特别是在栓塞性脑血管病。

- 其他检查还包括颈动脉超声和脑血管造影。

⑥ 对于伴有神经功能逐渐恶化（进展中的脑卒中）的栓塞性脑血管病患者，建议从肝素开始抗凝。此外，尽管复发性 TIA 患者常规进行抗血小板治疗，仍需使用肝素抗凝。注意：对于神经系统损伤加重（发生脑卒中或疑似栓塞源）的患者，应开始抗凝治疗（使用肝素）。影像学显示有出血迹象的患者禁用抗凝药物，合并胃肠道出血或凝血功能障碍的患者及高血压患者中慎用。

⑦ 血压控制：提倡将血压维持在 150/100mmHg 左右。必须重视，收缩压严重升高会增加 CVA 复发的风险，而血压降低可能会导致中枢神经系统灌注不良区域缺血，导致临床情况恶化。

- 溶栓治疗成为缺血性卒中的治疗标准。重组组织型纤溶酶原激活药(rt-PA) 是唯一经 FDA 批准的可减少缺血性卒中不良影响的静脉使用的药物。在症状出现后 3～4.5h 内给予效果最佳。

⑧ 低温治疗：低温治疗对缺血性脑损伤有好处，然而，在完全了解其真正作用之前，还需进行研究。

2. 血管破裂

(1) 蛛网膜下腔出血（SAH）约占所有卒中的 10%，占脑血管意外的 16%～20%。SAH 的病因包括脑血管破裂、中枢神经系统动静脉畸形出血和创伤。

① 临床表现。

- 神经系统病变包括局灶性神经系统体征及昏迷。

- 伴有颈强直的剧痛性头痛。

② 评估与治疗。

- 气道、呼吸、循环，如前所述。
- 约 90% 蛛网膜下腔出血可经头颅 CT 扫描显示。
- CT 扫描阴性但临床仍高度怀疑 SAH 的患者，应行腰椎穿刺。
- 患者应该卧床休息，行心电监护，并每 1～2 小时进行神经系统评估。
- 手术前拮抗抗凝及抗血小板。去氨加压素（0.4μg/kg）可以拮抗抗血小板。使用华法林的患者应立即接受凝血酶原复合物浓缩物或新鲜的冷冻血浆。目前，直接口服抗凝药的解毒药也有（达比加群酯用伊达鲁珠单抗，利伐沙班和阿哌沙班用依沙尼特阿法）。
- 头痛的镇痛药应予以规范应用（常用对乙酰氨基酚和可待因）。
- 监控血糖，高血糖可能会加重脑损伤。建议对血糖水平＞8.08mmol/L 的患者进行胰岛素治疗。
- 应用大便软化药和温和的泻药以防止便秘（便秘会增加颅内高压）。
- 血压控制：保持血压在 CPP＞60mmHg（CPP = MAP-ICP）。可使用降压药治疗，常用静脉注射拉贝洛尔，静脉注射尼卡地平或静脉注射氯维地平。
- 外科治疗：随着显微外科技术的发展，脑动脉瘤的外科治疗是一种安全有效的方法。
- 介入治疗：颅内动脉瘤介入栓塞术（使用铂线圈）是外科手术夹闭治疗的有效替代方法。弹簧圈插入动脉瘤腔内，在弹簧圈周围形成局部血栓，闭塞动脉瘤囊。

(2) 脑出血：脑出血通常在创伤后发生。当它自发发生时，通常伴有高血压。其他类型的卒中所见的神经系统异常，具体诊断需要进行神经影像学检查。治疗如下所示。

- 气道、呼吸、循环，适用于所有危重患者。
- 控制严重的高血压：如上所述，血压降低可能会发生脑缺血。但是，控制高血压可以减轻脑水肿并改善神经功能。
- 拮抗抗血小板和抗凝（如上所述）。
- 如上所述，可能需要额外处理颅内高压。

- 危重患者应进 ICU 进行密切治疗。
- 某些中心已使用活化的重组因子Ⅶa 控制血肿。然而大型试验的数据结果大相径庭。

(3) 血肿发生在可触及部位，且有进展恶化者，可行外科血肿清除术。

五、癫痫持续状态

（一）定义

癫痫持续状态是指持续 5min 或 10min 的癫痫发作或频繁的临床发作，且发作间期未恢复到临床基线状态。这是一种可能导致永久性神经损伤甚至死亡的状况。

（二）一般情况

癫痫的治疗以临床为基础。

1. 大多数癫痫发作在 30～90s 内自动停止。

2. 癫痫持续状态的诊断简单，多数情况下可以通过对患者的观察来确定。

3. 无运动障碍的广泛性癫痫发作可导致精神状态改变或昏迷，临床上可能不明显，因此可能需要进一步的诊断性测试（如脑电图）。

4. 持续的癫痫发作可能导致酶升高 [肌酸激酶（CK）]，使其他临床疾病的诊断更加困难（即心肌梗死）。

（三）治疗

1. 和所有危重患者一样，必须维持气道、呼吸和循环。制动以确保患者不会因为躁动而伤害到自己。同时给氧，继续观察。

2. 监测血糖，完善钙、镁和其他电解质及肌酐、肝功能、抗惊厥药物浓度、全血细胞计数和毒理学筛查。

3. 进行生理盐水输注，并静脉注射 50% 葡萄糖 50ml+ 硫胺素 100mg。

4. 心电监护和血压监测。

5. 氯硝西泮为一线用药，2mg，静脉推注，持续状态患者每 3～5 分钟重复给药。地西泮作为二线替代剂，5mg，静脉推注，间隔 5～10min 重复给药。

6. 苯二氮䓬类药物应用后 15～20min 内再发作相当频繁，应服用其他抗癫痫药物。苯妥英钠对预防静脉注射的癫痫发作频率有明显效果，对于以前未服用苯妥英钠的患者应作为负荷剂量使用，剂量为 20mg/kg，速率为 50mg/min。如果出现心律失常和（或）低血压，应停止输液并以较慢的速度恢复。其他替代药物还包括磷苯妥英钠和左乙拉西坦。

7. 使用苯妥英钠后持续的癫痫发作应以 50～100mg/min 的速率静脉注射苯巴比妥，直到癫痫停止或总剂量达到 20mg/kg。

8. 持续的癫痫发作可使用其他药物：在一些难治性癫痫发作时可静脉使用丙泊酚（5～30ml/h）。丙戊酸也使用剂量为 10mg/kg，速率为 20mg/min。在某些情况下，低温治疗已被用于治疗顽固性癫痫持续状态。

9. 脑电图监测适用于全麻控制癫痫持续状态的患者。对于脑电图不能诊断的患者，也给予连续脑电图监测。

10. 对于可能导致癫痫持续状态的潜在疾病，应复查实验室检验，追问病史，并进行体格检查。治疗的主要方法是识别和纠正诱发因素。

(1) 抗癫痫药物不规范使用。

(2) 戒断综合征（酒精、巴比妥酸盐、苯二氮䓬类）。

(3) 急性结构性损伤。

(4) 代谢异常（低血糖、肝性脑病、尿毒症等）。

(5) 使用或服用过量可降低癫痫发作阈值的药物（茶碱、亚胺培南、三环类抗抑郁药、锂、氯氮平、氟马西尼、利多卡因）。

11. 癫痫持续状态控制后，应对潜在的疾病过程进行仔细查体和实验室检验来评估。无法明确病因的患者，除禁忌证外，应行头颅 CT 扫描和腰椎穿刺。

12. 持续的运动型癫痫发作可导致肌肉破坏，从而释放肌红蛋白和其他细胞内成分进入循环。必须保持充分灌注预防肾衰竭（见第 14 章）。

13. 低温治疗。虽然确切的作用机制尚不清楚，但低温治疗在治疗癫痫性疾病，特别是难治性癫痫持续状态方面显示出积极的效果。

六、神经肌肉疾病

（一）吉兰 - 巴雷综合征

1. 定义

吉兰 - 巴雷综合征（GBS）是周围神经系统的急性免疫脱髓鞘疾病，可导致运动和感觉症状，几乎没有感觉体征。大多数情况下，可以完全恢复。但是，多达 25% 的患者由于呼吸肌无力而导致呼吸衰竭，一段时间需要进行机械通气。发病高峰在 15—35 岁和 50—75 岁年龄段。

2. 临床表现

患者既往体健，通常的病史是以前的健康状况正常，多因轻度的上呼吸道疾病或胃肠道疾病，继发无力和麻木。其他因素包括近期疫苗接种或手术。表 9-9 描述了主要的临床表现。非典型性表现可能包括进行性瘫痪。

表 9-9 吉兰 - 巴雷综合征的主要临床表现

- 远端感觉异常（最初是下肢）
- 快速进行性运动无力（上行神经病变）
- 病变不对称
- 面肌无力多见（1/3 病例）
- 恢复通常在进展停止后 2~4 周开始
- 窦性心动过速和血压不稳定
- 脑脊液蛋白升高（第 1 周后）
- 神经传导异常

3. 诊断

(1) 全面体格检查，排除其他神经病变因素（脊髓病变、感染、代谢或中毒等）。

(2) 腰椎穿刺通常显示蛋白质升高。脑脊液中单核白细胞很少，淋巴细胞计数＜10/ml。

(3) 80% 患者表现为神经传导缓慢。

4. 治疗

(1) 气道、呼吸和循环。

(2) 密切监测肺功能，定期监测肺活量。

(3) 肺活量＜20ml/kg 是考虑插管和辅助机械通气支持的适应证。

(4) 防止肢体挛缩，四肢交替活动。

(5) 患者出现动力性肠梗阻和尿潴留时，应进行膀胱和肠道护理治疗。

(6) 褥疮预防和护理。

(7) 预防血栓栓塞症（即肝素和弹力袜）。

(8) 血浆置换可以排除或稀释与 GBS 发病机制有关的炎症因子。已被证实减少呼吸机依赖及 GBS 早期恢复。

(9) 静脉注射免疫球蛋白（IVIG）与血浆置换治疗 GBS 同样有效。

(10) 糖皮质激素尚未被证明具有 GBS 治疗价值。

（二）其他慢性神经系统疾病

1. 部分慢性进行性神经系统疾病可能导致患者需机械通气进入 ICU 进行治疗，这些疾病包括肌萎缩性侧索硬化症、多发性硬化症、严重帕金森症等。

2. 患者的主要治疗包括应否采取积极治疗。建议与家属充分沟通并决定，而非强迫患者及家属采取不必要的支持措施。

七、ICU 谵妄

（一）流行病学

10% 的内科和外科患者在住院期间会出现谵妄。这些患者可能拔除静脉导管、动脉导管、鼻胃管等。出现谵妄的患者死亡率更高。发生谵妄的高危患者如下。

1. 老人和儿童。

2. 颅脑损伤患者。

3. 药物依赖患者或多药联合用药。

4. 心功能衰竭患者。

5. 患有艾滋病的患者。

（二）临床表现

1. 前驱症状表现为不安、易怒、焦虑或睡眠困难。

2. 间歇性思维清晰、条理清晰或严重混乱、思维紊乱。

3. 睡眠 – 觉醒周期紊乱，夜间活动和混乱增加。

（三）评估与治疗

1. 气道、呼吸、循环。

2. 应特别注意可能引起中枢神经系统紊乱的代谢问题。

3. 应进行血糖、电解质、钙、尿素氮、肝功能等实验室检查，以及动脉血气或血氧监测，以排除低氧血症（ICU 精神状态改变的常见原因）。

4. ECG 排除心肌缺血。

5. 谵妄评估使用意识模糊评估法（CAM）作为筛查工具。修订版 CAM- ICU 是机械通气、无法言语交流患者的筛查工具。

6. 不明原因的精神状态改变的患者，应先行颅脑 CT 扫描或磁共振成像后行腰椎穿刺，排除感染性或其他原因。

7. 谨慎用药。常见谵妄相关药物见表 9–10。

表 9–10　谵妄相关药物

- 镇痛药（如吗啡）
- 抗生素（如氨基糖苷类）
- 抗病毒药物（如金刚烷胺、阿昔洛韦）
- 抗胆碱药物（如阿托品）
- 抗惊厥药（如苯妥英钠）
- 抗炎药（如皮质类固醇、非甾体抗炎药）
- 抗恶性肿瘤药物
- 心血管药物（如 β 受体拮抗药、血管紧张素转化酶抑制药）
- 药物戒断（如乙醇、苯二氮䓬类药物）
- 拟交感神经药（如安非他明、可卡因）
- 其他（如二硫仑、锂）
- 草药制剂（如颠茄提取物、曼陀罗杂草、圣约翰草、缬草）

8. 无论病因是否已知，一些可以帮助控制患者混乱和行为的简单干预措施经常被忽略。例如，如果患者通常戴眼镜或助听器，就把这些东西还给他。把精神错乱的患者放在一起的旧做法是没有帮助的，事实上，它可能增加两个患者的攻击行为，因此，使谵妄患者定向管理几乎是不可能。如果有任何物理限制措施手段，应将其作为最后的手段，因为它们常常增加躁动，并可能对患者造成身体伤害。

9. 氟哌啶醇（Haldol）是一种强效抗精神病药物，能有效地镇静焦虑、镇静并减少幻觉和偏执性思维。对于轻度谵妄或躁动的患者，初始剂量 0.5～2mg 静脉注射或肌内注射通常疗效足够了。然而，对于严重激动的患者，初始剂量 5～10mg 是必需的，间隔 20～30min。给予 3 个剂量的氟哌啶醇无症状改善，每 30 分钟静脉给予 1～2mg 劳拉西泮（Ativan），与氟哌啶醇同时使用，或者两药交替给药。患者安静后每 24 小时减少 15% 用量。注意：尽管氟哌啶醇通常用于该适应证，但未经批准用于静脉注射。大剂量静脉注射已用于危重患者，没有明显的伤害或不良反应。在没有呼吸抑制迹象的情况下，最高可使用 100mg，静脉推注。

10. 齐拉西酮（Geodon™）是一种非典型抗精神病药，在治疗谵妄方面似乎与氟哌啶醇一样有效。这种新型的非典型抗精神病药物在控制谵妄患者方面与传统药物相当。

11. 谵妄应提示神经精神科会诊，以便在评估和治疗方面提出建议。

八、常用基础知识和公式

（一）脑脊液

人体脑脊液的正常压力和容积见表 9-11。

表 9-11　脑脊液的正常压力和容积

脑脊液压力	
儿童	3.0～7.5mmHg
成人	3.5～13.5mmHg
脑脊液容积	
婴幼儿	40～60ml
幼童	60～100ml
较大儿童	80～120ml
成人	100～160ml

脑脊液的正常组成见表 9-12。

表 9-12 脑脊液的正常组成

指 标	脑脊液浓度（均值）
比重	1.007
渗透压 [mOsm/(kg·H$_2$O)]	289
pH	7.31
PCO$_2$（mmHg）	50.5
Na$^+$（mmol/L）	141
K$^+$（mmol/L）	2.9
Ca^{2+}［mmol/L（mEql/L）］	1.25（2.5）
Mg^{2+}［mmol/L（mEql/L）］	1.2（2.4）
Cl$^-$（mmol/L）	124
葡萄糖［mmol/L（mg/dl）］	3.39（61）
蛋白质（mg/dl）	28

正常人脑脊液正常值和异常值见表 9-13 和表 9-14。

表 9-13 脑脊液正常值

脑脊液参数	新生儿	婴幼儿、儿童、成人
白细胞计数	<32/μl	<6/μl
异型白细胞计数	异型<60%	异型<1
蛋白质	<170mg/dl	<45mg/dl
葡萄糖	>30mg/dl	>45mg/dl
脑脊液：血液的葡萄糖比值	>0.44	>0.5

表 9-14 多发性硬化症的脑脊液异常

	Alb (%)	IgG/TP (%)	IgG/Alb (%)	IgG 指数	Ig 寡克隆 区带（%）
多发性硬化	25	67	60～73	70～90	85～95
正常人	3	–	3～6	3	0～7

Alb. 白蛋白；IgG/TP.IgG/ 总蛋白；Ig. 免疫球蛋白

当脑脊液中有许多红细胞或白细胞时，脑脊液的总蛋白可以用下列公式修正。

$$脑脊液总蛋白 = \frac{蛋白_{血清} \times （1-红细胞压积）\times 红细胞数_{脑脊液}}{红细胞数_{血液}}$$

多发性硬化患者常见 CSF 异常见表 9-14。

免疫球蛋白 G（IgG）异常患者可以通过 IgG 指数评估，公式如下。

$$IgG 指数 = \frac{脑脊液 IgG / 脑脊液白蛋白}{血清 IgG / 血清白蛋白} = 正常 < 0.66$$

（二）脑血流

脑循环与其他循环相同，均遵守欧姆定律，公式如下。

$$F = \frac{P_i - P_o}{R}$$

其中：F= 血流量，P_i= 输入压力，P_o= 流出压力，R= 阻力，术语 $P_i - P_o$ 可理解为脑灌注压。

脑灌注压可由以下公式计算。

$$脑灌注压 = 平均动脉压 - 颅内压$$

压力体积指数（PVI）计算如下。

$$压力体积指数 = \Delta V / [\log P_p / P_0]$$

其中，P_p= 脑脊液压力峰值（注药后升高，撤药后降低）。

脑血流量（CQ）通常为每分钟 50ml/100g，由哈根泊肃叶（HagenPoiseuille）方程确定，公式如下。

$$脑血流量 = （K \times P_r^4） / （8L \times \eta）$$

其中，P_p= 脑灌注压，r = 动脉半径，η = 血液黏度，L = 动脉长度，K = 常数。

（三）大脑新陈代谢

神经组织的可用氧量（CDO_2）在公式中表示如下。

$$可用氧量 = 脑血流量 \times 动脉氧分压$$

脑代谢率（$CMRO_2$）计算如下。

$$脑代谢率 = 脑血流量 \times 动静脉氧含量差$$

氧提取率（OER）用于评估脑代谢，如下。

$$氧提取率 = （动脉血氧饱和度 - 颈静脉血氧饱和度）/ 动脉血氧饱和度$$

$$氧提取率 \times 血液氧含量 = 脑代谢率 / 脑血流量$$

$$血液氧含量 = （血红蛋白 \times 1.39 \times 动脉血氧饱和度）+ [0.003 \times 氧分压（mmHg）]$$

$$脑代谢率 = 脑血流量 \times （动脉血流氧含量 - 中心静脉氧含量）$$

动脉 - 颈静脉氧含量差异（$AjvDO_2$）计算如下。

$$动脉 - 颈静脉氧含量差 = 脑代谢率 / 脑血流量$$

（侯文佳　马琪敏　王玉松　译）

第 10 章 营养
Nutrition

一、营养支持的目的

1. 维持组织正常状态，减少内源性营养储备的使用。

2. 减少分解代谢。

3. 维持 / 改善器官功能。

(1) 免疫。

(2) 肾脏。

(3) 肝脏。

(4) 肌肉。

4. 促进伤口愈合。

5. 减少感染。

6. 保持肠道屏障（减少易位）。

7. 降低发病率 / 死亡率。

(1) 减少 ICU/ 住院时间。

(2) 降低医疗成本。

二、营养支持的时机

（一）最佳时机仍然存在争议

1. 一些患者通过使用内源性储备来维持机体功能，从而耐受短时间的饥饿。

2. 营养良好的（无应激的）患者现实中可以在没有食物的情况下（只喝水）存活 6 周。

3. 高代谢和高分解代谢的危重患者仅能耐受几周的饥饿便会发生死亡。

4. 完全禁食似乎没有任何好处。

（二）越来越多的数据表明，早期和合理的营养支持可以改善预后

1. 早期营养支持会减轻损伤造成的高分解 / 高代谢反应。

2. 在越来越多的研究中，随机接受早期喂养的患者与延迟喂养的患者相比，感染率更低，并发症更少，住院时间更短。

3. 动物研究结果显示，在几种损伤模型中，早期喂养可以促进伤口愈合和改善肝功能。

三、营养支持的途径

（一）肠外营养

1. 营养素

氨基酸、葡萄糖、大豆油脂、维生素、电解质、矿物质和微量元素（表 10–1）。

表 10–1　肠内与肠外营养素的比较

营养素	肠　内	肠　外
氮源	整蛋白、肽类或氨基酸	氨基酸
糖类	单糖或复合碳水化合物（即淀粉和纤维）	单糖（葡萄糖）
脂肪	长链和中链甘油三酯或长链脂肪酸（ω-3 或 ω-6）	大豆油脂
维生素	已有	可以添加
矿物质和微量元素	已有	可以添加

2. 输注

经外周静脉或中心静脉输注。

3. 肠外营养主要并发症［机械 / 技术、脓毒性 / 感染和（或）代谢］

(1) 机械 / 技术（中心静脉放置不当可能导致气胸、血胸、颈动脉贯穿等，或在建立通道后形成静脉血栓或空气栓塞）。

(2) 脓毒性 / 感染（导管相关的脓毒症、脓毒性血栓、肺炎、脓肿、免疫抑制等导致感染率增加）。

(3) 代谢紊乱：高血糖症、低血糖症，电解质紊乱、再喂养综合征 / 过度喂养、肠道萎缩（即腹泻、细菌易位）、肝功能障碍（即脂肪浸润、胆汁淤积、肝衰竭、肝酶升高）。

4. 肠外营养适应证

当胃肠道不起作用、不可用或不合适时，肠外营养是首选的营养支持方法。

无功能的肠道（即麻痹性肠梗阻）、短肠综合征、肠梗阻、一些瘘、不能进行肠内营养的重症坏死性胰腺炎等。

5. 有关肠外营养的更多信息

(1) 肠外营养可能缺乏一些在溶液中不稳定的条件性必需氨基酸（即谷氨酰胺、半胱氨酸）。

(2) 葡萄糖 / 脂肪比。

① 通常为到 40∶60 至 60∶40（每种来源的热量总量）。

② 大量葡萄糖（＞60% 的热量）可以产生的作用如下所示。

- 增加能量消耗。
- 增加 CO_2 产生，增加肺负荷（可能会延迟呼吸机的脱机）。
- 造成肝脏脂肪变性。
- 导致免疫受损。

（二）肠内营养

1. 营养素（表 10-1）

(1) 氮源：氨基酸、肽或整蛋白（如酪蛋白、乳清、大豆、乳白蛋白）。

(2) 糖类：单糖或复合碳水化合物（即淀粉和纤维）。

(3) 脂肪：长链或中链甘油三酯，ω-3 或 ω-6 长链脂肪酸。

(4) 维生素。

(5) 电解质。

(6) 矿物质和微量元素。

2. 输注

(1) 肠内营养输注方式［连续或间歇（推注）喂养］

肠内营养可以通过连续喂养来提供（即 2～4h 滴注）或通过间歇（推注）喂养［即接受一个小剂量配方制剂，然后等待一段时间（即每 4 小时），然后再喂养另一剂］。

(2) 肠内营养输注途径（胃或小肠）

肠内营养可以通过胃管输注［即鼻胃管（NGT）、胃造口管（G 管 /PEG 管）、小肠喂养管（即鼻十二指肠管（ND）、鼻空肠管（NJ）、胃造口 – 空肠造口管（GJ 管）或空肠造口管（J 管）］。

3. 肠内营养主要并发症（机械、胃肠道并发症 / 代谢紊乱）

(1) 机械（置管失败 / 喂养管放错位置）可导致肠穿孔，胃内容物反流导致误吸（肺炎、化学性肺炎、ARDS）和高输出近端瘘 / 胃漏。

(2) 胃肠道并发症包括胃排空延迟、便秘 / 腹泻、顽固性恶心 / 呕吐、吸收不良、过度喂养 / 喂养不足和代谢紊乱（远低于肠外营养）。

4. 肠内营养适应证

如果肠道正常，肠内营养是首选的营养支持方法。

(1) 由于化疗 / 放疗、中枢神经系统疾病等原因造成的口服摄入不足或受损。

(2) 因烧伤、创伤、脓毒症、外科手术或医疗应激而使营养需求增加。

(3) 消化和吸收障碍（即炎症性肠病、胰腺炎等）。

(4) 代谢和分泌紊乱（即肝衰竭、肾衰竭、糖原蓄积性疾病）。

5. 肠内营养的优势

(1) 生理优势：相较于肠外营养，肠内营养时营养素能得到更有效的代谢和利用（肠内营养物质在经过肠道和肝脏的处理后进入体循环，有助于维持氨基酸库和骨骼肌组织的动态平衡）。

(2) 免疫优势：肠内营养有助于保持最佳的肠道完整性 / 功能［即肠道屏障的维护、肠道相关免疫系统、防止肠道细菌易位、免疫球蛋白 A（IgA）分泌、粘蛋白层］。

(3) 肠内营养比肠外营养更安全，因为肠内营养避免了中心导管放置相关的问题 / 并发症（即导管相关脓毒症、气胸等）。

(4) 肠内营养比肠外营养便宜，与肠外营养相比不良反应少。

（三）肠内营养与肠外营养对比

1. 如果肠道能正常工作，肠内营养是首选的营养支持方法（如果肠道正常，就使用它）。

2. 肠外营养用于肠内营养不可行时（如小肠功能不全等）。

3. 与肠外营养相比，肠内营养可减少病情危重成年患者的感染并发症。

4. 与肠内营养相比，肠外营养与接受化疗／放疗的患者和（或）烧伤后患者的高死亡率相关。

5. 有限的证据表明，与肠外营养相比，早期肠内营养缩短了危重成人患者的住院时间（LOS）。

6. 与肠外营养相比，肠内营养的护理费用更低。

7. 肥胖症患者的数据是有限的。

四、危重症期间的胃肠功能

1. 口服营养仍然是最好的营养支持形式，然而，在许多危重患者中，这是不可能的。

2. 胃、结肠动力减弱在危重患者中较为常见，通常可持续 5～7 天（如果患者病情危重，时间会更长）。

3. 小肠的动力和营养吸收能力通常仍然存在（即使在严重创伤、烧伤或大手术之后）。

4. 在危重患者中，肠鸣音是反映小肠动力的一个很差的指标。

五、营养需求（量）

（一）能量

1. 主要营养素的热量含量。

(1) 脂质提供 9kcal/g。

(2) 糖类提供 4kcal/g（或 3.4kcal/g，通过肠外营养）。

(3) 蛋白质提供 4kcal/g。

2. 研究表明，大多数危重患者每日消耗 25～35kcal/kg。

3. 可以使用 Harris-Benedict 方程或 Mifflin-St.Jeor 方程（MSJ）估计静息代谢率（RMR）（表 10–2）。

表 10–2 静息代谢率公式

Harris-Benedict 方程

男性	RMR（kcal/d）= 66 +（13.7×W）+（5×H）(6.8×A)
女性	RMR（kcal/d）= 665 +（9.6×W）+（1.7×H）(4.7×A)

Mifflin-St.Jeor 方程（MSJ）

男性	RMR（kcal/d）=（9.99×W）+（6.25×H）+（4.92×A）+ 5
女性	RMR（kcal/d）=（9.99×W）+（6.25×H）+（4.92×A）– 1615

Penn State 方程（PSU）

机械通气患者	RMR（kcal/d）=（MSJ×0.96）+（Tmax×167）+（VeTot×31）– 6212
老年肥胖机械通气患者	RMR（kcal/d）=（MSJ×0.71）+（Tmax×85）+（VeTot×64）– 3085

A. 年龄（岁）；H. 身高（cm）；RMR. 静息代谢率；W. 重量（kg）；MSJ.Mifflin-St.Jeor；Tmax. 温度（摄氏度）；VeTot. 每分通气量

4. 还可以用间接测热法测量 RMR［代谢车或通过使用 Penn State 方程（PSU），表 10–2］。

5. 一些人建议通过乘以校正系数来调整 RMR（表 10–3），然而，校正系数往往高估了能量需求。

6. 我们倾向于最初使用每日 25kcal/kg（表 10–4）。

(1) 约 20% 蛋白质（百分比是指每日总热量的百分比）。

(2) 约 30% 脂肪。

(3) 约 50% 碳水化合物。

7. 器官衰竭 / 疾病状态患者的能量需求可能会增加或减少，应个体化考虑。

8. 在大多数危重疾病期间，过度喂养（无论是肠内或肠外营养）比轻微喂养不足会产生更多的不良反应。

表 10–3　能量消耗校正系数

活动因素	
• 卧床休息	1.2
• 下床	1.3
损伤因素	
• 手术	
－ 小型	1.0～1.1
－ 大型	1.1～1.2
• 感染	
－ 轻度	1.0～1.2
－ 中度	1.2～1.4
－ 重度	1.4～1.8
• 创伤	
－ 骨骼	1.2～1.35
－ 需激素治疗的头部损伤	1.6
－ 钝伤	1.15～1.35
• 烧伤（体表面积）	
－ <20%	1.0～1.5
－ 20%～40%	1.5～1.85
－ >40%	1.85～1.95

表 10–4　常量营养素的营养需求

营养素	总热量百分比（%）	营养素需求量	70kg 患者示例
总热量		25kcal/（kg·d）	1750kcal/d
蛋白质 / 氨基酸	15～25	1.2～2.0g/（kg·d）	95g/d（380kcal/d）（以每日 1.35g/kg 计算）
糖类	30～65（平均 50%）	2～4g/（kg·d）[平均 3.13g/（kg·d）]	219g/d（875kcal/d）
脂肪	15～30（平均 30%）	0.7～1.5g/（kg·d）[平均 0.83g/（kg·d）]	58g/d（525kcal/d）

（二）蛋白质

1. 患者病情越重，蛋白质需求量越高。

2. 轻到中度疾病的患者每天摄入 0.8～1.2g/kg 的蛋白质。

3. 危重患者通常需要每天摄入 1.2～2.0g/kg 的蛋白质。

4. 严重创伤、烧伤和蛋白丢失性肠病患者的蛋白质需求量增加。

（三）水

1. 必须个体化，因为不同患者的需求差别很大（隐性丢失、胃肠道丢失和尿液丢失的差异）。

2. 初步估计：成人每千卡能量需要 1ml 水。

（四）维生素

1. 脂溶性维生素：维生素 A、维生素 D、维生素 E 和维生素 K。

2. 水溶性维生素：抗坏血酸（C）、硫胺素（B_1）、核黄素（B_2）、烟酸、叶酸、吡哆醇（B_6）、维生素 B_{12}、泛酸和生物素。

3. 已公布的推荐每日摄入量（RDA）是基于健康个体的口服摄入量。

4. 危重患者的维生素需求尚未确定。

5. 维生素的营养需要量估计见表 10-5。

6. 商品化肠内营养配方通常提供维生素的 RDA（如果患者得到他们的热量需求）。

7. 一种成人肠外维生素制剂于 1979 年获得 FDA 批准，可用于添加到全胃肠外营养（TPN）溶液，由于其易发生分解，通常在使用之前临时加入。

（五）电解质（Na、K、Ca、PO_4、Mg）

1. 关于电解质每日营养需要量的估计，见表 10-5。

2. 矿物质在肠内产品中含量充足（针对肾衰竭，特殊配方限制电解质）。

3. 必须在 TPN 中补充。

（六）微量元素（铁、铜、碘、锌、硒、铬、钴、锰）

1. 危重患者的需求尚未确定（有关需求估计见表 10-5）。

2. 人们认为肠内产品中含有足够的量。

3. 必须在 TPN 中进行补充（除了铁以外，所有的东西都可以加到溶液中）。

(1) 据报道，长期接受 TPN 治疗的患者处于缺乏状态。

(2) 具体细节最好由受过专门训练的营养支持团队来管理。

表 10–5　微量营养素的营养需求

微量营养素	肠内营养	肠外营养	用于 70kg 患者的全胃肠外营养示例
电解质			
钠	60～140mmol/d	60～120mmol/d	80mmol/d
钾	50～140mmol/d	50～120mmol/d	50mmol/d
镁	8～15mmol/d	8～12mmol/d	10mmol/d
磷	25mmol/d	14～16mmol/d	15mmol/d
钙	20mmol/d	7～10mmol/d	10mmol/d
微量元素			
铁	10mg/d	1～2mg/d	无
锌	15mg/d	2～5mg/d	5mg/d
铜	2～3mg/d	0.5～1.5mg/d	1mg/d
铬	50～200μg/d	10～20μg/d	10μg/d
硒	50～200μg/d	80～150μg/d	100μg/d
碘	150μg/d	120μg/d	120μg/d
锰	2.5～5.0mg/d	0.2～0.8mg/d	0.5mg/d
维生素 [a]			
维生素 A	RDA=4000～5000U/d	ND	3300U/d
维生素 D	RDA=200～400U/d	ND	200U/d
维生素 E	RDA=12～15U/d	ND	10U/d
维生素 K	RDA=60～80μg/d	ND	每周 10mg [b]
硫胺素	RDA=1.1～1.4mg/d	ND	3mg/d
核黄素	RDA=1.2～1.7mg/d	ND	5mg/d
烟酸	RDA=13～19mg/d [c]	ND	40mg/d

（续表）

微量营养素	肠内营养	肠外营养	用于 70kg 患者的全胃肠外营养示例
泛酸	4～7mg/d^c	ND	15mg/d
吡哆醇	RDA=1.6～2.0mg/d	ND	4mg/d
叶酸	RDA=0.4mg/d	ND	0.4mg/d
维生素 B_{12}	RDA=3μg/d	ND	5μg/d
维生素 C	RDA=40mg/d	ND	100mg/d
生物素	RDA=30～100μg/d	ND	60μg/d

ND. 未定义；RDA. 推荐每日摄入量

a. 肠内需求应始终超过肠外需求；大多数人建议对危重患者提供每种维生素 RDA 剂量的 1～3 倍；b. 如果使用抗凝血药，则不需要；c. 无 RDA

六、特殊营养素的作用（量）

（一）氮源

1. 选择。

(1) 氨基酸。

(2) 水解蛋白（多肽）。

(3) 整蛋白。

2. 有证据表明，饮食中产生的蛋白质具有特定的生理活性（即细胞结构形成的有机催化剂，用作抗体或控制细胞新陈代谢）。

3. 氮最好以整蛋白（如果消化和吸收功能完好无损）或水解蛋白（消化功能受损）的形式提供。

4. 蛋白质主要以多肽（60%）和氨基酸（33%）的形式被吸收。

5. 不应使用必需氨基酸配方。

6. 一些氨基酸在危重症期间变得必不可少。

(1) 这些被称为条件性必需氨基酸。

(2) 如谷氨酰胺、半胱氨酸、精氨酸和牛磺酸。

7. 有些氨基酸似乎有特殊的作用。

(1) 谷氨酰胺是快速分裂细胞（如胃肠道和免疫系统）的能量来源（骨髓移植患者补充谷氨酰胺与较低的感染率相关）。

(2) 精氨酸是伤口最佳愈合所必需的，对免疫功能也很重要（目标患者是危重成人和早产儿）。

(3) 谷胱甘肽的合成需要半胱氨酸。

(4) 支链氨基酸（BCAA）可改善肝性脑病患者的精神状态，它主要由外周肌肉而不是肝脏代谢。

(5) 请注意，谷氨酰胺和半胱氨酸在 TPN 溶液中不稳定（或不存在）。

8. 饮食中的核酸对免疫功能可能很重要。

（二）脂肪

1. 亚油酸

(1) 必需脂肪酸（需要 7%～12% 的总热量作为亚油酸供应）。

(2) ω-6 多不饱和长链脂肪酸（免疫抑制）。

(3) 细胞膜花生四烯酸前体。

2. ω-3 多不饱和脂肪酸（PUFA）

(1) 鱼油和亚麻酸。

(2) 对细胞膜的流动性和稳定性有深远的影响。减少双烯前列腺素（即 PGE_2）、肿瘤坏死因子、IL-1 和其他促炎细胞因子的产生。

(3) 急性肺损伤患者补充 ω-3 脂肪酸可改善氧合，缩短机械通气时间。

3. 中链甘油三酯

(1) 良好的能量来源。

(2) 水溶性。

(3) 经胃肠道进入循环。

4. 短链脂肪酸（SCFA）

(1) 如丁酸、丙酸。

(2) 肠道（尤其是结肠）的主要能量。

(3) 来源于可代谢纤维。

5. 高脂配方

(1) 如果患者没有过度喂养，这些对 CO_2 的产生会有少许影响［尽管被出售以降低呼吸商（RQ）］。

(2) 胃肠道耐受性差。

（三）碳水化合物

1. CHO 是主要的能量来源，其形式从淀粉到单糖。

2. 纤维。

(1) 细菌将可代谢纤维（果胶、瓜尔胶）在结肠中转化为 SCFA。

(2) 大部分可以增加大便质量，软化大便，增加粪便的重量，并对肠道质量有一定的刺激作用。

七、监测对营养支持的反应

1. 葡萄糖：应在入住 ICU 时检测血糖水平，至少每 4 小时查 1 次。

2. 电解质：应该至少在 ICU 入院的第 1 周每天监测 1 次。

3. 内脏蛋白质。

(1) 前白蛋白。

① 半衰期为 2 天。

② 正常范围为 10～40mg/dl。

(2) 转铁蛋白。

① 半衰期为 8～9 天。

② 正常范围为 160～355mg/dl。

(3) 白蛋白。

① 半衰期是 20 天。

② 正常范围为 3.2～5.0mg/dl。

4. 内脏蛋白质水平既受营养摄入量的影响，也受疾病状态的影响（尤其是炎症的存在）。

5. 内脏蛋白质水平的增加表明营养支持是足够的。

6. 氮平衡（NB）。

(1) NB 是通过比较氮的输出和输入来最直接地衡量实际蛋白质状态的方法。

(2) 通过 12～24h 的尿液采集和总尿氮（比总尿素氮更准确）的测量，与总氮摄入量进行比较。

(3) 可能测量不准确的原因如下。

① 在肾衰竭患者中。

② 如果工作人员没有正确收集尿液。

③ 如果患者从粪便或伤口（如烧伤）的氮流失增加。

(4) 氮平衡 = 蛋白质摄入（g/d）/6.25 −［总尿氮（g/d）+ 2］

(5) 负氮平衡在短期内（即 1～2 周）不一定有害。

(6) 氮平衡的改善表明营养支持是充足的。

(7) 请注意，尽管营养支持不足，氮平衡可能会由于分解代谢减少而改善。

7. 热量目标：热量需要量可以用 25kcal/kg（理想体重）作为估计值来确定。另一种选择是间接量热法。

(1) 测量 15～30min 的耗氧量和 CO_2 产生量，估计能量消耗，然后推断到 24h。

(2) 保持 RQ<1。数值>1 提示热量摄入过多导致脂肪生成；数值 ≈0.7 时为饥饿状态，反映脂肪氧化。

8. 其他营养参数在危重患者中通常不起作用。

(1) 体重。

(2) 皮褶厚度。

(3) 迟发性皮肤超敏反应（DCH）。

(4) 淋巴细胞计数。

八、针对特定疾病过程的营养

（一）急性肾衰竭

1. 使用脂肪适中的整蛋白或肽类配方。

2. 不要限制蛋白质（它是治疗和其他器官功能所必需的）。

3. 可使用双倍强度配方（2cal/ml）限制液体摄入量。

4. 观察 K、Mg、Ca 和 PO_4 水平。

5. 根据肾功能受损程度考虑限制电解质的营养。

（二）肝衰竭

1. 使用整蛋白或肽类配方。

2. 通常需要每日 1.0～1.2g/kg 的蛋白质来支持修复和免疫功能。

3. 如果使用整蛋白或肽类饮食后脑病持续存在，支链氨基酸（BCAA）可能是有价值的。

（三）炎症性肠病 / 胰腺炎

1. 在 Treitz 韧带以远放置空肠管（内镜下或透视下）后，可考虑肠内营养。

2. 在开始 TPN 前应尝试肠内营养。

（四）多器官衰竭

1. 营养支持通常没有临界值。

2. 营养支持应在器官衰竭发生之前开始。

九、鼻十二指肠喂养管置入术

1. 用于不耐受口服或经胃喂养的患者。

2. 腹部手术患者应在术中直视下放置喂养管。

(1) 麻醉师把喂养管插入胃里。

(2) 外科医师定位喂养管并将其插入十二指肠或空肠。

(3) 无须使用 X 线确认喂养管的位置。

(4) 入 ICU 后即可进食。

(5) 也可以通过胃造口术或空肠造口术将喂养管放入小肠。

3. 放置在胃中的喂养管很少（5%～15%）自行移动到危重患者的小肠中（由于胃瘫）。

4. 床旁操作如下。

(1) 将患者置于左侧卧位（如果可能）。

(2) 用普通润滑剂或 2% 黏性利多卡因润滑鼻腔。

(3) 将 1 个 8～10 下喂养管（内含金属丝）插入鼻腔，轻轻地通过鼻咽部进入食管，直至胃部。

(4) 如果遇到阻力或患者咳嗽、烦躁不安或血氧饱和度降低时，需要如下操作。

① 把喂养管拉回鼻咽腔。

② 重复步骤 3 并将喂养管重新插入胃中。

③ 在重新尝试插入之前，改变患者颈部的位置（略微弯曲或伸展）。

(5) 确认喂养管在胃中的位置。

① 腹部听诊。

② 抽吸胃内容物（pH≈2～5，除非使用 H_2 受体拮抗药）。

(6) 拔除金属丝，并在距导线远端约 1 英寸的地方放置 45° 的弯头。

(7) 轻轻地重新插入金属丝（不应遇到阻力）。

(8) 在顺时针方向旋转管子的同时，缓慢推进管子。

(9) 每插入 10～15cm 检查 1 次位置。

① 当喂养管位于幽门和小肠近端时，可听诊到更高的音调。

② 可以从位于小肠内的喂养管里抽出胆汁。

③ 胆汁 / 小肠分泌物的 pH≈6～7。

④ 腹部 X 线。

- 能确认小肠位置。

- 可能不划算。

- 能避免在极少数情况下误放喂养管入肺部。

5. 使用这种床旁方法，我们（教员、住院医师和医学生）成功地将 90% 以上的小肠导管插入十二指肠或空肠。

6. 积极的外科手术和床旁放置使我们能够在进入 ICU 的 24～48h 内对 97% 以上的危重患者进行肠内喂养。

7. 如果无法在床旁放置，请使用以下方法将喂养管放入小肠。

(1) 内镜。

(2) 荧光透视。

十、TPN 使用建议

1. 仅在无法进行肠内营养的情况下使用（如短肠综合征、乳糜胸）。

(1) 胃排空衰竭不是 TPN 的指征，而是小肠喂养管的指征。

(2) 大多数腹泻患者可以通过肠内营养得到控制。

2. 初始 TPN 方案可基于表 10-4 和表 10-5 中的建议。

3. 全面的 TPN 管理最好由受过专门训练的营养支持团队来完成。

4. 应监测患者是否有与 TPN 相关的并发症（电解质异常、感染等）。

5. 关于更多细节，读者可以参考 TPN 相关的完整教材。

十一、肠内喂养的途径

1. 肠内营养支持应在入院后 12～48h 内开始。

2. 首选口服途径（但通常不可能）。

3. 胃途径是第二种选择，大多数患者应在放置小肠管之前尝试。

4. 误吸风险高或已知胃瘫的患者应使用小肠导管喂养。

5. 喂养配方不应稀释。

6. 胃瘫最好通过测量胃残余量来评估和监测。残余量必须每 4～6 小时检查一次，并应保持＜150ml。

(1) 复查胃残余量＞250ml 可考虑使用促动力药。

(2) 超过 500ml 应停止喂养，并咨询营养师。

7. 对于连续喂养（即每 4～6 小时 30ml）和（或）推注喂养前后，按规定速度定期冲洗喂养管。

8. 喂养期间和喂养后 30～60min，保持床头抬高 30°～45°，以降低误吸的风险。

9. 喂养应从 25～30ml/h 开始，并根据胃残余量（＜150ml）的耐受量，每 1～4 小时增加 25ml/h，直到达到热量目标（每日 25～30kcal/kg）。

10. 可以更加缓慢地增加喂养速度（每 6～10 小时增加 10ml/h），但通常没有必要。

11. 如果没有达到蛋白质目标，可使用蛋白质 / 热量比更高的配方或在配方中添加蛋白质。

12. 应在治疗的第 3 天达到输注的目标速率（通常更早）。

13. 通过测量内脏蛋白质水平监测营养反应。

(1) 在初始治疗期间，应在第 1 天测量前白蛋白和转铁蛋白水平，此后每 3 天测量一次。

(2) 内脏蛋白质水平增加表明患者正在接受足够的营养支持。

(3) 如果疾病过程得到控制，营养支持充足，内脏蛋白质水平通常在 1～2 周内恢复正常。

(4) 如果没有达标需做如下考虑。

① 考虑潜在的感染、炎症或其他疾病。

② 重新评估营养支持是否充分。

③ 氮平衡和能量平衡（即间接量热法）可以提供信息。

④ 咨询营养支持服务。

14. 给出了几个流程图（针对特定患者群体，目前使用我们处方集上的肠内产品）作为示例（图 10-1 至图 10-3）。

15. 如果肽基础饮食不可用，应使用整蛋白饮食。

16. 配方渗透压浓度。

(1) 300～600mOsm/(kg·H$_2$O)

(2) 很少引起不耐受 / 腹泻。

17. 不幸的是，肠内和肠外营养患者会出现腹泻。

(1) 当每天大便量＞300～500ml 时，通常认为存在腹泻。

(2) 最常见的病因是药物和感染，见表 10-6，了解部分病因列表和初步检查建议。

(3) 请注意，许多酏剂形式的药物含有山梨醇。

(4) 一旦了解了腹泻的具体原因，就可以用抗动力药（即麻醉药）治疗腹泻。我们更倾向于在喂养配方中直接添加复方樟脑酊（每 4～6 小时，30～60ml）。

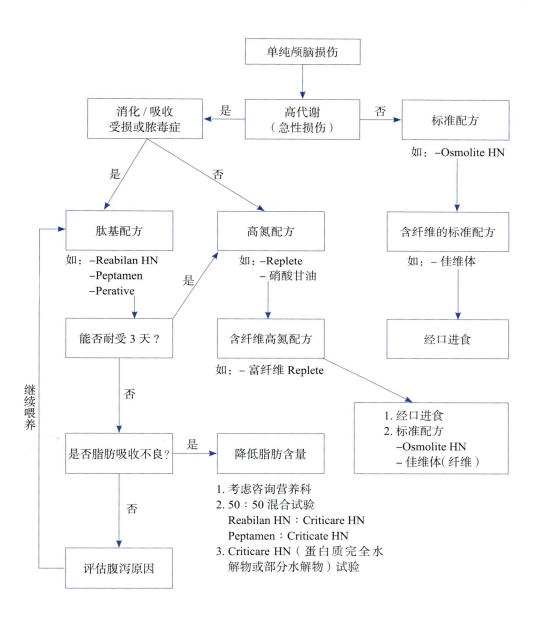

▲ 图 10-1 单纯颅脑损伤患者营养支持的流程

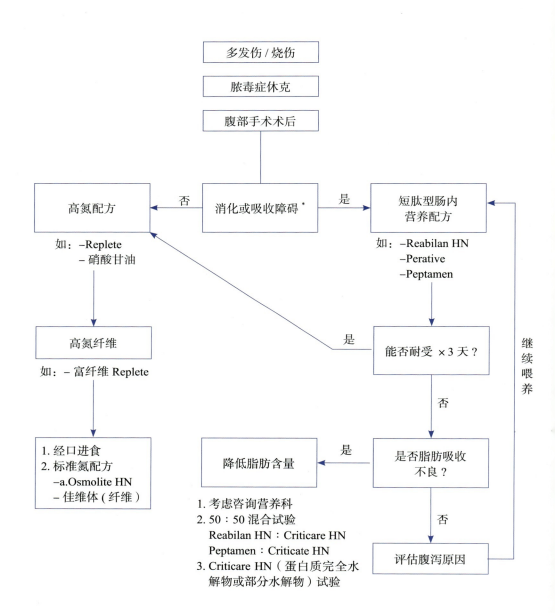

▲ 图 10-2　多发伤、烧伤、脓毒症 / 脓毒性休克或腹部手术患者营养支持的流程

*. 休克、复苏、腹部大手术、肠道或胰腺损伤、败血症、急性低蛋白血症（<2g/dl）

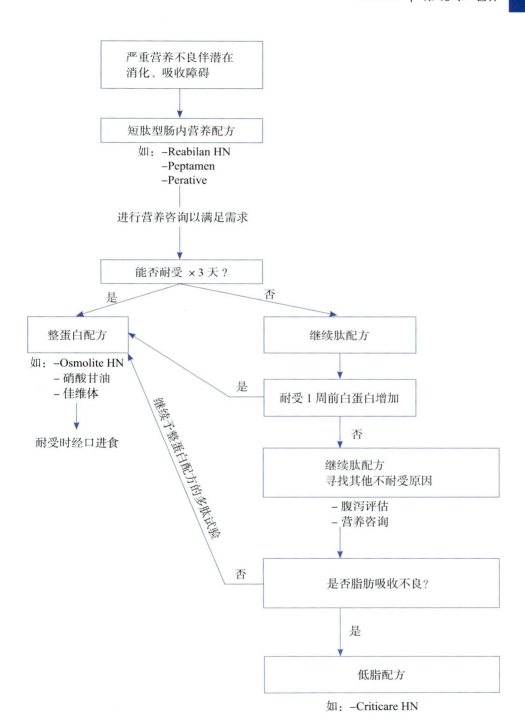

▲ 图 10-3 严重营养不良患者营养支持的流程

表 10-6　腹泻的病因及评估

病　因	举　例	病情检查建议
药物	山梨醇、制酸药、H_2 受体拮抗药、抗生素、乳果糖、轻泻药、奎尼丁、茶碱	无特殊建议；停用这些并非绝对必要的药物
感染	艰难梭菌	特殊粪便培养、艰难梭菌毒素测定、乙状结肠镜 / 结肠镜检查伪膜的证据
	感染性腹泻（如伤寒、志贺菌病）	粪便白细胞、培养
	其他：细菌过度生长、寄生虫、系统性感染、HIV	相关的（例如，寻找虫卵和寄生虫；在危重患者中很少引起新的腹泻）
渗透性		测定大便渗透压差（SOG）；SOG>100 提示渗透性腹泻
梗阻	可能仅次于麻醉药	直肠检查
其他病因	炎症性肠病、胰腺功能不全、短肠综合征	

SOG = 大便渗透压 -2（大便 $Na^+ + K^+$）

十二、常用基础知识和公式

（一）营养评估

患者的静息代谢率（RMR）能量需求可以使用 Harris-Benedict 方程或 Mifflin-St.Jeor 方程，使用表 10-2 中列出的方程和活动 / 损伤因子来计算。

使用肺动脉导管的患者的代谢率（MR）可以计算如下。

$$MR（kcal/h）= VO_2（ml/min）× 60min/h × 1L/1000ml × 4.83kcal/L$$

其中，VO_2（ml/min）= 心输出量（L/min）×［动脉血氧含量（CaO_2, ml/L）－混合静脉血氧含量（CmO_2, ml/L）］。

预后营养指数（PNI）可对危重患者进行营养评估，计算如下。

$$PNI（\%risk）= 158\% - 16.6（alb）- 0.78（TSF）- 0.2（tfn）- 5.8（DSH）$$

其中，alb = 血清白蛋白（g/dl），TSF = 肱三头肌皮褶（mm），tfn = 血清转铁蛋白（mg/dl），DSH = 迟发性皮肤超敏反应（1= 无变应性，2= 有反应性）。

基于危重患者营养状况的生存概率（POS）可计算如下。

POS = 0.91（alb）–1.0（DSH）–1.44（SEP）+ 0.98（DIA）– 1.09

其中，alb = 血清白蛋白（g/dl），DSH = 迟发性皮肤超敏反应（1= 无变应性，2 = 有反应性），SEP = 脓毒症（1 = 无脓毒症，2 = 存在脓毒症），DIA = 肿瘤诊断（1 = 无肿瘤，2 = 存在肿瘤）。

另一种计算营养不足的方法是利用营养不良指数（IOU），见表 10-7。

表 10-7 营养不良指数

检 验	分 值				
	0	**5**	**10**	**15**	**20**
白蛋白（g/dl）	>3.5	3.1～3.5	2.6～3.0	2.0～2.5	<2.0
脂肪面积（%）	>70	56～70	46～55	30～45	<30
肌肉面积（%）	>80	76～80	61～75	40～60	<40
转铁蛋白（g/L）	>2.0	1.76～2.0	1.41～1.75	1.0～1.4	<40
体重丢失（%）	0	0～10	11～14	15～20	>20

每日蛋白质需要量（PR）的计算可以使用以下公式。

PR（g）= 患者体重（kg）× 疾病 PR（g/kg）

要确定非蛋白质热量需求（NCR），公式如下。

NCR= 所需热量总量 – 所需蛋白质热量

氮平衡（NB）反映了蛋白质的净利用状况，公式如下。

NB =（膳食蛋白质 ×0.16）–（UUN + 2g 粪氮 + 2g 皮肤氮）

其中，UUN = 尿液尿素氮。

在肾衰竭患者中，必须考虑血尿素池增加和肾外尿素丢失的原因，公式如下。

NB = 正氮蛋白 –（UUN + 2g 粪氮 +2g 皮肤氮 + BUN 变化）

其中，BUN = 血清尿素氮。

除上述公式外，分解代谢指数（CI）可由相同的变量得出，如下。

CI = UUN –[（0.5× 膳食蛋白质 ×0.16）+ 3g]

无营养应激：CI≥0，中度营养应激：CI＜5，严重营养应激：CI＞5。

营养不良患者受组织损失的另一个指标是肌酐高度指数（CHI），可计算如下。

$$CHI = 实测肌酐值 / 预期肌酐值$$

身体质量指数（BMI）根据身高进行标准化，并允许在不同人群之间进行比较，如下。

$$BMI = 体重（kg）/ 身高^2（m）$$

（二）食物成分

身体使用不同的食物来源。表 10-8 描述了其中的一些。

表 10-8　人体正常的营养底物组成

营养底物	数量（kg）	热量（kcal）
循环		
葡萄糖	0.020	80
游离脂肪酸（血浆）	0.0003	3
甘油三酯（血浆）	0.003	30
总计		113
组织		
脂肪（脂肪甘油三酯）	15	141 000
蛋白质（肌肉）	6	24 000
糖原（肌肉）	0.150	600
糖原（肝脏）	0.075	300
总计		165 900

（三）其他公式

患者的体表面积（BSA）可以计算如下。

$$BSA（m^2）= \frac{体重（kg）^{0.425} \times 身高（cm）^{0.725} \times 71.84}{10\ 000}$$

男性和女性身高的理想体重（IBW）可以根据表 10-9 来估算。

理想体重百分比（%IBW）计算如下。

$$\%IBW = \frac{100 \times \ 身高（cm）}{IBW}$$

表 10-9　男性和女性的理想体重

身高（cm）	男性［体重（kg）］	女性［体重（kg）］
145	51.8	47.5
150	54.5	50.4
155	57.2	53.1
160	60.5	56.2
165	63.5	59.5
175	70.1	66.3
180	74.2	
185	78.1	

（张常晶　译）

第 11 章 重症肿瘤学
Critical Care Oncology

在美国，恶性肿瘤正在成为死亡的主要原因。重症医学的发展已经大大提高患者生存率。恶性肿瘤潜在并发症或积极抗肿瘤治疗后短期内可能需要重症监护治疗。术后重症监护极大地促进了肿瘤根治术的顺利进行，也是其他治疗方法（如骨髓移植）不可忽视的一部分。

肿瘤患者在病情的某个阶段可能需要进入 ICU 治疗。原因可能与肿瘤本身直接相关（如急性肺栓塞）。另外，也可能与治疗相关（如细胞毒性药物治疗），或者是由于并发症，如合并 COPD、肝硬化或肾脏疾病急性加重。ICU 最常见的肿瘤是白血病、淋巴瘤和肺癌。早期进入 ICU 可以预防或治疗肿瘤相关并发症，如白细胞淤积、多器官功能障碍、肿瘤溶解综合征、巨噬细胞溶解综合征等。

本章着眼于可能需要，且受益于 ICU 治疗的不同肿瘤类型患者。是否需要重症监护治疗需要对所有患者进行临床判断，而不仅仅是肿瘤患者。危重症肿瘤患者住院指征和治疗应该遵循个体化。

一、中枢神经系统

（一）意识改变

意识改变是 ICU 肿瘤患者最常见的中枢神经系统表现。常见的鉴别诊断如下。如果这些可以被排除，并且患者没有使用过量镇静药或麻醉镇痛药，则应推定为脓毒症。脓毒症在肿瘤患者中死亡率很高，尽管意识改变不是特异性的，但它仍旧是脓毒症的一个可靠征象。

1. 颅内占位性疾病

患者存在头痛、恶心、呕吐或癫痫发作伴视盘水肿及其他颅内压升高的症状提示颅内肿块病变。颅内压适度增加机体可以耐受，但当颅内压达到临界值时，脑组织会向阻力最小的方向移动，经过小脑幕或枕骨大孔形成疝。

2. 中枢神经系统原发肿瘤

部分患者存在局灶性神经体征，取决于病变部位。

3. 继发（转移）性肿瘤

15%～30% 的继发性肿瘤表现为新发癫痫。与脑转移有关的常见恶性肿瘤包括乳腺癌、肺癌、肾癌和黑色素瘤。

4. 脑出血

脑出血与急性早幼粒细胞白血病相关，是脑转移或相关血小板减少症的直接并发症。

5. 硬膜下血肿

急性硬膜下血肿表现为意识水平波动和偏瘫。

6. 脑脓肿

脑脓肿占肿瘤患者中枢神经系统感染的 30%。

(1) 临床上出现颅内压明显升高和神经功能障碍是晚期表现。

(2) 通常表现为发热、头痛、嗜睡、意识模糊和癫痫发作。

(3) 通常见于白血病或头颈部肿瘤患者。

（二）引起肿瘤重症患者意识改变的其他原因

1. 软脑膜转移瘤

(1) 可能出现颅内压升高和脑积水的症状。

(2) 常见病因为急性白血病、淋巴瘤、乳腺癌及中枢神经系统肿瘤。

2. 脑血管意外

常见于肿瘤患者。与所有患者一样，脑血管意外（CVA）可以是血栓形成、出血或栓塞。

(1) 大多数患者表现为局灶性神经体征和头痛。

(2) 癫痫常见，特别是脑出血时。

(3) 肿瘤患者脑栓塞可能与脓毒性栓子有关，特别是当患者存在真菌感染时

（如曲霉病）。

3. 代谢性脑病

代谢异常可导致精神淡漠、虚弱、嗜睡、昏迷、躁动或精神错乱，以及局灶性或全身性癫痫发作。当缺乏局灶性神经体征时，提示代谢性脑病。如下所述。

(1) 高钙血症（见下文）。

(2) 低钠血症。

(3) 低镁血症。

(4) 低血糖。

(5) 尿毒症。

(6) 高血糖（如高血糖高渗状态）。

(7) 韦尼克脑病。

(8) 卟啉代谢紊乱。

4. 癫痫 / 癫痫发作后状态

原发性和继发性肿瘤（尤其是大脑半球肿瘤）患者常伴有癫痫发作。

(1) 鉴别诊断包括脑血管意外、中枢神经系统感染、颅脑损伤，或镇静药撤药综合征，中枢神经系统是癫痫发作的根本原因。

(2) 癫痫发作结束时，患者会出现咬舌、尿便失禁、跖反射阳性。

(3) 单侧局灶体征提示癫痫发作可能是因局灶性病变所致。

(4) 与继发于其他疾病的癫痫患者相比，继发于颅内肿瘤的癫痫患者更常见长时间昏迷［由 Jacksonian、局灶性或全身性癫痫后的全身性癫痫发作或暂时性偏瘫（托德麻痹）引起的］。

5. 脑白细胞淤滞症

高白细胞血症［定义为外周白细胞（WBC）计数＞100 000/mm³］患者可能表现为视力模糊、头晕、共济失调、昏迷或颅内出血。

(1) 出血是因白细胞阻塞小动脉和毛细血管，引起内皮细胞受损、毛细血管渗漏和小血管破裂。

(2) 视网膜出血提示肿瘤颅内出血，因此应经常行眼底镜检查。

6. 高黏滞综合征

血清副蛋白过高或明显的白细胞增多可导致血黏度升高、血液淤积和微循环灌注减少，并导致瘀血。高黏滞综合征（HVS）可以影响任何器官和系统，但是，典型的临床表现多发生在肺和中枢神经系统。

(1) 患者可能表现为视觉障碍或视力丧失。

(2) 典型的视网膜病变表现为静脉充血（"香肠状"或"串珠状"节段）、微动脉瘤、出血、渗出，偶尔伴有视盘水肿。

(3) 类似的血管改变也见于球结膜。

(4) 其他临床表现可能包括头痛、头晕、杰克逊癫痫（病灶性癫痫发作）和全身性癫痫发作、嗜睡、昏迷和听觉障碍，包括听力丧失。

7. 中枢神经系统感染

肿瘤患者易患多种中枢神经系统感染，包括脑膜炎、脑脓肿（见上文）和脑炎。

(1) 脑膜炎易发生于细胞介导免疫功能受损的患者，通常由新型隐球菌或李斯特菌引起。

(2) 脑膜炎患者表现为发热、头痛和意识改变。

(3) 所有存在发热和意识改变的肿瘤患者，都应在行腰椎穿刺前先进行头颅CT扫描（如果怀疑颅内占位性病变）。

(4) 脑炎最常由单纯疱疹病毒或带状疱疹病毒或刚地弓形虫引起。

(5) 脑炎患者通常表现为脑膜刺激征（发热、头痛、颈项强直）和意识改变。意识混乱可发展为昏睡和昏迷，常见局灶性神经体征和癫痫。

（三）脊髓压迫症

硬膜外转移会引起脊髓明显受压，最常见于乳腺癌、肺癌或前列腺癌伴转移。典型的主诉是背痛（见于90%的患者），这可能与虚弱、自主神经功能障碍、感觉障碍、共济失调和屈肌痉挛有关。神经功能缺损是由受累脊髓的水平决定的。

1. 转移瘤压迫通常发生于3个部位。

(1) 脊柱（85%）。

(2) 椎旁间隙（10%～15%）。

(3) 硬膜外间隙（罕见）。

2. 整个脊柱的分布大致如下。

(1) 胸椎（60%～70%）。

(2) 腰椎（20%～30%）。

(3) 颈椎（10%）。

（四）中枢神经系统：ICU 诊断与评估

1. 病史和体格检查

病史、体格检查和仔细的神经系统评估，特别是偏侧体征、眼底镜检查和颅内压增高的证据。

2. 实验室检查

(1) 动脉血气。

(2) 血电解质和血糖。

(3) 钙、磷、镁。

(4) 肝肾功能。

(5) 血黏度测定，特别是多发性骨髓瘤或其他产生副蛋白的肿瘤。

3. CT

头颅 CT 是诊断占位性病变、中线移位、颅内出血或脑积水的首选检查方法。

4. MRI

MRI 对于诊断颅内转移，并区分血管性的和肿瘤性的占位敏感性较好，也是评估髓内、硬膜内和髓外脊柱病变的首选检查手段。

5. 脊髓造影术

脊髓造影可以间接显示从枕骨大孔到骶骨的脊髓和神经根的图像。它是评价肿瘤累及脊髓的金标准。对于有 MRI 禁忌证的患者（如体内植入骨科耗材的患者）和有放射手术或放射治疗计划的患者特别有帮助。

6. 腰椎穿刺

腰椎穿刺对诊断脑膜癌、中枢神经系统白血病和中枢神经系统感染最有价值。

（五）中枢神经系统：ICU 的急性管理（见第 9 章）

1. 颅内压升高，伴脑疝形成可能

(1) 糖皮质激素可通过减少血管源性脑水肿改善 70% 存在症状的脑转移患者的神经功能障碍。起始剂量可以静脉给予地塞米松 10mg，随后 16mg/d，分 3 次或 4 次给予。对标准剂量没有反应时，剂量增加到 100mg/d，患者可能会好转。

(2) 对于已知或怀疑有脑疝征象的颅内转移患者，可采用渗透疗法，如使用呋塞米或甘露醇，迅速降低颅内压；20% 甘露醇 1.5～2.0g/kg 缓慢静脉滴注，总剂量不超过 120g/d。如果同时给予呋塞米，可以进一步增强甘露醇的作用，但也增加脱水和低钾血症的风险。

(3) 有脑疝症状的患者可能会出现过度通气。通过气管插管呼吸机辅助通气，维持动脉二氧化碳分压在 25～30mmHg。然而，这种方法也存在争议。一些学者认为过度通气仅 6h 内有效。目前为止，还没有确切证据表明这种干预治疗可以改善患者的预后。

(4) 绝大多数患者需要神经外科会诊。

2. 癫痫发作

(1) 将患者侧卧位，保护气道，防止误吸。

(2) 纠正所有代谢异常或低氧血症。

(3) 若癫痫持续发作，可静脉推注或持续输注劳拉西泮（Ativan）1～10mg，或者静脉滴注安定 5～10mg，可 5～10min 内重复，最高可达 30mg。另一种能迅速控制癫痫发作的有效方法是静脉推注异丙酚（得普利麻）。

(4) 通常可以通过静脉注射苯妥英钠控制癫痫持续发作。负荷剂量为 15mg/kg，静脉注射（50mg/min）。也可以使用磷苯妥因。

(5) 根据病变具体情况，颅内转移可以进行皮质类固醇、化疗、放疗或手术治疗。

3. 脊髓压迫症

缓解压迫通常是主要治疗目的。

(1) 放疗和手术减压是治疗的基础。

(2) 氮芥或环磷酰胺化疗，联合放疗，已有效用于治疗淋巴瘤或霍奇金病引起的脊髓压迫。

4. 其他治疗方法

(1) 对于严重症状的白细胞增多和白细胞淤积，白细胞清除术是治疗方法之一。

(2) 如果出现脑积水，应紧急对症处理和行分流手术。

(3) 放疗是目前最常用的缓解脑转移的治疗方式。

5. 一般支持治疗

(1) 预防应激性溃疡，如抑酸药、硫糖铝、H_2 受体拮抗药。

(2) 如果没有禁忌证，可以皮下注射普通肝素（或低分子肝素），或使用下肢连续压缩装置（SCD）预防深静脉血栓（DVT）。

(3) 为因肿瘤或治疗存在营养不良风险，或营养不良的患者提供良好的营养支持。

(4) 适当的抗菌治疗（见下文）。

(5) 如有尿潴留则行 Foley 导尿，积极预防因肠蠕动不良和自主神经功能障碍引起的便秘。

二、肺

肿瘤患者肺部常受累，75%～90% 的肺部并发症为继发感染。非感染性并发症包括化疗（如博莱霉素）、胸部放疗和肺切除术引起的并发症。需要机械通气的呼吸衰竭肿瘤患者死亡率为 75%。

（一）肺浸润

在全身性肿瘤患者中，肺浸润的鉴别诊断常规行胸部 X 线片检查。

1. 局限于某一叶或节段的局灶浸润，且与病史一致，常提示细菌感染可能。

2. 弥漫性双侧浸润多提示机会菌感染、治疗相关性肺损伤或肿瘤淋巴管播散。

3. 双侧肺门浸润伴体重迅速增加的患者，提示液体过负荷。

4. 骨髓移植后肺浸润。

(1) 危及生命的感染通常发生在移植后 100 天内。

(2) 在移植后的最初 30 天内，最常见的肺炎病原体是细菌或真菌。

(3) 间质性肺炎（弥漫性非细菌性肺炎）是移植后的主要问题，症状包括呼吸困难、干咳、低氧血症和弥漫性双侧浸润，发生在移植后 30～100 天内。

(4) 巨细胞病毒（CMV）肺炎大部分为间质性肺炎。发生率似乎与移植前适应过程中的免疫丧失和移植物抗宿主病的发展有关。

(5) 闭塞性细支气管炎综合征作为肺移植物抗宿主病的表现。

(6) 肺动脉高压。

(7) 感染性和非感染性原因引起的弥漫性肺泡出血。

5. 诊断。

(1) 胸部 X 线片不能单独诊断任何病种。

(2) 应定期痰培养和支气管分泌物特殊染色（KOH、印墨染色）。上呼吸道细菌定植及痰量不足可能使致病微生物的鉴定变得困难。

(3) 行真菌和细菌血培养。

(4) 测病毒滴度（特别是巨细胞病毒）。

(5) 每日监测血乳酸水平对呼吸衰竭患者可能有一定价值。血乳酸水平升高可能先于动脉血气恶化和 ARDS 典型弥漫性浸润的发展。

(6) 支气管镜与支气管肺泡灌洗（BAL）诊断敏感性为 80%～90%，是肿瘤弥漫性浸润患者的首选方法。

(1) BAL 最有助于诊断机会菌感染（如卡氏肺孢菌、巨细胞病毒、真菌和分枝杆菌）。

② 这种方法对诊断肺实质出血也很有帮助。

③ BAL 对不能耐受经支气管活检的血小板减少和机械通气患者是安全的。

(7) 开胸肺活检因伴随并发症、不适感和经济成本，只适用于特定的患者。

6. 治疗。

(1) 早期经验性使用广谱抗生素（见第 8 章）。

(2) 使用抗生素后仍持续发热的患者，两性霉素 B 和脂质体两性霉素可降低感染引起的死亡率。

(3) 更昔洛韦和免疫球蛋白可改善间质性肺炎患者的生存率。

（二）肺白细胞淤积综合征

肺小血管内血流阻塞导致的白细胞淤滞，是不成熟、质硬的原始粒细胞在血管内积聚的结果，主要见于急性髓细胞白血病（AML）和慢性髓细胞白血病（CML）患者的急性期。血管淤积和扩张导致局部缺氧。细胞内酶和促凝剂的释放导致血管和肺实质损伤。

1. 体征和症状：进行性呼吸困难和（或）精神状态改变（见中枢神经系统讨论）。

2. 诊断。

(1) WBC：白细胞计数通常＞150 000/mm³。

(2) 动脉血气（ABG）：真正的低氧血症是由于肺气体交换受损造成的。由于大量原始细胞消耗了 ABG 标本本身内的 O_2，PaO_2 的测量能会持续出现"假性低值"。采集与分析的间隔时间越长，测量的 PaO_2 越低。这可能使评估气体交换变得困难。

(3) 指脉氧测定可能有助于了解动脉氧合是否充分。

(4) 胸部 X 线检查可正常或显示弥漫性结节浸润。

3. 治疗。

(1) 原始粒细胞计数＞50 000/mm³，需要及时治疗，在确诊该综合征的数小时内将白细胞总数降至 20%～60%。

(2) 白细胞去除术。

(3) 化疗（如柔红霉素、阿糖胞苷、羟基脲）。

(4) 充足水化。

(5) 使用过别嘌呤醇和尿液碱化预防尿酸盐肾病。

(6) 血流动力学监测。

(7) 当急性呼吸窘迫综合征是由白细胞淤积引起时，应迅速采取以下措施。

① 通过液体复苏恢复血容量。

② 通过增加容量和正性肌力药优化心排量和血流动力学。

③ 肺血管挛缩的治疗应包含扩容、正性肌力药和改善氧供。

④ 在不产生肺氧中毒的 FiO_2 下（见第 2 章）进行机械通气，维持正常 pH、PCO_2 值和 PO_2＞60mmHg。

⑤ 采用俯卧位通气。

（三）治疗相关肺损伤

1. 化疗相关肺损伤

许多化疗药可产生肺毒性，可能发生于治疗早期，也可能发生于治疗后数年。已知常用肺毒性药物包括烷化剂（如环磷酰胺、卡莫司汀、苯丁酸氮芥、美法仑、白消安）、抗代谢物（如甲氨蝶呤、硫唑嘌呤）、抗肿瘤抗生素（如博来霉素、丝裂霉素）和生物碱（如长春新碱）。肺毒性可能存在以下几种。

(1) 非心源性肺水肿（ARDS）。

(2) 慢性肺炎和纤维化。

(3) 过敏性肺炎（如丙卡巴肼、甲氨蝶呤、博莱霉素）。

2. 放射性肺毒性

放射性肺炎是一种临床症候群，表现为呼吸困难、咳嗽和发热，伴有模糊肺浸润影，并在放疗后进展为致密的肺实变。

(1) 放射性肺炎的发生受多种因素影响，包括总剂量、分次剂量、肺辐射的面积、既往放疗和化疗史。

(2) 病理生理变化如下。

① 电离粒子对肺泡结构的直接影响。

② 产生的高能氧自由基超出正常酶系统（过氧化物酶、超氧化物歧化酶）清除能力。

③ 血管活性物质如组胺和缓激肽的释放影响毛细血管通透性和肺血管阻力。因此实际肺损伤区域可能超过放射范围。

(3) 5%～15% 的患者会出现放射性肺炎。

(4) 症状可能发生在胸部放疗后 1～6 个月。

三、心血管系统

（一）心脏压塞（见第 3 章）

心脏压塞由于心包内压力增加，导致心室舒张充盈受限，每搏量和心排量减少而危及生命的疾病。

1. 肿瘤患者常见病因

(1) 心包转移瘤。

① 与原发性心包肿瘤相比，更容易发生心脏压塞。

② 压塞由积液产生或因心包缩窄引起。

③ 80% 的心脏压塞是因肺癌、乳腺癌、淋巴瘤、白血病和黑色素瘤转移所致。

(2) 心包原发肿瘤。

(3) 放疗后心包炎伴纤维化。心包是放疗最常见的损伤部位。放疗后心包疾病发作潜伏期可达数年。

(4) 心脏被肿瘤包绕挤压。

2. 临床表现

(1) 症状通常是非特异性的，表现为胸部满胀感、心包或肩胛区疼痛、心悸、呼吸困难和端坐呼吸。

(2) 临床体征包括精神状态改变、低血压、心动过速、脉压小、心音遥远伴搏动减弱、呼吸急促、少尿和多汗。其他征象包括以下几点。

① 奇脉。

② Ewart 征（左肩胛骨下角呈浊音）。

③ Kussmaul 征（吸气时颈静脉明显扩张）。

3. 诊断

(1) 临床疑诊：关键是考虑到此诊断。

(2) 胸部 X 线片：①巨大球形心影（水瓶状），如果心包积液＜250ml，心影可能正常；②肺野通常清晰；③常见胸腔积液。

(3) ECG：①窦性心动过速；②低电压 QRS（＜5mV）；③电交替，因心脏在心包内震荡引起。QRS 波的交替改变是心包积液最特异性表现。

(4) 超声心动图能快速明确诊断心脏压塞。二维超声比 M 型回波更灵敏。主要表现为以下内容：①右心房游离壁舒张期延长或倒置；②右心室游离壁舒张期早期塌陷；③超声心动图可早期发现＜30ml 的积液（可见无回声间隙）。

(5) 肺动脉导管（Swan-Ganz）：①肺毛细血管楔压升高，右房压升高，x 波明显下降，y 波无明显下降（"平方根征"）；②心排量、每搏量、体循环动脉压和混合静脉氧饱和度（SvO_2）降低；③舒张期所有压力相等。

(6) MRI 也可以诊断，但与超声心动图相比，既昂贵又耗时。

(7) 诊断性心包穿刺术：①细胞学检测恶性肿瘤细胞；②行革兰染色和抗酸杆菌（AFB）涂片、标本培养和药物敏感性、细胞计数和鉴别；③测蛋白质和乳酸脱氢酶（LDH）含量。

4. 治疗

血流动力学不稳定的患者应立即行治疗性心包穿刺术。

(1) 二维超声：超声引导心包穿刺术成功率为 95%，很少出现并发症。

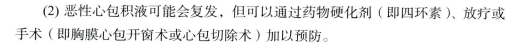

(2) 恶性心包积液可能会复发，但可以通过药物硬化剂（即四环素）、放疗或手术（即胸膜心包开窗术或心包切除术）加以预防。

（二）心肌损伤

1. 肿瘤患者常见原因

(1) 蒽环类药物（如阿霉素和柔红霉素）。

(2) 米托蒽醌：总剂量 >100～140mg/m^2 可引起充血性心力衰竭，并加重已有的蒽环类药物引起的心肌病。

(3) 环磷酰胺：剂量 >100～120mg/kg 超过 2 天可导致充血性心力衰竭、出血性心肌炎 / 心包炎和坏死。

(4) 白消安：每日常规口服剂量可能导致心内膜纤维化。

(5) 干扰素：常规剂量干扰素可能会加重潜在的心脏病。

(6) 丝裂霉素 C：标准剂量可引起心肌损伤。

(7) 放射性心肌病会引起剂量依赖性的心内膜和心肌纤维化，从而导致限制性心肌病。

2. 诊断

(1) 心内膜活检：对明确化疗患者心脏损伤的病因和筛查亚临床心脏损伤有价值。蒽环类药物引起心肌细胞典型退行性改变。

(2) 心电门控心血池显像可精确测量射血分数和分析局部和整体心肌功能障碍。

3. 治疗

治疗方法同充血性心肌病治疗方法。目前还没有针对放疗或化疗引起心肌损伤的特异性治疗。

（三）心律失常

1. 病因。

(1) 蒽环类药物引起的心律失常与累积剂量无关，这些影响可以在用药后数小时或数天内看到。常见的心律失常包括室上性心动过速、完全性传导阻滞和室性心动过速。阿霉素也可能引起 QT 间期延长。

(2) Amacrine 可引起室性心律失常。

(3) 紫杉醇引起心动过缓，与顺铂联用可发生室性心动过速。

2. 诊断和治疗与其他病因引起的心律失常相同。

（四）上腔静脉综合征

1. 病因

因血管外压迫或血管内阻塞引起的由上腔静脉流向右心房的血流消失。

(1) 95% 的病例是由纵隔恶性肿瘤（3% 为良性疾病）引起的上腔静脉综合征（SVC）外压。

(2) 最常见肿瘤是小细胞型肺癌（48%）和淋巴瘤（21%）。

2. 临床表现

(1) 仰卧或前倾时呼吸困难加重。

(2) 呼吸急促，有气道梗阻的症状。

(3) 颅内压增高的体征和症状（如头晕、头痛、视力障碍、癫痫、意识改变）。

(4) 吞咽困难、声音嘶哑。

(5) 颈静脉怒张，面部充血、水肿。

(6) 胸廓以上众多皮肤小静脉扩张、迂曲。

(7) 上半身水肿、发绀，面色发红。

(8) 直接死亡原因是气道梗阻和颅内出血。在这些患者中，30% 的上腔静脉可能发生血栓。

3. 诊断

(1) 临床疑诊。

(2) 增强 CT 是首选的诊断方法。

(3) 经食管超声心动图床旁操作安全，可有效评价上腔静脉及其周围结构。

(4) 血管造影和放射性核素静脉显像有助于确定梗阻位置。

4. 治疗

(1) 缓解症状是治疗原则。

(2) 手术搭桥比放疗能更快缓解症状，适用于危及生命的呼吸衰竭或严重脑水肿的患者。

(3) 血管内支架治疗已成功在许多患者中尝试应用。

(4) 放疗是大多数严重上腔静脉阻塞的主要治疗方法，但对于小细胞癌和淋巴瘤，化疗特别有效。

(5) 气道或神经系统无明显损害的患者，可采取对症处理，如抬高头部，使用糖皮质激素、利尿药减少脑水肿和喉部水肿。

(6) 抗凝没有确切作用。

四、胃肠系统

（一）中性粒细胞减少性小肠结肠炎（回盲综合征或盲肠炎）

1. 发生率

中性粒细胞减少性小肠结肠炎常见于血液系统恶性肿瘤化疗患者（白血病最常见，发病率为 10%～40%）。

2. 病理生理学

中性粒细胞减少性小肠结肠炎是因回肠、盲肠或升结肠黏膜溃疡、坏死，伴细菌或真菌过量生长、侵袭，血小板减少使患者易发生肠出血。典型小肠结肠炎出现于严重中性粒细胞减少症的第 7 天。

3. 临床表现

(1) 腹胀。

(2) 右腹压痛。

(3) 水样腹泻。

(4) 发热。

(5) 血小板减少症、中性粒细胞减少症。

4. 诊断

(1) 临床疑诊。

(2) 腹部平片显示肠梗阻伴盲肠扩张和肠积气。

(3) 腹部 CT：肠壁增厚，伴积气。

(4) 乙状结肠镜检查。

5. 鉴别诊断

(1) 阑尾炎。

(2) 伪膜性结肠炎。

(3) 憩室炎。

(4) 其他急性腹部疾病。

6. 药物治疗

(1) 营养支持。

(2) 胃肠减压。

(3) 使用广谱抗生素覆盖厌氧菌、革兰阴性菌和艰难梭菌。

7. 手术探查指征

(1) 穿孔。

(2) 严重出血。

(3) 脓肿。

(4) 无法控制的脓毒症。

(5) 保守治疗 2～3 天无改善。

（二）胃肠道出血和穿孔

1. 胃肠道出血

(1) 最常见病因是出血性胃炎（32%～48%），其次是消化性溃疡。

(2) 12%～17% 的出血源于肿瘤本身（最常见于胃肠道淋巴瘤）。

(3) 少见病因为食管静脉曲张、Mallory-Weiss 撕裂综合征、念珠菌性食管炎和肠炎。

2. 穿孔

淋巴瘤是化疗期间引起穿孔最常见的恶性肿瘤。

3. 诊断

通过标准诊断性检查明确出血病因，特别是内镜检查法。

4. 治疗

(1) 外科手术。

(2) 暂且控制出血的方法。

① 血管造影，伴或不伴栓塞。

② 内镜治疗。

③ 上述治疗也可能对转移瘤和先前不能切的除病灶有用。

五、肾脏 / 代谢性疾病

许多肿瘤患者因肿瘤产生因子（激素或局部作用物质）或抗肿瘤治疗导致肿瘤破坏，出现代谢异常。

（一）高钙血症

1. 肿瘤患者高钙血症的原因。

(1) 继发于恶性肿瘤占 4%。

(2) 肿瘤外的其他病因占 77%。

(3) 同时存在甲状旁腺功能亢进占 2%。

(4) 维生素 D 中毒占 16%。

(5) 特发性。

2. 高钙血症是肿瘤患者最常见的代谢异常（10%）。

3. 伴或不伴骨转移。

4. 27%～35% 的乳腺癌患者伴有高钙血症。其机制包括广泛的溶骨性骨转移，产生甲状旁腺样激素、前列腺素 E_2（PGE_2）（雌激素或抗雌激素治疗后）、破骨细胞活化因子，以及同时存在原发性甲状旁腺功能亢进。

5. 12.5%～35% 的肺癌患者发生高钙血症。常见于鳞状细胞癌，小细胞癌中很少见。它可发生于早期或晚期，伴或不伴骨转移。机制包括产生破骨细胞活化因子、转化生长因子 α、IL-1 和肿瘤坏死因子。

6. 20%～40% 的多发性骨髓瘤患者发生高钙血症。高钙血症继发于广泛溶骨性破坏、破骨细胞活化因子和淋巴毒素。50% 的患者出现肾功能不全，可加重高钙血症。

7. 淋巴瘤通过体液介导和局部骨破坏引起高钙血症。

8. 头颈部肿瘤高钙血症发生率为 6%，这是由体液介导的。高钙血症与口咽（37%）、喉咽（24.3%）和舌部（21.5%）恶性肿瘤相关。

9. 鳞状细胞癌、移行细胞癌、膀胱癌、肾癌和卵巢癌也可产生体液性高钙血症。

10. 临床表现。

(1) 疾病的严重程度取决于高钙血症的程度、并发症或虚弱情况、年龄和相关代谢紊乱。

(2) 恶性肿瘤高钙血症通常起病迅速。

(3) 神经肌肉症状为主要表现，包括嗜睡、意识错乱、昏睡和昏迷（当血清钙水平＞13mg/dl 时出现）。幻觉、精神错乱、虚弱和深腱反射减弱（DTR）也很常见。

(4) 心血管症状包括心肌收缩力增强、对洋地黄敏感性增加和心律失常。

(5) 肾脏表现包括多尿和烦渴（最早的症状）、脱水、肾小球滤过率下降、尿浓缩能力丧失和肾功能不全。

(6) 胃肠道症状包括恶心、呕吐、厌食、便秘、肠梗阻和腹痛。

(7) 骨骼受累是溶骨性转移或体液介导骨吸收引起的高钙血症的标志，导致疼痛、病理性骨折、畸形或坏死。

11. 诊断。

(1) 实验室检查

① 血清总钙和离子钙。

② 电解质、血清尿素氮（BUN）和肌酐。

③ 血清磷和碱性磷酸酶。

④ 尿钙排泄及环磷酸腺苷（cAMP）测定。

⑤ 高碱性磷酸酶水平。

⑥ 尿钙排泄量增加。

(2) 影像学检查

① 放射性骨扫描。

② 骨骼检查。

③ 胸部 X 线片。

(3) ECG 检查，寻找特征变化，包括 PR 和 QRS 间期延长和 QT 间期缩短。

12. 治疗：治疗如果不及时，高钙血症往往是致命的，特别是当出现症状或血清钙＞13mg/dl 时。治疗目标为促进尿钙排泄，抑制骨吸收，减少钙进入细胞外液。

(1) 水合作用（扩容）：恢复血管内容量，增加尿量。

① 首先，在前 24h 静脉输注 5～8L 生理盐水，然后静脉给予足够液体，保持尿量 3～4L/d。

② 输注生理盐水时应监测电解质。

③ 监测尿量和心脏状态，避免液体过负荷。

(2) 利尿药：髓襻利尿药，如呋塞米，通过阻断亨氏上升环钙重吸收促进钙化，并增强生理盐水钙化作用。

① 适当的水合作用后，可给予呋塞米 40～80mg，静脉推注。

② 监测电解质和尿量，避免过度利尿。

(3) 有症状的高钙血症应立即使用骨吸收抑制药。

① 普卡霉素是一种抗肿瘤抗生素，对破骨细胞有直接的毒性作用。用量通常为 25μg/kg，静脉输注 6h 以上。通常 6～48h 内血钙水平会下降，如果 2 天内没反应，可重复使用。但限用于严重高钙血症的紧急治疗。并发症包括血小板减少、骨髓抑制、低血压、肝肾毒性。

② 依替膦酸二钠（EHDP）是焦磷酸盐的类似物，可阻止破骨细胞骨吸收和骨晶体的形成。用法为每日 7.5mg/kg 溶于 250ml 生理盐水输注时间超过 2～6h，持续使用 3～7 天，然后每日 20mg/kg 口服。起效缓慢，75% 的情况下，4～7 天达到正常血钙水平。肾衰竭患者禁用 EHDP。

③ 糖皮质激素（如泼尼松）在恶性血液病（特别是多发性骨髓瘤）和乳腺癌中最有效，在实体瘤中作用不大。这些药物通过抑制钙吸收和维生素 D 的作用来降低血清钙。泼尼松剂量为每日 1～2mg/kg，3～5 天开始起效。不良反应包括消化道出血、高血糖和骨质疏松。

④ 降钙素可抑制破骨细胞骨吸收并促进钙排泄。剂量为每 6 小时 4～8IU/kg，肌内注射或皮下注射。2～3h 后钙可降低 2～3mg/dl。不良反应包括恶心、呕吐、潮红和过敏反应（给药前建议做皮试）。

(4) 血液透析可有效治疗肾衰竭或无法使用生理盐水利尿治疗的患者。

(5) 对于可治疗的患者，行抗肿瘤治疗。这是纠正长期肿瘤相关高钙血症最有效手段。

（二）肿瘤溶解综合征

肿瘤溶解综合征见于对化疗敏感的巨大瘤荷细胞，在细胞毒化疗诱导下快速溶解，细胞内代谢产物大量释放超过了肾脏的排泄能力。

1. 这种综合征通常发生在 Burkitt 淋巴瘤和非霍奇金淋巴瘤、急性淋巴细胞性和非淋巴细胞性白血病及慢性粒细胞性白血病患者中。

2. 它可能发生在淋巴瘤和白血病患者，或其他肿瘤患者化疗、放疗、糖皮质激素、他莫昔芬和（或）干扰素治疗后。

3. 临床表现。

(1) 相关代谢异常。

① 高钙血症：全身无力、易怒、DTR 减少、感觉异常、麻木、心律失常和心搏骤停。典型的 ECG 改变包括 T 波高尖、R 波衰减、QRS 波增宽、PR 延长、P 波消失和最严重为出现正弦波。

② 低钙血症（与高磷血症相关）：肌肉痉挛、手足痉挛、面部扭曲、喉痉挛、易怒、抑郁、精神错乱、肠痉挛、慢性吸收不良、癫痫发作和呼吸停止。部分患者出现 Chvostek 和 Trousseau 征。ECG 显示 QT 间期延长。

③ 高尿酸血症：痛风性关节炎、肾结石和尿酸性肾病。

(2) 钙盐在组织中的沉积。

(3) 急性肾衰竭。

4. 预防和治疗（表 11–1）。

表 11–1　肿瘤溶解综合征高危患者的治疗

Ⅰ. 无代谢异常时
　　1. 别嘌呤醇 500mg/（m²·d）*；然后减少到 200mg/（m²·d）*，使用 3 天后开始化疗
　　2. 水合作用，3000ml/（m²·d）*
　　3. 入院后 24～48h 内开始化疗
　　4. 每 12～14 小时监测 1 次电解质、BUN、肌酐、尿酸、钙、磷
Ⅱ. 存在代谢异常时
　　1. 起始别嘌呤醇同上，如果高尿酸血症得到控制可减少剂量，肾功能不全可减少剂量
　　2. 水合作用如上所述，如果需要，可添加非噻嗪类利尿药
　　3. 碱化尿液（PH＞7）
　　　碳酸氢钠 100mEq/L，静脉滴注，必要时调整；尿酸正常时停用
　　4. 推迟化疗，直到尿酸得到控制或开始透析
　　5. 每 6～12 小时监测 1 次异常指标，直到稳定（至少 3～5 天）
　　6. 有症状的低钙血症或严重心电图改变时，可缓慢静脉注射葡萄糖酸钙
　　7. 治疗高钾血症时可采用离子交换树脂、碳酸氢盐
Ⅲ. 对上述治疗无效的患者可行血液透析，血透指征如下
　　1. 血钾 ≥6mmol/L
　　2. 血尿酸 ≥10mg/dl
　　3. 血磷快速升高或 ≥10mg/dl
　　4. 液体过负荷
　　5. 症状性低钙血症

*. 按体表面积计算的剂量

为防止急性肾衰竭，正在肿瘤治疗的患者应接受以下治疗。

① 充分水化，配合利尿药或小剂量多巴胺，以保证足够尿量。

② 在细胞毒治疗前 1～2 天进行尿液碱化，增加尿酸的溶解度。

③ 使用别嘌呤醇减少尿酸的形成。

（三）肿瘤患者其他常见代谢异常

1. 抗利尿激素分泌异常综合征（SIADH）

(1) 肿瘤患者中发生率为 1%～2%。

(2) 常见于小细胞肺癌及前列腺癌、胰腺癌、输尿管癌和膀胱癌。

(3) 偶见于淋巴瘤和白血病。

2. 低血糖

(1) 胰岛素瘤：分泌胰岛素的良性胰岛细胞瘤。

(2) 非胰岛细胞肿瘤（如间皮瘤、纤维肉瘤、血管外皮细胞瘤、肝癌、肾上腺皮质癌、白血病和淋巴瘤、假黏液瘤、嗜铬细胞瘤、未分化癌）。

六、血液病

血液系统恶性肿瘤本身、抗肿瘤治疗及肿瘤患者急症时都会导致血液系统异常。红细胞、白细胞、血小板和凝血因子可能在数量、功能上都受到不可逆影响。出血和感染是威胁肿瘤危重症患者生命的主要原因，它们既是血液学异常的原因也是结果。有关讨论见第 7 章。

七、化疗过敏反应

（一）病因和临床表现

1. 门冬酰胺酶过敏反应发生率最高（6%～43%）。

静脉注射和单药给药的发生率较高。常见症状包括如下。

(1) 高血压或低血压。

(2) 喉痉挛和呼吸困难。

(3) 躁动。

(4) 颜面水肿。

(5) 危及生命的反应，多发生在治疗 2 周或 2 周以上。

2. 顺铂是第二常见引起过敏反应的抗肿瘤药物（1%～20%）。5% 的患者会发生潜在致命反应。

3. 烷化剂很少引起过敏反应

(1) 2%～3% 的患者使用美法仑会出现过敏反应。

(2) 博莱霉素在 20%～25% 的患者中引起发热，某些病例可发展为危及生命的综合征（精神错乱、寒战、呼吸窘迫、低血压），特别是淋巴瘤患者静脉给药时。

(3) 多柔比星也可能引起过敏反应。

（二）治疗

严重反应

(1) 立即停止输注抗肿瘤药物。

(2) 每 5～15 分钟肾上腺素 0.5～0.75ml（10ml 生理盐水，浓度为 1∶1000），静脉推注。

(3) 氨茶碱缓解急性支气管痉挛。

(4) 苯海拉明（或其他抗组胺药）25～50mg，静脉注射。

(5) 初始氢化可的松 500mg，静脉输注，对于过敏反应持续较长时间的，可每 6 小时重复 1 次。

八、免疫低下

肿瘤患者化疗期间免疫功能低下。

（一）识别肿瘤患者免疫缺陷类型

1. 细胞和体液免疫缺陷

(1) T 淋巴细胞单核巨噬细胞缺陷：霍奇金病、淋巴瘤和细胞毒化疗。

(2) 多发性骨髓瘤和慢性淋巴细胞白血病患者 B 细胞功能下降或缺失。

2. 中性粒细胞减少症

(1) 中性粒细胞减少是肿瘤患者最常见的免疫缺陷。

(2) 当中性粒细胞绝对数（ANC）$< 1 \times 10^9/L$ 时，菌血症和真菌感染的风险增加。

(3) 中性粒细胞减少最常见的原因是化疗相关性骨髓抑制，中性粒细胞减少症也见于白血病、再生障碍性贫血、药物反应及骨髓被肿瘤或放疗破坏时。

3. 皮肤或黏膜表面破坏

(1) 诊断程序包括皮肤穿刺和组织活检。

(2) 侵入性操作，如留置中心静脉、肺动脉导管、导尿管或气管插管。

(3) 肠道黏膜的物理、化学和免疫屏障功能丧失。

4. 脾功能减退或脾切除术后状态

宿主对带荚膜病原菌如肺炎链球菌、流感嗜血杆菌和脑膜炎奈瑟菌引起的感染反应能力下降。

（二）临床评估

1. 仔细了解患者的肿瘤治疗史。

2. 了解既往感染史、传染病接触史和最近旅行情况。

3. 无明显原因的发热应全面检查。

(1) 血、尿、痰。

(2) 留置导管。

(3) 外科或其他皮肤伤口。

(4) 脑脊液。

(5) 粪便。

(6) 可能存在未引流的积液和脓肿。

4. 应仔细检查皮肤病变：坏疽是一种伴有细菌和真菌脓毒症的典型皮肤病变。

5. 口腔是免疫缺陷宿主另一个潜在感染源：特别是经口或经鼻气管插管、带鼻胃管的患者、鼻窦炎和牙周炎可能成为感染源。

6. 眼底镜检查对于发现真菌感染是必不可少的，特别是含有中心静脉导管和导尿管的患者。

7. 肛周病变可能引起严重感染。

8. 所有发热患者都应进行留取标本培养。所有血管内留置管都应拔除并更换。

免疫缺陷宿主特定感染的诊断和治疗见第 8 章。

九、常用基础知识和公式

（一）肿瘤基本公式

虽然这些公式没有临床应用价值，但有助于更好地理解肿瘤的发生发展及其并发症、治疗反应。

人类肿瘤中快速增殖的成分被称为生长因子（GF），计算方法如下。

$$GF = \frac{S \text{ 期观察到的细胞比例}}{S \text{ 期预期的细胞比例}}$$

S= 细胞周期的一部分，主要发生 DNA 合成。

S 期细胞的比例可通过滴定胸腺嘧啶标记和放射自显影法进行评估。标记细胞的比例称为胸腺嘧啶标记指数（TLI），如下。

$$TLI = \frac{\text{标记细胞数}}{\text{总的细胞数}}$$

（二）肿瘤营养（见第 10 章）

肿瘤患者经常存在营养不良，需要密切营养监测。为了评估这些患者的体重丢失情况（体重变化率），可采用以下公式。

$$\text{体重变化率} = \frac{\text{理想体重} - \text{实际体重}}{\text{理想体重}} \times 100$$

根据体重变化率公式对体重变化的评估见表 11-2。

表 11-2　基于体重变化率的体重变化评估

	明显体重下降（%）	严重体重下降（%）
7 天	1~2	>2
1 个月	5	>5
3 个月	7.5	>7.5
6 个月	10	>10

评估这些患者营养的另一个有用公式为氮平衡，见下。

$$氮平衡 = \frac{蛋白质摄入量（g）}{6.25} - （24h\ 尿素氮 + 4g）$$

分解代谢指数（ID）有助于明确这些患者的营养应激程度，见下。

$$CI = 24h\ 尿氮排泄 - \left[饮食氮摄入 (g) + 3 \right]$$

分解代谢指数的解释见表 11–3。

表 11–3　分解代谢指数说明

分解代谢指数	说　明
0	没有明显应激
1～5	中度应激
>5	中至重度应激

上臂肌围（AMC）是评估肿瘤患者蛋白质营养状况的另一个敏感指标，如下。

$$AMC = 上臂周长 - TSF$$

TSF= 三头肌皮褶厚度测量。

（三）其他基本知识

脑脊液检查结果见表 11–4。

表 11–4　癌性脑膜炎患者脑脊液检查结果

	异常患者百分比	范　围
颅内压	50	60～450
白细胞计数	52	0～1800
葡萄糖	30～38	0～244
蛋白质	30～81	24～2485
脱落细胞数	41～70	24～2485

患者体表面积（BSA）计算公式如下所示。

$$BSA（m^2）= \frac{体重（kg）^{0.425} + 身高（cm）^{0.725} \times 71.84}{10\ 000}$$

（朱　彪　王朋妹　译）

第 12 章　孕妇的重症监护
Critical Care of the Pregnant Patient

许多在重症监护机构就诊的患者是孕妇，这些患者患有妊娠特有的疾病，需要重症监护支持。此外还可能患有基础疾病（表 12-1）。其中一些疾病需要考虑胎儿，会使母体的生理发生改变。胎盘产生的激素环境——黄体酮和较少的雌激素——使多个系统功能发生变化。

表 12-1　存在的基础疾病 *

- 哮喘
- 心脏病，NYHA 3/4 级
- 人工瓣膜置换
- 临界二尖瓣狭窄
- 主动脉瓣狭窄
- 艾森门格综合征
- 囊性纤维化
- 糖尿病（胰岛素依赖型）
- 慢性肾衰竭
- 高血压
- 肾脏、肝脏、心脏移植
- 系统性红斑狼疮
- 甲状腺毒症 / 甲状腺风暴

*. 妊娠期间对这些疾病的治疗保持不变

妊娠早期即出现肺功能的改变，表 12-2 描述了这些改变。另一个发生显著变化的器官系统是肾脏，表 12-3 反映了肾功能的系列变化。表 12-4 显示了妊娠期获得性和先天性心脏病的风险差异。

由于已经出版了许多有关产科危重病的书籍，且对许多生理变化和疾病的全面回顾超出了本章的范围，因此本章选择了一个反映 ICU 内重症孕妇复杂性的疾病过程。

表 12-2 妊娠期肺容积和容量

	定 义	妊娠变化
呼吸频率（RR）	每分钟呼吸次数	未改变
肺活量（VC）	最大吸气后可强制呼出的最大空气量（IC + ERV）	未改变
吸气容量（IC）	静息呼气状态可吸入的最大空气量（V_T + IRV）	增加 5%
潮气量（V_T）	正常呼吸时吸入和呼出的空气量	增加 30%～40%
吸气储备容量（IRV）	正常吸气结束时可吸入的最大空气量	未改变
功能残气量（FRC）	静息呼气末肺部残余的空气量（ERV +RV）	减少 20%
呼气储备容量（ERV）	从静息呼气末可呼出的最大空气量	减少 20%
剩余体积（RV）	最大呼气后肺部的空气量	减少 20%
总肺容量（TLC）	最大吸气时肺中的空气总量（VC + RV）	减少 5%

表 12-3 肾血流动力学变化

	非妊娠组	16 周	26 周	29 周	36 周	37 周
有效肾血流量	480 ± 72	840± 145	891	748 ± 85	771 ± 175	677 ± 82
血浆流速（ml/min）			279			
肾小球滤过率（ml/min）	99 ± 18	149 ± 17	152 ± 18	145 ± 19	150 ± 32	138 ± 22
肾小球滤过分数	0.21	0.18	0.18	0.19	0.20	0.21

表 12-4 妊娠合并心脏病风险

第 1 类	• 妊娠期低风险 • 轻微的左向右分流 • 肺动脉狭窄＜50mmHg 梯度 • 轻度二尖瓣 / 主动脉瓣关闭不全 • 轻度主动脉瓣狭窄 • 二尖瓣脱垂 • 风湿热或心内膜炎病史 • 术后患者血流动力学正常

（续表）

第 2 类	• 妊娠期中度风险 • 左向右分流大，肺动脉压低 • 中度肺动脉狭窄 • 主动脉狭窄（30～60mmHg 梯度） • 轻度肥厚型心肌病 • 心脏瓣膜假体 • 轻度二尖瓣狭窄 • 缓解型发绀性心脏病 • 中度主动脉二尖瓣反流
第 3 类	• 妊娠期高风险 • 大量左向右分流，轻度肺动脉高压 • 重度主动脉 / 肺动脉狭窄 • 轻度二尖瓣狭窄伴心房颤动 • 中度二尖瓣狭窄 • 早期心肌病 • 中度至重度 IHSS 病 • 发绀型先天性心脏病，未手术 • 轻度爱泼斯坦病 • 心脏术后，轻度残留问题
第 4 类	• 妊娠禁忌 • 充血性心力衰竭 • 肺动脉高压 • 艾森门格综合征 • 重度发绀 • 晚期冠心病 • 马方综合征

IHSS. 特发性肥厚性主动脉瓣下狭窄

　　应牢记妊娠期间的血流动力学变化和分娩期间发生的母体生理变化（表 12-5 和表 12-6）。

表 12-5　妊娠血流动力学变化

心输出量	增加 30%～40%
心率	增加 10%～15%
每搏量	增加
血容量	增加 30%～40%

（续表）

全身血压	降低
脉压	增加
体循环阻力	降低
肺动脉压	没有变化
肺循环阻力	降低
心肌功能	提高

表 12-6　产程和分娩的血流动力学效应

心输出量	随着收缩而增加
血容量	增加
心率	可变
外周阻力	没有变化
全身动脉压	增加

一、妊娠高血压

（一）定义

妊娠高血压综合征（PIH）是指血压升高，伴有终末器官功能障碍的迹象，最常见的表现为水肿、蛋白尿和血压升高。表 12-7 列出了该过程的许多同义词。表 12-8 所示为先兆子痫（PIH）的分类。

表 12-7　妊娠高血压综合征的同义词

- 妊娠毒血症
- 妊高征
- 先兆子痫
- 子痫
- 围产期高血压
- EPH（水肿、蛋白尿、高血压）孕产妇

表 12-8 子痫前期分类

	轻 度	重 度[a]
血压	130/80～140/95mmHg	>160/110mmHg
绝对	收缩压≥140mmHg 舒张压≥90mmHg	
相对	收缩压升高>30mmHg 舒张压增高>15mmHg	
临床表现	1+ 水肿	3～4+ 水肿
	反射正常	3～4+ 反射
	无视觉障碍	• 暗点 / 视盘水肿 / 复视 • 可能有癫痫发作，意识改变 • 持续头痛 • 持续右上腹疼痛或压痛 • 充血性心力衰竭，肺水肿 • 少尿，24 小时<400ml
重量实验		每周>2.27kg（5 磅）
蛋白尿	300mg/24h	≥5g/d；3+/4+ 半定量
血小板	正常	可能<15 0000
肝功能	正常	AST/ALT 升高
凝血检查	正常	可能延长
胆红素	正常	可能升高
是否使用抗惊厥药	产时：使用	产前：使用 产时：使用
腹痛	无	疼痛可能位于上腹部或 RUQ

ALT. 丙氨酸氨基转移酶；AST. 天冬氨酸氨基转移酶；RUQ. 右上腹部
a. HELLP 综合征（由溶血、肝酶升高和血小板计数低反映）是死亡和发病的最大风险组

妊娠期高血压分为 4 类。

- 先兆子痫 / 子痫 / HELLP（溶血、肝酶升高、血小板减少）。
- 慢性高血压（任何因素导致的）：妊娠前高血压。
- 慢性高血压合并先兆子痫：与子痫前期有关的慢性高血压。
- 妊娠高血压：妊娠 20 周后，在无蛋白尿或无上述全身表现的情况下出现血压升高。

（二）诊断（表 12-9）

表 12-9　子痫前期诊断标准*

血压	• 对于既往血压正常的女性，妊娠 20 周后，至少相隔 4h，2 次收缩压≥140mmHg 或舒张压≥90mmHg • 收缩压≥160mmHg 或舒张压≥110mmHg 时，可在短时间间隔（分钟）内确诊高血压，便于及时进行降压治疗
蛋白尿	• 每 24 小时尿中≥300mg（从定时收集推断出的数量） • 蛋白质 / 肌酐比值≥0.3[a] • 试纸读数为 1+（仅在其他定量方法不可用时使用）
血小板减少	血小板计数低于 10 0000/μl
肾功能不全	血清肌酐浓度＞1.1mg/dl 或在无其他肾脏疾病的情况下血清肌酸酐浓度加倍
肝功能损害	肝转氨酶的血液浓度升高至正常浓度的 2 倍
肺水肿	
大脑或视觉症状	

改编自 Hypertension in Pregnancy, Report of the American College of Obstetricians and Gynecologists' Task Force on Hypertension in Pregnancy. 2013, 122.

a. 测量值单位为 mg/dl

*. 诊断需满足血压条件和蛋白尿条件；或在无蛋白尿的情况下，新发高血压伴另外几个情况之一

（三）病因

近年来，人们对子痫前期的认识和处理有所提高。尽管人们努力寻找诱发 PIH 病的机制和标志物，但是确切的病因尚未完全确定。最常被认为是抗原 – 抗体相互作用的终产物，伴有血管活性物质（如前列环素和血栓烷）比例异常。其他活性物质（如过氧化脂质）之间的关系仍在积极研究中。已在先兆子痫女性的胎盘中发现丙二醛（MDA）、尿酸、caspase 活性和 DNA 片段化百分比升高。这些变化表明脂质过氧化和细胞凋亡与子痫前期有关，这些提示氧化应激。不管确切的病因如何，该过程反映了与血小板功能障碍密切相关的弥漫性全身内皮功能障碍。

这在经典的 HELLP（溶血、肝酶升高、低血小板）综合征中可见，其中许多器官系统反映了该疾病，如果不进行严格的管理，可能会出现严重的产妇发病率或死亡率。表 12-10 描述了疾病表现的全貌。表 12-11 描述了疾病过程风险最

大的孕妇亚群。表 12-12 显示了高危人群中先兆子痫的频率。

表 12-10　妊娠高血压综合征的相关并发症

• 高血压危象	• 皮质坏死
• 肺水肿：ARDS	• 肝脏破裂
• 子痫	• 微血管病变性溶血性贫血
• 颅内出血	• 血小板减少症
• 黑矇	• DIC
• 脑水肿	• HELLP 综合征
• 急性肾衰竭	

ARDS. 急性呼吸窘迫综合征；DIC. 弥散性血管内凝血；HELLP. 溶血、肝酶升高、血小板减少

表 12-11　与妊娠高血压综合征相关的因素

• 零妊次的孕妇	• 多胎妊娠
• 先兆子痫 / 子痫	• 葡萄胎妊娠
• 先兆子痫、子痫家族史	• 胎儿水肿（任何病因）
• 母亲年龄 >40 岁	• 慢性高血压 / 肾病
• 抗磷脂抗体综合征	• 糖尿病、胰岛素依赖

表 12-12　先兆子痫发生率

人　群	发生率
• 妊娠人群	7%
– 初产妇	70%
– 经产妇	30%
• 双胎	30%
• 葡萄胎	高达 70%
• 胎儿水肿	高达 50%
• 糖尿病	高达 50%
• 长期高血压	20%
• 既往严重妊娠高血压综合征	高达 50%

　　患有潜在慢性高血压的既往 PIH 患者在妊娠期间发生 PIH 的概率为 50%～75%。没有方法可以预测 PIH 过程的严重程度或开始时间。

（四）先兆子痫患者的探讨

1. 获取患者病史

(1) 当前孕周（按 LMP 计算，末次月经周期）。

(2) 既往病史：肾脏或慢性高血压疾病，系统性红斑狼疮。

(3) 先兆子痫 / 子痫家族史。

(4) 疾病症状：①头痛、视物模糊和暗点；②失明和复视；③体重增加（＞0.908kg/ 周）；④右上腹疼痛、上腹部疼痛和弥漫性腹痛（肝脏破裂）；⑤强直性宫缩（胎盘早剥）；⑥恶心呕吐；⑦意识不清或癫痫发作；⑧阴道出血；⑨胎动。

2. 体格检查

(1) 母体血压、脉搏和呼吸频率。

(2) 通过连续电子监测胎儿心率（FHR）。

(3) 广泛的心肺检查。

(4) 眼睛：巩膜黄疸、瘀斑和瘀点。

(5) 眼底检查：视网膜动脉痉挛、视盘水肿和出血；常可见急性血管痉挛；动脉可能只有静脉直径的 50%。

(6) 腹部检查：①上腹压痛：子宫大小、张力、柔软度及非收缩性或刚性收缩；②腹胀；③是否有腹水的迹象？

(7) 四肢 / 面部：病理性水肿的证据。

(8) 盆腔检查：宫颈柔软度、扩张度、位置、子宫颈展平和胎方位。

(9) 髌骨反射：持续性阵挛反映了 CNS 过度活跃和明显的潜在癫痫发作活动。

(10) 请注意：血压可采取仰卧位和侧卧位测量。当患者转为侧卧位时，手臂抬高会导致血压下降，下降幅度与心房水平上方的厘米距离相当，大致为13.6mmHg/10cm 静水压。这种压力变化常被称为"真实血压"。当实际存在高血压时，患者可被视为正常。表 12-13 反映了在正常妊娠患者中进行的最佳研究中的这些变化 [平均动脉压（MAP）不变]。

重症监护医师应记住，由于妊娠时血管舒张和全身血管阻力（SVR）降低，血压为 140/90mmHg 或更低的患者，尤其是青少年，可能明显患有高血压。

3. 实验室检查

(1) Rh 类型、间接 Coombs 实验、快速血浆反应素（RPR）、乙型肝炎表面抗原（HbsAg）、风疹（如果以前未测过）。

(2) 全血细胞计数（CBC）、血小板、显微镜检查。

(3) BUN、肌酐、天冬氨酸转氨酶（AST）、丙氨酸转氨酶（ALT）、葡萄糖、电解质、尿酸。

(4) 凝血试验：PT、PTT、纤维蛋白原和纤维蛋白裂解产物（FSP）。

(5) 继发于血液稀释的妊娠期血浆胶体渗透压［胶体渗透压（COP）］下降（表 12-14）。

表 12-13　妊娠晚期体位改变对血流动力学的影响

血流动力学参数	体 位			
	左侧卧位	仰卧位	坐位	站立位
MAP（mmHg）	90±6	90±8	90±8	91±14
CO（L/min）	6.6±1.4	6.0±1.4*	6.2±2.0	54±2.0*
P(次/分)	82±10	84±10	91±11	107±17*
SVR（dyn·s/cm⁵）	1210±266	1437±338	1217±254	1319±394
PVR（dyn·s/cm⁵）	76±16	101±45	102±35	117±35*
PCWP（mmHg）	8±3	6±3	4±4	4±2
CVP（mmHg）	4±3	3±2	1±1	1±2
LVSWI（gm·m/m²）	43±9	40±9	44±5	34±7*

改编自 Clark et al. *Am J Obstet Gynecol* 1991;164:883–887.

CO. 心输出量；MAP. 平均动脉压；P. 脉搏；SVR 体循环阻力；PVR. 肺循环阻力；PCWP. 肺毛细血管楔压；CVP. 中心静脉压；LVSWI. 左心室每搏作功指数

*. 与左侧卧位比较，P＜0.05

表 12-14　胶体渗透压

非妊娠	28mmHg
妊娠，足月	23mmHg
产后	17mmHg
先兆子痫（PIH）	13.7mmHg

(6) 在 ICU 进行尿液分析，快速筛查蛋白尿。

(7) 仅在肺部症状或体格检查提示需要时才进行胸部 X 线检查。

(8) 产科超声检查（在 ICU）胎儿年龄和数量、估计胎儿体重、胎儿位置和胎盘位置。

(9) 持续的 FHR 监测。通过非压迫试验或生物物理概况评估胎儿健康。

(10) 24h 肌酐清除率和蛋白质排泄。

（五）药物治疗（表 12-15）

表 12-15 重度高血压初始管理办法

拉贝洛尔		
如果收缩压≥160mmHg 或舒张压≥110mmHg 持续 15min 以上		
使用 20mg	使用 5～10mg	口服 10mg
静脉注射 2min 以上	静脉注射 2min 以上	
重复测量血压时间		
10min	20min	20min
如果收缩压持续≥160mmHg 或舒张压持续≥110mmHg		
使用 40mg	使用 10mg	口服 20mg
静脉注射 2min 以上	静脉注射 2min 以上	
重复测量血压时间		
10min	20min	20min
如果收缩压持续≥160mmHg 或舒张压持续≥110mmHg		
使用 80mg	使用 20mg	口服 20mg
静脉注射 2min 以上	静脉注射 2min 以上	
重复测量血压时间		
10min	10min	20min
如果收缩压持续≥160mmHg 或舒张压持续≥110mmHg		
使用肼屈嗪 10mg	使用拉贝洛尔 40mg	使用拉贝洛尔 40mg
静脉注射 2min 以上	静脉注射 2min 以上	静脉注射 2min 以上
重复测量血压时间		
20min	10min	10min
如果收缩压持续>160mmHg 或舒张压持续>110mmHg		
获得紧急咨询并按照建议进行治疗		

改编自 American College of Obstetricians and Gynecologists. Committee opinion no. 623：Emergent therapy for acute-onset，severe hypertension during pregnancy and the post-partum period. Obstet *Gynecol* 2015;125：521-5

这些方法适用于产前、产时和产后重度高血压。药物的选择应以临床医师的经验和对不良反应的了解为指导。管理还应包括医师医嘱、文件记录和胎儿监测。达到目标血压后，每 10 分钟检查 1 次血压，持续 1h，然后每 15 分钟检查 1 次，持续 1h，接着每 30 分钟检查 1 次，持续 1h，最后每小时检查 1 次血压，持续 4h，静脉注射

1. 患者的 PIH 表现可能从轻度到危及生命。这个过程只能通过分娩来结束。继续妊娠或分娩的决定将由医务人员和产科人员协商做出。

2. 一个真实的规律是疾病可能会迅速发展。需要对母体和胎儿的生物物理参

数进行常规随访。随访频率将根据疾病的严重程度而定。

3. 大多数先兆子痫患者血管收缩且血液浓缩。初始治疗后，会出现容量扩张和血液稀释。

4. 药物：抗高血压药的选择应基于临床。

5. 硫酸镁（硫酸镁）被认为是癫痫发作预防的标准用药。它并不是降压药。应将其用于具有严重临床表现的先兆子痫的癫痫预防，以及预期在妊娠 32 周前分娩时的神经保护。负荷剂量为 4～6g $MgSO_4 \cdot 7H_2O$，在 100ml D5 1/4NS 中储存 15～20min。然后根据每小时检查一次的尿量和反射活动情况维持 $MgSO_4$ 1～2g/h 的持续输注。表 12-16 列出了镁离子的潜在影响及其可能出现的平均血清水平。应密切监测接受镁治疗的女性。输注 $MgSO_4$ 时，通常会使用输液泵来增加安全性，防止大量输注 $MgSO_4$，大量输注可能会导致孕产妇死亡或出现严重并发症。可用 10ml 10% 葡萄糖酸钙溶液治疗预防镁中毒。

表 12-16 镁的毒性表现

表 现	血清水平（mEq/L）
膝反射丧失	8～12
温暖的感觉，潮红	9～12
昏睡	10～12
语言不清	10～12
肌肉麻痹	15～17
呼吸困难	15～17
心脏停搏	30～35

改编自 Sibai BM.Preeclampsia-eclampsia: valid treatment approached. *Contemporary OB/GYN* 1990; 35（8）: 84–100.

6. 妊娠高血压综合征患者应避免使用的药物。应避免使用血管紧张素转换酶（ACE）抑制药、血管紧张素受体拮抗药和盐皮质激素受体拮抗药。ACE 抑制药和血管紧张素受体拮抗药会干扰胎儿肾血流动力学，导致孕早期先天性异常，孕中期和孕晚期羊水过少、肾损伤和死亡。

正如动物研究所显示的，由于盐皮质激素受体拮抗药的抗雄激素作用，可导致男性胎儿女性化。β受体拮抗药通常用于妊娠，但由于存在先天性畸形和生长受限的风险，其使用存在争议。

7. 必须保存详细的入量和出量（I&O）记录。由于肾功能容易受损，全身水分增加可导致肺水肿。在极少数情况下，如果允许出现低钠血症，可能会观察到脑水肿。

8. 分娩后，必须坚持维持输入输出，以防止低血容量和肾灌注不足。

9. 即使在轻度疾病中，复视也可能提示脑水肿的发展。甘露醇或加或减呋塞米（Lasix）的标准治疗（见第 9 章）可能被使用。

10. 与任何其他急性疾病患者一样，重度肺水肿和 ARDS 可能发生在先兆子痫患者中。呼吸机支持的适应证在该人群中没有变化。

11. 弥散性血管内凝血，尤其是与 HELLP 综合征相关的血管内凝血，可能需要大量输注血液制品。在先兆子痫中，由于血管收缩和肺水肿风险增加，冷沉淀常优于新鲜冷冻血浆（FFP）。这减少了输注的血液制品的体积。注意：随着供体暴露量的增加，肝炎的风险也更高。

12. 当需要血小板和 FFP 时，建议每次均使用大规格的包装，以减少多次供体暴露。

13. Swan-Ganz 导管：先兆子痫时很少需要进行有创肺动脉导管监测，但在 PIH 病已经并发心脏病、严重肾病或 ARDS / 肺水肿时使用。在考虑选择治疗时，需要了解妊娠时的血流动力学变化（表 12-17 和表 12-18）。

表 12-17　可能需要侵入性血流动力学监测的获得性产科疾病

- 羊水栓塞
- 出血性休克
  - 胎盘早剥
  - 前置胎盘
  - 腹部妊娠
- 肺炎
  - 病毒性肺炎
  - 细菌性肺炎
- 感染性休克
- 绒毛膜羊膜炎
- 肾盂肾炎
- 脓毒性流产

表 12-18　妊娠期抗高血压药物

药　物	起效时间	持续时间	剂　量	机　制	不良反应
氯维地平 （Clevidipine）	30s	2min	• 静脉注射 1~2mg/h，然后在 90s 的间隔时间内重复增加 1 倍的剂量 • 对大多数患者的预期治疗反应发生在剂量为 4~6mg/h 时	动脉血管舒张药	未见
肼拉嗪 （阿普唑啉）	15~20min	3~6h	每 30 分钟 5~10mg	直接松弛平滑肌	反射性心动过速、头痛
尼卡地平 a （Cardene）	1~5min	3~6h	静脉滴注 2mg/h，每小时增加 2mg/h；最大剂量为 10mg/h	血管舒张、钙通道阻滞药	头痛、恶心、呕吐、低血压
拉贝洛尔 （Trardale）	5~10min	3~6h	缓慢静脉注射 20mg 超过 2min。可 每 10~15 分钟重复剂量，以达到所需血压。最大剂量为 300mg	β 受体阻滞作用与血管扩张作用的比例为 7 : 1；静脉注射时，β 受体阻滞与 α 受体阻滞作用的比例为 7 : 1	一些哮喘患者出现低血压、头晕、疲劳、恶心、支气管收缩。胎儿不良反应可能包括心动过缓、体温控制不佳、低血糖和短期变异性降低
非诺多泮	5min	30~60min	0.1μg/kg 超过 1min，以 0.05~0.1μg 为增量滴定至所需血压，最大量为每分钟 1.6μg/kg	多巴胺 -1 受体激动药	剂量依赖性增加眼内压；潜在的亚硫酸盐敏感性滴定

a. 将平均动脉压降低 20% 应该是最大的初始目标。产妇和胎儿对治疗有反应后，可能需要进一步降低平均动脉压

14. 癫痫（子痫）的发生可能发生在硫酸镁治疗前后。如果治疗前出现癫痫发作，可迅速输注 4g MgSO₄（8ml MgSO4·7H₂O-50% 溶液）。如果治疗后出现癫痫发作，可给予第二剂量的 MgSO₄，或一些医师选择给予地西泮（安定）2.5~5mg 作为静脉推注剂。如果患者在 60min 内未苏醒并有反应，则必须考虑并排除颅内出血的可能性（见第 9 章）。

15. 脉搏血氧计和记录动态图可用于许多患者。如果对 PIH 的非典型或严重的表现有任何顾虑，则应放置动脉导管。可以进行重复测量，并可以实现连续的

血压记录。

16. 医疗团队所有成员之间良好的配合交流将为母亲和孩子实现最佳结果。

（六）先兆子痫 / 子痫的主要并发症（表 12–19）

表 12–19　可能恶化的子痫前期特征

血压	• 收缩压≥160mmHg • 患者卧床休息期间，舒张压 2 次达到 110mmHg 或更高，间隔至少 4h（除非在此之前开始抗高血压治疗）
血小板	血小板减少症（血小板计数低于 100 000/μl）
肝脏	肝功能损害，表现为肝酶血液浓度异常升高（至正常浓度的 2 倍）、重度持续性右上腹或上腹痛，对药物治疗无反应，且无法通过替代诊断或两者兼而有之来解释
肾	进行性肾功能不全（血清肌酐浓度>1.1mg/dl 或在无其他肾脏疾病的情况下血清肌酐浓度加倍）
肺	肺水肿
神经系统	新发大脑障碍或视觉障碍

1. 高血压危象

(1) 收缩压>200mmHg 或舒张压>120mmHg。

(2) 可能与肺水肿、颅内出血或脑水肿有关。

(3) 快速治疗至关重要（表 12–18）。快速降压速度最初应限制在平均动脉压降低 20%。更大幅度的降低可能造成严重的子宫胎盘灌注不足，并导致急性胎儿死亡或窒息。如果舒张压急剧降至 90mmHg 或更低，情况尤其如此。

(4) 这些患者常需置入诸如肺动脉导管和外周动脉插管的侵入式监测系统。

2. 脑水肿

(1) 开始液体限制。

(2) 侵入性监测。

(3) 静滴甘露醇：1～2g/kg 的 20% 甘露醇溶液（100g）溶于 500ml 5% D/W 中，在 10～20min 内给药，随后维持剂量 50～300mg/kg，静脉滴注，每 6 小时有效。血清渗透压不应超过 330～340mOsm。

(4) 使用渗透剂的并发症包括：①渗透性利尿、脱水和高钠血症；②颅内压反射性升高；③急性容量扩张。

(5) 插管患者可以适当地过度通气（见第 9 章）。

3. 肝破裂

(1) 腹腔内大出血导致，需要：①大容量血液支持；② DIC 的纠正；③有创心血管监测。

(2) 必要时进行探查和手术修复。由于肝功能障碍 / 损伤，常常需要对破裂部位进行填塞。

(3) 在手术时使用自体血回收器的可以减少总输血需求。

4. 胎盘早剥

(1) 常伴有胎儿窘迫。

(2) 常伴有凝血障碍，PT、PTT 延长，纤维蛋白原减低，血小板计数减低。

(3) 可能需要强有力的 / 大规模的输血支持。

(4) 这些患者低血容量和休克的 4 个主要并发症如下：①急性肾小管坏死；②肾皮质坏死；③席汉综合征和严重的垂体功能不全；④ ARDS：这已成为我们产科 ICU 的主要死亡原因。

（七）治疗

硫酸镁

(1) 分布：细胞外间隙、骨、细胞内。

(2) 与蛋白质未结合。

(3) 肾脏排泄；在大多数接受治疗的患者中，过滤后的负荷排出最大重吸收量。

(4) 排泄半衰期为约 4h。

(5) 在正常患者中用于治疗早产时，钙拮抗作用过度的最早表现是视觉障碍的眼部症状：视物模糊、复视和聚焦困难。

(6) 硫酸镁通常不会影响血压。

(7) 大多数临床实验室均可测量镁水平。检测到的镁水平与临床效果之间相关性较差。因此，没有确切的镁水平可以说是治疗性的。

（八）抗高血压治疗（表 12-18）

1. 在大多数情况下，PIH 的药物治疗仅针对以下患者。

(1) 持续性收缩期血压＞180mmHg

(2) 持续性舒张期血压＞110mmHg（某些机构为 105mmHg）

2. 分娩前，维持在舒张压＞90mmHg。持续的灌注压以提供足够的子宫胎盘灌注。

3. 如果舒张压降低＜90mmHg，子宫胎盘灌注减少通常会导致急性胎儿窘迫，进而导致胎儿子宫内死亡或围产期窒息。

4. 分娩后，血压急剧、快速下降，通常意味着大量失血，且疾病进程无法治愈。同样，治疗预期为舒张压达到 90mmHg。

5. 对高血压的医疗控制通常只需要很短的时间（通常为几天）。没有研究表明延长抗高血压治疗会产生有益的长期预后。

6. 在硫酸镁治疗环境中使用钙通道阻滞药应被视为可能对心血管功能产生不良影响的重要医源性因素，因此，应配备有能够应对这些问题的知识丰富的人员（内科、产科/妇科母体胎儿医学或产科麻醉）的重症监护环境。

二、预防

1. 在对 30 000 多名女性进行的 Meta 分析中，对服用低剂量阿司匹林（60～80mg）的预后进行了分析，结果显示，服用小剂量阿司匹林对降低先兆子痫和不良围产结局略有作用。这些发现可能与高危人群相关。

2. 没有证据表明卧床休息、限制盐摄入及使用维生素 C 和维生素 E 等抗氧化剂可以降低先兆子痫的风险。

三、羊水栓塞

（一）定义

羊水栓塞（AFE）是指含有胎毛、胎粪、皮脂和血栓形成物的羊水向肺循环的血管转移。这是一种罕见（40 000 例妊娠中有 1 例）且不可预测的灾难性事件，将会导致死亡。它通常出现在分娩期间或产后即刻。

1. 不可避免，最常见于第二产程。

2. 死亡率为 20%～60%，25% 的死亡发生在事件发生后的第 1 个 60min。

3. 旧的疾病动物模型不适用于人类病理学。

（二）临床表现

产妇突然出现窘迫（通常在分娩期间或产后 30min 内）。

1. 神经系统疾病（33% 的患者）

(1) 精神状态改变。

(2) 癫痫发作。

(3) 昏迷。

2. 呼吸系统

(1) 呼吸骤停。

(2) 气短 / 呼吸困难。

(3) 肺水肿。

(4) 急性呼吸窘迫综合征。

(5) 发绀。

3. 心脏

(1) 心血管性猝死。

(2) 严重全身性低血压。

(3) 心律失常。

(4) 心肌梗死。

4. 血液

(1) DIC（80% 的患者）。

(2) 出血。

（三）诱发因素

1. 胎儿因素

(1) 胎儿窘迫。

(2) 巨大胎儿。

(3) 子宫内死亡。

(4) 男性胎儿。

(5) 胎盘植入。

(6) 前置胎盘。

(7) 胎盘早剥。

(8) 羊水过多。

(9) 胎膜早破。

2. 产妇因素

(1) 高龄产妇，年龄＞35 岁。

(2) 糖尿病。

(3) 经产妇。

3. 产科因素

(1) 宫颈裂伤。

(2) 剖宫产。

(3) 子痫。

(4) 引产术。

(5) 器械分娩。

(6) 催产素的使用。

(7) 子宫破裂。

（四）症状

1. 烦躁不安。

2. 多汗。

3. 焦虑。

4. 咳嗽。

5. 呼吸短促。

（五）实验室和诊断研究

1. 凝血（PT、PTT、D– 二聚体、纤维蛋白原）。

2. 全血细胞计数。

3. 动脉血气。

4. 胸部放射影像。

5. ECG。

6. 超声心动图。

（六）病理生理学

1. 肺动脉高压，心输出量减少。

2. 肺心病合并肺水肿。

3. 严重低氧血症和组织缺氧。

4. 如果急性呼吸窘迫状况还能维持生命的话，凝血活酶会导致 DIC。

5. Swan-Ganz 数据表现为左心衰竭 / 功能障碍：2 度缺氧损伤。

（七）鉴别诊断

1. 急性肺栓塞。

2. 空气栓塞。

3. 心肌梗死。

4. 围产期心肌病。

5. 胃内容物急性吸入。

6. 主动脉夹层。

7. 心律失常。

8. 巨大气胸：单侧 / 双侧。

9. 局部麻醉反应。

10. 感染性休克。

11. 过敏性休克：药物性。

12. 产后出血。

13. 子宫破裂。

14. 胎盘早剥。

15. 子痫。

（八）紧急治疗

1. 放置气管导管。

2. 机械通气 / 呼气末正压（PEEP）。

3. 有或没有血液制品的容量支持。

4. 外周动脉和肺动脉导管插入术。

5. 中心静脉压（CVP）监测。

6. 无特定药物治疗：可选择血管加压药和（或）支气管扩张药

(1) 去氧肾上腺素。

(2) 血管升压素。

(3) 米力农。

(4) 抗纤溶药物。

(5) 吸入 NO 或吸入依前列醇使肺血管舒张。

7. 尽早分娩可提高婴儿获得良好结局的可能性，应在母亲心搏骤停后不到 5min 内进行，以降低胎儿发病率，并通过消除妊娠子宫造成的主动脉 – 腔静脉压迫来改善母亲的复苏效果。

8. 在缺氧性脑损伤的情况下，治疗性低体温持续 24～72h 已显示出令人鼓舞的结果。

9. 体外膜肺氧合（ECMO）。

10. 出血和凝血病。

(1) 符合指征时快速输注血液制品。

(2) 如果血小板计数＜50 000/μl，每 10 千克体重输注 1 单位。

(3) 如果 PT 或 PTT 延长，目标导向输注 FFP 达标或使 INR 正常。

(4) 如果纤维蛋白原＜200ml/dl，应给予冷沉淀和 FFP。

11. 其他高级治疗策略。

(1) 主动脉内球囊反搏。

(2) 体外循环。

(3) 术中自体血回输。

(4) 子宫动脉栓塞术。

(5) 止血球囊。

(6) 充气抗休克服。

（九）血流动力学观察

1. 肺动脉压轻度至中度增加。

2. CVP 的可变增加。

3. 肺毛细血管楔压升高。

（十）生物标志物

1. 粪卟啉锌。

2. 唾液酸糖蛋白 Tn 抗原。

3. 类胰蛋白酶。

4. 补体因子。

5. 细胞因子。

6. 胰岛素生长因子结合蛋白 1。

7. 激活因子 A（转化生长因子）。

8. 前黑素皮质素。

9. 内皮素。

10. 1 型前胶原 N– 末端前肽。

11. CK13（rab）；CK10/CK13（单克隆抗体）。

　　7～11 为新的生物标志物。

四、常用基础知识和公式

子宫耗氧量可按下式计算。

$$妊娠子宫摄取\ O_2 = (A–V) \times F$$

其中，A = 动脉血氧含量，V = 子宫静脉血氧含量，F = 子宫血流量。

子宫静脉血流的血氧饱和度（Sv）是另一个要遵循的重要参数，其计算方法如下。

$$Sv = \frac{SaO_2 - \dot{V}}{F \times (O_2Cap)}$$

其中，SaO_2 = 母体氧饱和度，$\dot{V}$ = 氧消耗率，F = 子宫血流，$O_2\ Cap$ = 母体血液的氧容量。

如果知道末次月经期（LMP），则可利用纳格勒法则近似计算可能的分娩日期（delivery date，DD），如下。

$$DD = LMP\ 第\ 1\ 天 + 7\ 天 – 3\ 个月$$

妊娠中期后，孕妇的大致体重增加量可计算如下。

$$WG = 225g \times 妊娠周数$$

有时，妊娠患者需要腹膜内胎儿输血。以下公式用于计算待注入的胎儿腹膜腔的红细胞体积（IPT 体积）。

$$IPT \text{ 体积} = （妊娠周数 - 20）\times 10ml$$

为测定输血后子宫内胎儿血红蛋白浓度，应用 Bowman 公式，如下。

$$Hb \text{ 浓度}（g/dl）= \frac{0.55 \times a}{85 \times b} \times \frac{120 - c}{120}$$

其中，0.55 = 输注的 RBC 在胎儿循环中的分数，a = 输注的供体 RBC 量（克），b = 胎儿重量（kg），c = 从输注时到计算时的间隔（天），85 = 估计胎儿的血容量（ml/kg），120 = 供体 RBC 的寿命。

药物的胎盘转移可按下式计算。

$$Q/t = \frac{KA（C_m - C_f）}{D}$$

其中，Q/t = 扩散速率，K = 扩散常数，A = 可交换的表面积，C_m = 母体血液中游离药物的浓度，C_f = 胎儿血液中游离药物的浓度，D = 扩散屏障的厚度。

（李颖川　译）

第 13 章　肺部疾病
Pulmonary Disorders

一、慢性阻塞性肺疾病

（一）定义

慢性阻塞性肺疾病（COPD）是一种以呼气流速受限为特征的疾病，在几个月的观察期间没有明显变化。术语 COPD 包括以下内容。

1. 慢性支气管炎：慢性支气管炎是指 1 年中至少 3 个月的大部分时间内持续出现慢性咳嗽伴咳痰，并持续至少 2 年以上的临床诊断。主要病理结果包括气道炎症和黏膜下黏液腺肿大。

2. 肺气肿：肺气肿在病理学上被定义为终末细支气管远端气隙的异常永久性扩大，伴有气管壁破坏，无明显纤维化。临床上，它与弥散能力降低相关（DL_{CO}）。

3. 在大多数 COPD 患者中，不同程度的慢性支气管炎和肺气肿并存。术语 COPD 不应用于其他形式的阻塞性肺疾病，如支气管扩张、囊性纤维化或严重气道阻塞。

4. COPD 可根据慢性阻塞性肺疾病全球倡议（GOLD）进行分级 / 分期。在以前的 GOLD 标准中，患者过去仅按 FEV_1 分类：轻度 /GOLD 1，≥80%；中度 / GOLD 2，50%～79%；严重 / GOLD 3，30%～49%；和非常严重 / GOLD 4，<30%（表 13-2）。较新的分类考虑了改良的医学研究委员会（mMRC）呼吸困难分级，并根据症状、气流受限和恶化病史将患者分为（A-D）级。

（1）A 级：风险低，症状少（旧 GOLD 1 或 GOLD 2）；每年加重 0～1 次；mMRC 0～1。

（2）B 级：风险低，症状多（旧 GOLD 1 或 GOLD 2）；每年加重 0～1 次；mMRC＞2。

（3）C 级：高风险、低症状负担（旧 GOLD 3 或 GOLD 4）：每年加重≥2 次；mMRC 0～1。

（4）D 级：风险高，症状多（旧 GOLD 3 或 GOLD 4）；每年加重≥2 次；mMRC＞2。

BODE 指数（体重指数、气流阻塞肺疾病：慢性阻塞性肺疾病、呼吸困难和运动能力），该评分系统有助于预测 COPD 患者的住院时间。

（二）病因和危险因素

大多数 COPD 病例的发病机制尚不清楚。与 COPD 相关的主要风险因素是吸烟，但大多数吸烟者不会发展为 COPD。不到 1% 的肺气肿患者存在 α_1- 抗胰蛋白酶缺乏（血清 A_1AT＜5μmol/L；正常值，20～48μmol/L）。

（三）诊断评估

1. 临床表现

（1）咳嗽、咳痰和呼吸困难，通常已存在数年。在年轻和（或）不吸烟的成年人中出现与严重 COPD 一致的症状时，应考虑其他情况，如 α_1- 抗胰蛋白酶缺乏、哮喘失控或其他不太常见的阻塞性肺疾病原因［如囊性纤维化、纤毛不动综合征、杨氏综合征（阻塞性无精子症伴慢性支气管炎／支气管扩张症、先天性或获得性免疫球蛋白缺乏）］。

（2）在 COPD 急性失代偿期，呼吸困难和咳嗽加重，痰量、颜色和稠度发生变化。体检可能发现以下表现。

① 缩唇呼吸。

② 呼吸浅快。

③ 动员了辅助呼吸肌群（如胸锁乳突肌、胸肌和腹肌）。

④ 胸腹矛盾呼吸。

⑤ 严重病例伴有喘息、粗糙的爆裂声，甚至无法闻及呼吸音。

⑥ 颈静脉扩张的肺部疾病：慢性阻塞性肺疾病，肝大、外周水肿、右侧 S_3 音和 P_2 心音增加是严重 COPD 肺心病患者的特征。

⑦ 可能存在不同程度的精神状态变化，并与低氧血症、高二氧化碳血症、

感染和（或）药物有关。表 13-1 中描述了通常与 COPD 患者恶化相关或促使其恶化的其他疾病。

表 13-1　与 COPD 失代偿相关的常见疾病

- 呼吸道感染：病毒性上吸吸道和下呼吸道感染（如咽炎、支气管炎、肺炎）、吸入性肺炎、细菌性肺炎
- 麻醉和镇静
- 吸氧浓度过高（主要是 CO_2 潴留）
- 心力衰竭
- 过度利尿伴代谢性碱中毒和代偿性 CO_2 潴留
- 气胸（肺大疱破裂）
- 低磷血症、低镁血症
- 高代谢状态（如脓毒症、发热）

COPD. 慢性阻塞性肺疾病

2. 辅助检查

(1) 肺功能检查（pulmonary function test，PFT）。

① 肺活量测定揭示了一种阻塞性模式：第一秒用力呼气量与用力肺活量之比降低（FEV_1/FVC 比；50 岁的人正常值是 70%）。呼气气流受限的严重程度可以通过 FEV_1（根据性别、种族和身高预测的正常百分比）来评估。如表 13-2 所示，评价功能损害严重程度的常用指标基于 GOLD 标准。

表 13-2　慢性阻塞性肺疾病严重程度分级：GOLD 标准

Ⅰ级：轻度 COPD	FEV_1/FVC<70%，FEV_1≥ 80% 预计值
Ⅱ级：中度 COPD	FEV_1/FVC<70%，50% 预计值≤FEV_1<80% 预计值
Ⅲ级：重度 COPD	FEV_1/FVC<70%，30% 预计值≤FEV_1<50% 预计值
Ⅳ级：极重度 COPD	FEV_1/FVC<70%，FEV_1<30% 预计值

COPD. 慢性阻塞性肺疾病；GOLD. 慢性阻塞性肺疾病全球倡议组织

② 在气管插管、机械通气患者中，"阻断气流技术"可用于诊断气流受限，评估对支气管扩张药反应的呼气流量改善情况。

(2) 影像学检查。

① 胸部 X 线片可显示肺气肿的证据。

- 膈肌变平。
- 胸骨后气隙增大。

- 血管衰减和透照性不规则区域（肺大疱：肺实质中直径＞1～2cm 的透明区域）。
- 典型的吸烟者肺气肿主要分布在肺尖。主要的下肺区变化与 α_1- 抗胰蛋白酶缺乏引起的肺气肿一致。

② 胸部计算机断层扫描（CT）是检测肺气肿最敏感的方法，但并未常规建议将其作为初始诊断检查。

③ 慢性支气管炎的 X 线表现无特异性，可能包括肺纹理增多（"脏肺"）和支气管壁增厚。

④ COPD 急性加重期的胸部 X 线检查有助于发现相关疾病，如肺炎、肺不张或气胸。

(3) 动脉血气（ABG）。

① 不同程度的低氧血症伴 P（A-a）O_2 梯度升高是 COPD 患者的典型表现。

② 严重病例中可见慢性高碳酸血症伴代偿性代谢性碱中毒（"CO_2 潴留"）。

③ 在 FEV_1＞1～1.3L 的中度 COPD 中发现慢性 CO_2 潴留是不常见的，应警惕神经肌肉伴随的疾病或睡眠呼吸暂停障碍。

④ COPD 急性加重期常见的酸碱失衡包括以下几种。

- 急性呼吸性酸中毒。
- 部分代偿性呼吸性酸中毒（急性与慢性）。
- 慢性呼吸性酸中毒（在 "CO_2 潴留者" 中出现轻度中毒）。
- 利尿药或持续鼻饲引起的代谢性碱中毒可能是 COPD 持续或加重高碳酸血症的原因之一。

（四）慢性阻塞性肺疾病急性加重期的治疗

1. 确保充足的氧合和通气

(1) 对于大多数患者，目标是使 PaO_2 维持在 55～60mmHg（动脉血氧饱和度为 88%～90%）。在伴有冠状动脉疾病的患者中，动脉饱和度＞90% 是可取的。

① COPD 急性加重期自主呼吸的患者通常可通过文丘里面罩（设置为氧浓度为 24%～35%，首选 "口腔呼吸器"）或鼻导管（O_2 流速为 1～2L/min）达到上述水平（见第 2 章）。

② 部分 COPD 患者在氧疗期间会出现或加重高碳酸血症。低氧呼吸驱动力

降低和 V/Q 不匹配恶化被认为是导致这种反应的潜在机制。

(2) 有明显酸血症、PaO_2 不足、高碳酸血症伴精神状态改变的患者，或血流动力学不稳定者应辅助机械通气（MV）。

① 据报道，无创正压通气（NIPPV）作为通气辅助的初始形式，对选定的急性呼吸衰竭患者有效。拟行无创正压通气者应具备如下条件。

- 耐受面罩或鼻罩。
- 能配合这种形式的治疗。
- 上气道功能完整，无过多分泌物、反流或呕吐。
- 血流动力学稳定。
- 作为替代方案提供给需要气管插管但拒绝侵入性操作的患者。

NIPPV 容积切换或压力控制呼吸机［如 BiPAP 在 S/T 模式下吸气压（IPAP）$10cmH_2O$，呼气压（EPAP）$5cmH_2O$，频率每分钟 10 次］。建议密切观察血气分析并持续监测动脉血氧饱和度（SaO_2），以确定 NIPPV 疗效并避免气管插管延迟。

② 在插管的 COPD 患者中建立容量切换机械通气时，一个主要目标是将动态过度充气［内源性呼气末正压（PEEPi）］及其血流动力学影响后果降至最低。一般而言，呼吸机应设置为通过吸气流量的增加降低平均呼气流量（V_T/Te）（如 90L/min）和呼气时间（降低设置呼吸频率、吸呼比，或甚至镇静以减少误触发）及降低潮气量（如 5～6ml/kg）。较高的潮气量增加胸腔内压和内源性 PEEP，并可能造成气压伤。

2. 支气管扩张药

(1) 吸入性 β_2 受体激动药：当通过计量吸入器（MDI）给药时，这些药物与雾化给药在插管或自主呼吸患者（与间隔装置一起使用）中的效果相同。沙丁胺醇（沙丁胺醇，万托林）最初可给予 2～4 次喷鼻剂每 20 分钟 1 剂，3 剂次，然后每 1～2 小时使用 1 次，直至症状出现改善，此后可间隔 4～6h 再次使用。沙丁胺醇雾化的剂量为 2.5mg（0.5ml 0.5% 的溶液溶于 2～3ml 生理盐水中）。

(2) 抗胆碱能药：异丙托溴铵（爱全乐）被证明与 β_2 受体激动药一样有效，且潜在的不良反应更少。COPD 加重期，沙丁胺醇吸入剂中应加入异丙托溴铵。

3. 皮质醇类

未经证实的试验显示，在 COPD 急性加重期给予类固醇有好处。建议每 6 小时甲泼尼龙 0.5mg/kg，静脉注射，或泼尼松 40～60mg/d，口服，疗程 3 天，然后在 2 周内逐渐减量。

4. 抗生素

公认上呼吸道或下呼吸道感染应得到充分治疗。初始抗生素方案应针对可能的细菌病原体（如流感嗜血杆菌、卡他莫拉菌和链球菌、肺炎链球菌）并考虑当地的细菌耐药情况。经验性抗生素治疗（如甲氧苄啶 - 磺胺甲噁唑、左氧氟沙星、多西环素或阿莫西林，治疗 7～10 天）可有效缩短 COPD 急性加重期的时间并减少复发风险。

5. 纠正突发或相关问题（表 13-1）

二、哮喘

（一）定义

1. 哮喘：哮喘是一种临床综合征，其特征为气管支气管树对各种刺激的反应性增加，用力呼气流速受限，其严重程度可自行缓解或通过治疗缓解。

2. 持续性哮喘：哮喘持续状态是一种严重的哮喘发作，对通常有效的治疗无反应，需要更积极的治疗进行逆转。

3. 部分患者可能表现为哮喘 - 慢性阻塞性肺疾病重叠综合征（ACOS）。这通常与哮喘吸烟者发展为慢性气流阻塞有关。10%～20% 的 COPD 患者可能出现 ACOS。

（二）病理生理学

哮喘的关键特征是气道炎症伴高反应性导致气道阻塞，在严重情况下导致过度充气、V_D/V_T 增加和 V/Q 不匹配，随后出现低氧血症和呼吸功能不全。

（三）诊断评估

1. 临床表现

呼吸困难、喘息和咳嗽是哮喘发作期间最常见的症状。鉴别诊断（尤其是在无哮喘病史时），应包括以下内容。

(1) 心力衰竭和缺血伴舒张功能障碍。

(2) 异物吸入。

(3) 会厌炎和格鲁布性喉炎。

(4) 肺栓塞（罕见）。

表 13-3 显示了通过病史、体格检查和急性危及生命哮喘的常规检查获得的一些不良预后指标。

表 13-3　严重急性哮喘发作的相关因素

- 严重哮喘既往发作（尤其是与呼吸衰竭相关的发作）
- 精神状态变化
- 呼吸辅助肌的使用
- 呼吸音极度减弱或消失
- 奇脉>10mmHg
- 心动过速>130 次 / 分
- 发绀
- 低氧血症
- 呼吸急促情况下的高碳酸血症或正常碳酸血症
- FEV_1<20% 预测值

2. 辅助检查

(1) 肺活量测定：床旁肺活量测定显示阻塞性模式（见 "COPD" 肺功能检查部分）。指示进行系列 FEV_1 测定，以客观评估对治疗的反应。如果无法进行肺活量测定，则建议使用峰值流量计监测呼气峰流量。

(2) 动脉血气：低氧血症可见于并发呼吸衰竭、肺炎或气胸的病例。最常见的酸碱异常是急性呼吸性碱中毒。正常的血碳酸值急性呼吸性酸中毒表明呼吸衰竭即将发生或已经发生。

(3) 胸部 X 线片：可能显示过度充气、支气管纹理增加或相关疾病（如肺炎或气胸）的迹象。

(4) 其他检查：除常规入院检查外，结合临床，必要时还应进行茶碱水平和血痰培养。

（四）哮喘发作的治疗

1. 确保充分的氧合

(1) 在急性发作期间，大多数哮喘患者使用低浓度吸氧（文丘里面罩或鼻插管 2L/min）维持 SaO_2 >90%～92%。使用脉搏血氧计监测患者，按需调整氧气浓度。

(2) 机械通气：极少数重度哮喘患者对积极的药物治疗无反应，需要通气支持。严重气道阻塞患者的通气策略应在保证充足的氧合的同时，使用小潮气量（如 5～8ml/kg）和低的每分通气量降低气压伤的风险（允许性高碳酸血症："控制性低通气"）。与伴有呼气流速受限的 COPD 的情况一样，降低呼吸机的平均呼气流速（Vt/Te）将改善空气滞留及其有害影响。

(3) 如上所述，NIMV 可能对这些患者有用。

① 持续气道正压通气（CPAP）：单独应用可能有几种生理益处，包括直接扩张支气管、抵消内源性 PEEP、肺泡复张和改善通气 / 灌注不匹配及减少呼吸作功。

② BiPAP：使用 BiPAP 产生的压力梯度有助于雾化药物更容易扩散，从而改善支气管扩张。

2. β 受体激动药

β 受体激动药是急性哮喘发作的一线治疗药物。首选选择性 $β_2$ 受体激动药，如沙丁胺醇和特布他林，通过 MDI（带保存室）给药或通过雾化滴定达到最大效果。关于给药，见 COPD 急性加重期的治疗部分。当气雾剂给药疗效不足时，可以使用 1∶1000 肾上腺素皮下注射（0.3ml，间隔 20min，最多 3 次）。或使用特布他林（每次 0.25mg，间隔 20min，最多 2 次）。

3. 抗胆碱能药

异丙托溴铵 500μg，通过雾化吸入器每 20 分钟给药一次，在急性哮喘发作期间给药 3 次，然后根据需要给药。

4. 皮质醇类

建议在最初的 36～48h 内每 6 小时静脉注射甲泼尼龙 40mg，或每 8 小时口服泼尼松 60mg。通常在 6h 后临床症状能显著改善。当患者病情稳定时，泼尼松减量方案可改为 60mg/d，持续 3 天后，进一步降至 40mg/d，然后每 4 天减少 10mg/d。同时，患者应开始吸入皮质类固醇（如曲安奈德每天 2 次，每次 6～8 揿）。

5. 并发因素

对所有明显存在的相关诱因或并发症进行治疗，如肺炎和气胸。

6. 其他形式的治疗

标准治疗之外但可被用于哮喘持续状态的其他干预措施包括硫酸镁、全身麻醉药和支气管灌洗以去除黏稠分泌物。

三、肺栓塞

（一）临床表现及危险因素

1. 肺栓塞（pulmonary embolism，PE）的临床表现无特异性。最常见的表现为急性发作性呼吸困难，伴或不伴胸膜炎性胸痛、小咯血、呼吸急促和胸部 X 线异常（尽管正常的胸部 X 线也并不少见）。其他表现形式包括以下几种。

(1) 急性肺源性心脏病（循环受损＞40%）。

(2) 隐匿性呼吸困难发作（反复出现未明确诊断的肺栓塞）。

(3) 晕厥、喘息、发热、咳嗽、心律失常和呼吸心搏骤停。

(4) 无症状的。

2. 在大多数病例中，肺栓塞起源于下肢深静脉系统中的血栓［深静脉血栓（DVT）］。静脉血栓栓塞的主要风险因素包括以下几点。

(1) 长期不动或瘫痪。

(2) 手术（主要是骨科手术，尤其是在髋和膝部，以及操作时间较长的手术）。

(3) 创伤。

(4) 恶性肿瘤。

(5) 充血性心力衰竭（CHF）和新近发生的心肌梗死（MI）。

(6) 高龄。

(7) 肥胖。

(8) 妊娠与雌激素治疗。

(9) DVT/PE 既往病史：DVT/PE 偶尔可由抗凝血酶Ⅲ、蛋白 S 和蛋白 C 缺乏或狼疮抗凝综合征引起。

3. 胸部 X 线异常可能很轻微，甚至不存在。

(1) 肺浸润。

① 只有少数出现肺梗死，通常在几天内消退。

② 梗死时可看到基于胸膜的三角形浸润（汉普顿隆起）。通常会持续数周。

(2) 胸腔积液。

(3) 一侧膈肌升高。

(4) 片状肺不张。

(5) 肺血减少（Westermark 征）。

4. 动脉血气。

(1) 大多数情况下为低氧血症（但有 15% 的肺栓塞 PaO_2 ＞80mmHg ）。

(2) P（A-a）O_2 梯度变宽。

(3) 低二氧化碳血症。

5. D– 二聚体。

该指标具有较好的敏感性和阴性预测值，但特异性和阳性预测值较差。

6. ECG。

(1) 窦性心动过速，是最常见的 ECG 表现，在 44% 的肺栓塞患者中发现。

(2) 非特异性 QRS 和 ST-T 改变。

(3) 新出现的完全性右束支传导阻滞，其与死亡率增加相关。

(4) 房性心律失常［多灶性房性心动过速（MAT），心房扑动］。

(5) S_1–Q_3–S_3 表现（仅 10% 的病例出现）。

(6) 广泛肺栓塞时出现的无脉性电活动。

7. 超声心动图。

高达 40% 的肺栓塞患者有超声心动图异常。其中一些异常情况如下。

(1) 右心室增大。

(2) 右心室功能下降。

(3) 三尖瓣反流。

(4) 右心室血栓。

（二）诊断检查辅助检查

1. 通气 / 灌注（V/Q）扫描

正常的通气血流比实际上可以排除肺栓塞。另外，异常 V/Q 扫描是非特异性的，应结合临床概率进行考虑（图 13–1）。V/Q 扫描和同时进行的胸部 X 线检查，结果分为正常 / 极低、低、中或高概率（表 13–4）。在栓塞、感染或肿瘤患者中，V/Q 扫描可能为假阳性。

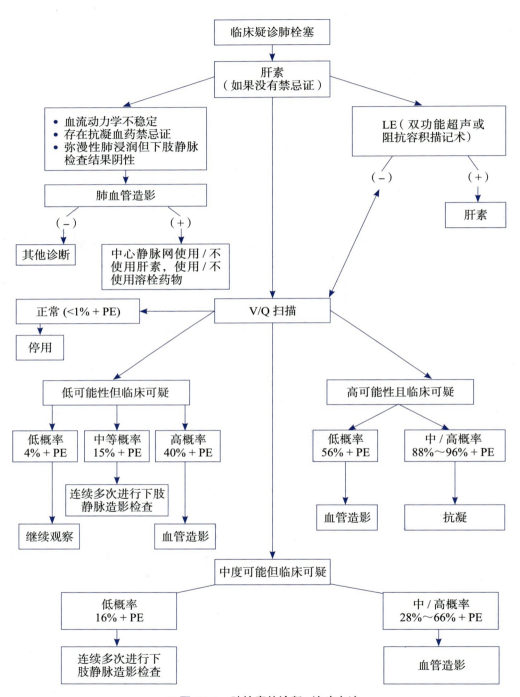

▲ 图 13-1　肺栓塞的诊断 / 治疗方法

LE. 下肢静脉血栓探查；PE. 肺栓塞；V/Q. 通气 / 灌注

表 13-4 通气 / 灌注扫描解释

正常和极低的概率
- 不存在灌注缺陷［通气检测和（或）胸部 X 线检查可能不正常］
- 3 个灌注缺损小节段（每个节段<25%），胸部 X 线片正常

低概率
- 胸部 X 线片正常，灌注缺损超过 3 个小节段
- 大或中等节段性灌注缺损：一个肺区不超过 4 个节段；一个肺区不超过 3 个节段，伴有匹配的通气缺损且胸部 X 线检查显示正常或异常小于灌注缺损
- 非节段性灌注缺损（少量胸腔积液，心脏扩大，主动脉、纵隔、肺门扩大）
- 中等节段性（>25% ～ <75%）灌注缺损，胸部 X 线检查正常（不匹配）

中概率
- 以上类别不包括所有的 V/Q 扫描（边缘或难以分类）

高概率
- 2 个大节段（>75%）灌注缺损，无相应的通气或胸部 X 线检查异常或者较少通气或胸部 X 线检查异常（不匹配）
- 2 个中等节段性和 1 个大节段性灌注 – 通气异常
- 2 个中等节段性和 1 个大节段性灌注 – 通气不匹配
- 4 个中等节段性灌注 – 通气不匹配

2. 下肢静脉探查

(1) 双功能多普勒超声（DU）：DU 是多普勒超声结合实时二维超声对静脉系统进行的探查。如果可行，它是诊断近端 DVT 的首选方法（阳性预测值为 94%）。

DVT 的诊断标准包括无法使静脉塌陷和使凝块可视化。DU 还能评估血流增加、瓣膜功能不全及疼痛和肿胀其他原因（如腘窝囊肿和血肿）。

(2) 阻抗容积描记术（IPG）：IPG 测定小腿电阻抗的变化以反映充气大腿套囊产生的血容量变化，这种方法已很少使用。对闭塞性近端 DVT 非常敏感，但对小腿静脉血栓不敏感。

(3) 静脉造影术：静脉造影术曾被认为是诊断下肢 DVT 的金标准，现在使用频率较低。缺点包括其侵入性、成本和对造影剂的潜在过敏反应。明确的诊断结果包括显影不良静脉的充盈缺损和（或）造影剂包围的部分闭塞缺损。

3. 螺旋 CT 静脉造影

该检查能够检测出解释患者病情的其他肺部异常。不同机构的诊断准确性不同，取决于影像的良好质量和放射科医师的丰富经验。当同时具有这两个条件时，CT 是一个非常好的诊断工具。

4. 肺血管造影术

仍被认为是诊断肺栓塞的金标准。总体而言，即使在患有显著肺动脉高压的患者中，肺动脉造影也是一种安全的检查（发病率 4%，死亡率＜0.2%）。明确的血管造影征象包括存在腔内充盈缺损或肺动脉中断。适用于疑似肺栓塞和以下情况的患者。

(1) 抗凝禁忌证（考虑 IVC 滤器植入）。

(2) 血流动力学不稳定（考虑溶栓治疗或血栓切除术）。

(3) 虽然高概率 V/Q 扫描和腿部静脉探查阴性，临床仍高度怀疑肺栓塞。

(4) 广泛肺实质疾病或 CHF。

（三）急性血栓栓塞的治疗

1. 抗凝

一旦高度怀疑 PE，需要进行进一步诊断评估时，应立即开始抗凝治疗。

(1) 肝素：最初静脉推注 10 000U，然后连续输注 1300U/h（20 000U/500ml 5% 葡萄糖注射液，33ml/h）。检查 6h 内第一次 aPTT，并保持在对照值的 1.5～2.5 倍。按照以下步骤调整肝素输注剂量。

① 若 aPTT＞2.5 对照值，则停止输注 1h，减量 100～200U/h，4～6h 复查。

② 如果 aPTT 在 1.25～1.5 对照值，则将剂量增加 100U/h，并在 4～6h 内再次检查。

③ 如果 aPTT＜1.25 对照值，静脉推注 5000U 后再输注，将剂量增加 200U/h，并在 4～6h 内再次检查。

④ 多数医院的抗凝方案都基于患者的体重制订。

在大多数患者中，继续使用肝素至少 5 天（前提是在第 1 或 2 天开始使用香豆素）。对于大面积肺栓塞或广泛髂、股血栓形成的患者，建议输注肝素 7～10 天。

在肺栓塞中使用低分子量肝素［每 12 小时 1mg/kg（IBW）］代替普通肝素，有更好的疗效（见第 7 章血液系统疾病）。

(2) 香豆素：建议从第 1 天或第 2 天开始口服抗凝，剂量为 5～10mg/d。目标是将 PT 延长至国际标准化比值（INR）2.0～3.0。对于大多数患者，应持续使用香豆素至少 3～6 个月。对于具有持续风险因素或复发性血栓栓塞的患者，应长期给予抗凝治疗。在存在香豆素应用禁忌证（如早期和晚期妊娠）时，调整剂量后皮下注射肝素也可有疗效。

(3) 直接凝血酶抑制药和 Xa 因子抑制药：阿哌沙班、达比加群、利伐沙班和依多沙班可替代华法林用于 PE 治疗。

阿哌沙班和利伐沙班可在不使用肝素桥接的情况下使用，数据表明，它们还降低了 PE 和深静脉血栓形成的复发。对于阿哌沙班，剂量为 10mg，每日 2 次，持续 7 天，然后是 5mg，每日 2 次。而利伐沙班的剂量为 15mg，每日 2 次，口服，持续 21 天，然后每日 20mg。

开始使用依多沙班或达比加群时，患者应接受肝素治疗 5～10 天。

依多沙班的剂量按照体重进行调整，如果体重＞60kg，则每日给予 60mg，口服，如果＜60kg，则每日给予 30mg，口服。

达比加群存在争议；如果肌酐清除率＜30ml/min，则剂量为 150mg，每日 2 次，口服。

2. 溶栓治疗

溶栓药物通过将纤溶酶原激活为纤溶酶来溶解血栓，而纤溶酶又会降解纤维蛋白（见第 7 章）。与心肌梗死的溶栓治疗相反，通不需将肺血管中的栓子完全溶解。虽然这样做并不能降低肺栓塞死亡率，但对于无明显出血风险的急性大面积肺栓塞和血流动力学不稳定的患者，应考虑这种治疗。溶栓治疗在 DVT 和次大面积深静脉血栓形成中的作用尚不十分明确。用于 PE/DVT 的药物包括以下几种。

(1) 链激酶（SK）：250 000U 负荷剂量，此后以 100 000U/h 的速度，PE 时 24h 维持静脉滴注，DVT 时 48～72h 维持静脉滴注。

(2) 尿激酶（UK）：4400U/kg 负荷剂量，此后以 4400U/（kg·h）的速度（PE 时 12h 维持静脉滴注，DVI 时 24～48h 维持静脉滴注）。

(3) 组织型纤溶酶原激活药（tPA）：100mg，维持 2h 静脉滴注。

SK、UK 和 tPA 的疗效和出血风险相当。使用 SK 或 UK 时，建议在输注期间每 2～4 小时检查凝血酶时间或 aPTT，以验证纤溶状态。当 aPTT＜对照值的 2 倍时，应重新开始肝素治疗。

3. IVC 过滤器

放置 IVC 过滤器的指征（Greenfield,Mobin-Uddin,Brid's nest）包括以下几点。

(1) 存在抗凝禁忌证。

(2) 急性大面积肺栓塞。

(3) 充分抗凝治疗后的复发性肺栓塞。

(4) 合并肺动脉高压的慢性血栓栓塞。

(5) 肺栓塞血栓取出术或血管内膜切除术后。

4. 栓子切除术

对于大面积肺栓塞伴肺动脉主干闭塞，可考虑行血栓切除术。

导管血栓切除术：采用流变液压导管装置的肺内动脉技术（如血管喷射栓子切除系统）已在一些病例中成功应用。这个方法被称为 Varon–Strickman 技术。

手术取栓：如果现场有经验丰富的手术团队，可考虑手术取栓。

四、成人呼吸窘迫综合征

（一）定义

成人呼吸窘迫综合征（ARDS）是一种急性肺损伤，表现为高通透性（非心脏源性）肺水肿。在临床实践中，其定义如下。

1. 具有前驱症状的患者出现急性呼吸窘迫。

2. 胸部 X 线片显示弥漫性双侧浸润（肺水肿模式）。

3. 低氧血症（当 $FiO_2 > 0.5$ 时，$PaO_2 < 55mmHg$）。

4. 呼吸系统静态顺应性降低（$< 40 \sim 50ml/cmH_2O$）。

5. 肺动脉闭塞压低或正常［肺毛细血管楔压（PCWP）$< 16cmH_2O$］。

（二）病因

ARDS 最常见的相关因素有以下几个。

1. 脓毒症。

2. 胃内容物支气管吸入。

3. 创伤。

4. 医院获得性肺炎。

ARDS 的主要危险因素见表 13-5。

表 13–5 与成人呼吸窘迫综合征相关的疾病

• 空气栓塞	• 多次输血
• 胃内容物吸入	• 溺水
• 烧伤	• 胰腺炎
• 体外循环	• 肺炎（细菌、病毒、真菌）
• 弥散性血管内凝血	• 长时间低血压
• 毒品 / 药物（可卡因、海洛因、美沙酮、阿司匹林）	• 脓毒症
	• 毒素吸入
• 多发性骨折（脂肪栓塞）	• 创伤

（三）病理生理学

ARDS 的基本异常是肺泡 – 毛细血管屏障的破坏。ARDS 中的内皮损伤通常是更广泛的通透性缺陷的一部分。最早在第 1 周结束时，在初始渗出期之后出现 Ⅱ 型肺细胞增殖和纤维化。

（四）临床表现

1. ARDS 可能在初始病因发生数小时至数天内（如肺炎演变为 ARDS）发生。偶尔，它与突发事件（如胃内容物吸入）有关。

2. ARDS 的体征和症状具有特异性，通常包括如下。

(1) 气短。

(2) 呼吸急促（浅快呼吸）。

(3) 细湿啰音。

(4) 发绀。

(5) 焦虑。

3. 其他器官功能障碍的全身表现可能与诱因有关（即烧伤、创伤）或与炎症反应相关。

(1) DIC。

(2) 脑病。

(3) 急性肾衰竭。

(4) 急性肝衰竭。

(5) 脓毒症（肠道细菌易位）。

4. 血气分析显示明显的低氧血症和低二氧化碳血症，伴急性呼吸性碱中毒或急性代谢性酸中毒。使用柏林标准根据 PaO_2/FiO_2 比率对 ARDS 进行分类（表 13–6）。

表 13-6 成人呼吸窘迫综合征柏林诊断标准的严重程度分级

分级	PaO_2/FiO_2（mmHg）
轻度	$200 \sim \leqslant 300^a$
中度	$100 \sim \leqslant 200^b$
重度	$\leqslant 100^b$

a. 伴呼气末正压或持续气道正压通气 $\geqslant 5cmH_2O$；b. 伴呼气末正压 $\geqslant 5cmH_2O$

5. 尽管胸部 X 线表现为弥漫性双侧浸润，但胸部 CT 显示受累肺呈斑片状、不均匀分布，混有正常实质。ARDS 可见少量胸腔积液。通常情况下，胸部 X 线片上的心血管轮廓在正常范围内。

6. 过去使用尖端带气囊的漂浮导管（Swan-Ganz 导管）测量的肺动脉闭塞压力或楔压，可用于检测肺水肿（心源性）的流体静力成分。在纯 ARDS 中，楔压应 $<16 \sim 20cmH_2O$。现在很少这样做。

7. 使用血清降钙素原水平可能有助于确定患者的炎性状态。

（五）治疗

1. 原发病的处理

应尽快对潜在疾病进行特定治疗（如感染及脓毒症的抗生素治疗、脓肿引流、低血容量性休克的输血等）。

2. 支持性治疗

(1) 通气支持（见下文）。

(2) 血流动力学监测与支持。

① 肺动脉导管（肺动脉导管或 Swan-Ganz 导管）的使用存在争议，因为没有研究证明该技术可提高疑似或确诊 ARDS 患者的生存率。但是，使用该导管从血流动力学监测中获得的信息可用于以下情况。

- 心源性与非心源性肺水肿的鉴别。
- 血管内容量管理（避免容量超负荷）。
- 评估 PEEP 滴定对心血管的影响（心脏指数、每搏输出量）。
- 不幸的是，使用肺动脉导管时，过度治疗或混淆参数的情况很常见。

② 在严重的 ARDS 病例中，需要高水平的外源性 PEEP 或动态高充气（内

源性 PEEP）以维持足够的氧合，应使用正性肌力药物剂纠正心脏指数降低（如多巴酚丁胺或多巴胺）以维持足够的氧输送。

- 营养支持（见 10 章）。
- 并发症的诊断和治疗。
  - 气压伤（如用于气胸的闭式引流术）。
  - 急性肾衰竭（如血液透析）。
  - DIC（如输血）。
  - 感染：导管相关性脓毒症、尿路感染（UTI）和蜂窝组织炎（如抗生素应用、更换导管）。

3. 其他治疗方式

(1) 针对阻止 ARDS 和脓毒症特有的炎性级联反应或病理生理学过程中的特定处理的药理学和免疫学制剂已被广泛评估，但未取得成功，如抗细菌脂多糖和肿瘤坏死因子（TNF）、可溶性白细胞介素 –1（sIL-1）和 TNF 受体、前列腺素 E1、己酮可可碱、非甾体抗炎药（如布洛芬）、合成表面活性剂混合物（Exosurf）、吸入型 NO 等。

(2) 体外氧合和 CO_2 去除（IVOX、$ECCO_2R$、ECMO），目前在一些中心实施。

（六）预后

1. 尽管支持治疗取得了进展，但 ARDS 的死亡率在过去 20 年中保持不变。

2. 早期死亡率通常与基础疾病有关；之后的死亡率主要与多器官衰竭而不是肺功能障碍有关。

3. 令人惊讶的是，大多数 ARDS 幸存者的肺功能长期损害最小［轻度限制性和弥散功能（DLCO）损失］。偶尔，可能出现可逆性气道阻塞。

五、急性呼吸衰竭

（一）定义

急性呼吸衰竭是指在没有心内分流的情况下，无法维持足够的血液氧合和（或）肺泡通气。假如测得的血气分析结果与预测值相似，这通常意味着当患者呼吸室内空气时，将发生高碳酸血症，即发生 $PaCO_2$ 急剧升高，超过 50mmHg，

同时 PaO_2 低于 55mmHg。

（二）分类和病因

急性呼吸衰竭有两种不同的临床和病理类型，见下所示。

1. 低氧性呼吸衰竭

这种类型呼吸衰竭的特征是血液无法达到充分氧合。涉及的主要病理生理机制是 V/Q 不匹配（使用纯氧时氧合改善）和肺内分流（使用纯氧时氧合仍无明显改善）。患者呈浅快呼吸，此时 $PaCO_2$ 可偏低或正常。这种形式的呼吸衰竭通常是弥漫性急性肺损伤伴高通透性肺水肿（ARDS）、严重肺炎浸润或心源性肺水肿的结果。

2. 高碳酸血症型呼吸衰竭（泵衰竭）

通气泵衰竭的特征是高碳酸血症伴急性呼吸性酸中毒。P（A-a）O_2 梯度有助于确定这种形式的呼吸衰竭。此时发生低氧血症的原因可能仅是由于通气不足（正常梯度），但也可由其他的肺实质疾病造成（梯度发生增高）。高碳酸血症是由一种或多种对二氧化碳分压具有决定作用的因素异常导致的结果。

$$PaCO_2 = kVCO_2/V_E（1-V_D/V_T）$$

(1) 发热、脓毒症、激动或碳水化合物负荷过多的患者 CO_2 生成量（VCO_2）增加，与通气能力受限相关（高 V_D/V_T，低 V_E）。

(2) 严重 COPD、囊性纤维化和严重哮喘患者的无效腔（V_D/V_T）增加。

(3) 由于通气泵功能障碍导致的每分通气量（V_E）下降。

① 中枢呼吸动力下降：脑血管意外、药物（麻醉药、镇静药、麻醉药）、中枢性低通气和甲状腺功能减退。

② 脊髓神经肌肉疾病。

- 脊髓：创伤、脊髓灰质炎、肌萎缩性脊髓侧索硬化、破伤风和狂犬病。
- 神经肌肉：重症肌无力、多发性硬化、肉毒中毒、吉兰－巴雷综合征、低磷血症、低镁血症、药物（链霉素、阿米卡星、神经肌肉阻断药）、重大疾病多发性神经病、双侧膈神经损伤。

③ 胸壁和（或）肌肉异常：严重脊柱后侧凸畸形、强直性脊柱炎、严重肥胖、肌营养不良、多发性肌炎、呼吸肌疲劳和酸性麦芽糖酶缺乏。

④ 气道、上气道阻塞：会厌炎，肿瘤、拔管后、气管软化和双侧声带麻痹

导致的固定和可变上气道阻塞。

（三）治疗

急性呼吸衰竭的治疗最初是支持性的，旨在纠正低氧血症或高二氧化碳血症，直至采取具体措施纠正（如可能）导致呼吸衰竭的因素（如肺炎的抗生素、用于心源性肺水肿的利尿药、吗啡、硝酸甘油和后负荷减轻药，纳洛酮用于麻醉药过量）。

1. 低氧性呼吸衰竭

(1) 无明显肺内分流的 V/Q 匹配异常患者通常对无创氧供有反应（如鼻导管，文丘里面罩）。

(2) 在心源性肺水肿患者中，除了补充氧外，通过面罩使用持续气道正压通气（CPAP）（5～10cmH$_2$O）可通过降低左心室的跨壁压力（因此降低后负荷）以及通过降低前负荷获益。

(3) 急性肺损伤患者的通气管理（如 ARDS）需要机械通气，一方面要保证充分氧合，另一方面需警惕过度通气造成的气压伤和心血管损伤，注意权衡利弊。下一节涉及 ARDS 通气管理的具体方面。

① 充足的氧合：对于大多数 ARDS 患者，这意味着 PaO$_2$ 达到 55～60mmHg 或氧饱和度达到 88%～90%，心脏指数＞2.5L/（min·m^2），血红蛋白达到 100g/L。在 ARDS 患者中，动脉血氧饱和度可通过以下方式改善。

- 提高吸入氧浓度（FiO$_2$）：为了避免潜在的氧毒性作用，建议不要使用纯氧超过几小时，并保持 FiO$_2$ ≤0.6。一些药物（如博来霉素、胺碘酮）可能增加氧毒性，对于使用这类药物的患者，应特别努力将 FiO$_2$ 降至患者可接受的最低水平。

- 增加呼气末肺容量，以复张萎陷或减轻肺泡积水。这可以通过添加外源性 PEEP 和（或）设置呼吸机参数以产生动态过度充气（内源性 PEEP）来实现。在 ARDS 中，尚不清楚哪一种策略最有效。目标是最大限度地增加氧合，同时避免低血压、心脏泵功能降低和避免吸气平台压＞35cmH$_2$O。基于这些考虑：

  - 外源性 PEEP 通常以 5cmH$_2$O 的水平开始，并以 2cmH$_2$O 的增量滴定至 15～20cmH$_2$O 的水平，同时使用其他策略将气压伤降至最低（见"避免气压伤"）。

- 延长吸呼比通气（延长 I/E 比，当 I/E ＞1∶1 时称为反比通气）是一种用于增加平均肺泡压和跨肺压的技术。它可以通过容量控制或压力控制的呼吸机来实现。增加吸气时间（表 13-7）可增加平均气道压力（MAP），并允许复张具有长时间常数（τ）的肺单位，从而改善氧合。与压力控制相比，容量控制通气更容易实现吸呼比延长通气。两者都需要深镇静，需要或不需要肌松，如通过持续输注硫酸吗啡、咪达唑仑、劳拉西泮或丙泊酚联合或不联合顺式阿曲库铵。监测内源性 PEEP（呼气末阻塞法）和平台压以保持其＜35cmH$_2$O。

表 13-7 容量控制通气中延长吸气时间（Ti）及 I/E 比

- 减少吸气流量（如至 40L/min）
- 使用减速吸气流速波形
- 增加吸气暂停时间（如 0.2～0.5s）
- 增加吸气时间百分比 [a]

逐步将 Ti 和 I/E 比延长至耐受或需要的程度。需要根据建议（见下文）调整潮气量（V$_T$）并监测平台压力（P$_{plat}$）、内源性呼吸末正压及其血流动力学效应，以避免并发症
a. 某些机器可以直接设置 I/E 比（如西门子 Servo 呼吸机）

② 避免气压伤：气压伤表现为肺泡外空气或急性肺损伤加重，是肺泡过度充盈［透壁压或肺泡压（P$_{alv}$）– 胸膜压（P$_{pl}$）升高］的结果。因此，有必要避免肺容量大于总肺容量（TLC）以防止肺损伤。

- 由于在床旁很难确定 P$_{alv}$、P$_{pl}$ 和肺容量，因此建议监测平台压（吸气末期保持压力）作为肺泡峰值压力的最佳近似值。
- 在胸壁顺应性无明显下降的情况下，应避免 35cmH$_2$O 或更高的平台压。
- 气道峰压（P$_{peak}$）不仅反映了呼吸系统的弹性压力，还反映了流阻压力，因此应仅将其用作气压伤风险的粗略估计（如高 P$_{peak}$ 可能是由于小内径气管导管、支气管痉挛、分泌物、高吸气峰流量或肺或胸壁顺应性恶化），这也可能不意味着肺泡过度充气。
- 测定潮气量（V$_T$）：ARDS 是一个非均质过程，肺泡塌陷区域与相对正常的充气肺混合，导致 TLC 降低。因此，ARDS 患者用小于常规潮气量通气是有意义的。所选择的 V$_T$ 应当是防止肺过度充气（如平台压＜35cmH$_2$O）和

呼气末肺泡去复张（氧合不足）。通常将初始 V_T 设置为 5～6ml/kg。

- 设置呼吸速率：应根据患者的代谢需求、自主呼吸频率和所需吸呼比确定呼吸机频率。通常设定为每分钟 25～40 次。即使采用这些频率（加上使用的低 V_T），每分通气量对 ARDS 患者来说可能还不够高。允许 CO_2 潴留（如 60mmHg）和呼吸性酸血症（如 pH 7.2～7.25）以限制气压伤，称为允许性高碳酸血症。

③ 控制机械通气的血流动力学效应：经上述机械通气方案后产生的呼气末肺容积和平均肺泡压力的增加可能影响了血流动力学的稳定。需指出的是，以增加氧饱和度为目的的呼吸机设置调整不应导致降低心脏指数而减少输送到组织的氧总量。在严重病例中，应使用正性肌力药物维持心脏指数＞2.5L/(min·m²)（如果存在低血压，每小时使用血管加压素 1～6U ）。

2. 高碳酸血症型呼吸衰竭

治疗高碳酸血症呼吸衰竭患者的主要目标是通过使用机械通气改善肺泡通气。最常见的方法是使用容量控制通气（通常的初始设置为 V_T 5～7ml/kg、A/C 模式、每分钟 8～10 次呼吸频率和 FiO_2 1.0 ）。10～20min 后检查血气分析，以监测是否过度降低二氧化碳，以及无意中发生的可能危及生命的急性碱中毒，同时根据血气分析结果调整 FiO_2。无创机械通气对神经肌肉疾病患者有效。上文已对合并哮喘和 COPD 的高碳酸血症型呼吸衰竭进行了论述。

六、气压性损伤

（一）定义

气压伤是与肺泡高压（和肺泡容积）有关的肺损伤。在 ICU 中，气压伤特指正压呼吸机诱导的肺损伤。偶尔，患者可能在潜水事故（突然减压）或异物吸入（球 – 阀机制）后入住 ICU。

（二）临床表现

1. 典型的呼吸机诱发的气压伤表现为肺泡外空气，形式如下。

(1) 间质性肺气肿（PIE）。

(2) 胸膜下气肿。

(3) 纵隔积气。

(4) 气胸（PTX）。

(5) 皮下气肿。

(6) 心包积气。

(7) 腹膜后积气。

(8) 气腹。

(9) 气体栓塞（潜水事故的主要临床表现）。

任何疑似气压伤、平台压应尽可能控制在 30cmH$_2$O 以下，这可通过降低 PEEP 和（或）V$_T$ 实现。

2. 机械通气患者的所有气胸中有 30%～97% 发生张力性气胸，其特征为低氧血症恶化、低血压，甚至心血管衰竭伴无脉性电活动（PEA）。胸部 X 线片显示肺萎陷伴单侧胸廓扩张和对侧纵隔移位。

3. 体格检查。

(1) 在气胸和颈部静脉扩张的病例中，出现呼吸音消失、叩诊过清音及患侧呼吸动度减小。

(2) 在皮下气肿的病例中，可通过触诊或听诊发现捻发音。

(3) 纵隔气肿中的纵隔出现"嘎吱嘎吱"声。

(4) 精神状态或神经功能缺损的改变通常见于气体栓塞患者。

4. 弥漫性肺损伤（以非心源性肺水肿的形式出现）的发展或恶化也与正压通气有关。

（三）病理生理学

1. 肺泡破裂发生在肺泡附着于支气管血管鞘的部位。由此，肺泡外空气可将支气管血管周围组织剥离至不同平面，从而产生上述临床表现。胸膜下气肿直接破裂进入胸膜腔也可能导致气胸。

2. 正压通气也产生气压伤。

(1) 肺微血管通透性和充盈压增加。

(2) 肺泡上皮损伤。

(3) 肺泡表面活性物质功能和代谢的改变。

（四）诊断

1. 对于有气压伤风险的患者（如使用高潮气量、高平台压、高峰压、PEEP、动态过度充气、广泛肺损伤和长期机械通气），应保持高度警惕。

2. 通常可借助胸部 X 线检查明确肺泡外空气的诊断。PIE（呈线状可透过射线的条纹）是最先发现的放射学体征，应警惕有进展至气胸的风险。如果临床上高度怀疑为气胸，甚至在完成影像学检查之前就应进行穿刺减压快速干预。

3. 当以仰卧位或半卧位进行前后（AP）便携式胸部 X 线检查时，ICU 患者可能不存在典型的气胸征（胸膜线与顶胸壁分离）。在这些患者中，还应注意空气积聚的纵隔和肺下隐窝。

4. 延迟诊断造成的死亡率高达 31%～91%。

（五）治疗

1. 仅存在肺泡外气体但未发展为气胸可采取保守治疗。如果可能，需观察和避免风险因素（见上文"避免气压伤"）。

2. 一般而言，机械通气患者一旦发生气胸都应进行闭式引流术治疗（见第 15 章）。

3. 对高危机械通气患者使用"预防性"闭式引流术存在争议，不建议使用。相反，建议密切随访这些患者，并做好准备，以便在出现气胸时立即置入胸管。

4. 尽管进行了胸管负压引流、抽吸，但顽固的支气管胸膜瘘仍可能存在，此时在保证充分通气的前提下，使用最低 V_T、P_{peak} 和 P_{plat} 进行通气。如果漏气量很大，常规处理无效时，则应考虑高频喷射通气（HFJV）、单侧肺通气或手术。

5. 高压舱内的加压治疗适用于潜水事故导致的空气栓塞。

七、大咯血（危及生命的咯血）

（一）定义

咯血是源于喉下的咳血。当出血速率在 6h 内至少为 400ml 或在 24h 内至少为 600ml 时，诊断为大咯血。

（二）病因

大咯血最常见的原因如下。

1. 结核病（拉斯姆森动脉瘤破裂）。

2. 支气管扩张（支气管血管侵蚀）。

3. 支气管肺癌（侵犯肺血管）。

4. 肺脓肿（炎症导致正常的血管破坏）。

其他病因包括支气管类癌、囊性纤维化、支气管结石、曲霉菌球、外伤、支气管血管瘘和动静脉（AV）瘘、二尖瓣狭窄和肺肾综合征。

5. 免疫性肺病（侵袭肺毛细血管）：如抗肾小球基底膜病、显微镜下多发血管炎、弥漫性肺泡出血和肉芽肿伴多血管炎。

（三）评估

1. 咯血与呕血的鉴别

咯血通常是鲜红的血，有泡沫，pH 呈碱性。相比之下，呕血通常呈酸性，颜色较深。然而，有时并不容易区分，因为呕血可能会使血液吸入气管支气管树，进而导致"咯血"，同样的，咯血患者可能会吞咽血液，并在咳嗽后呕吐。

2. 定位出血部位

出血部位的定位对于准确制订任何侵入性操作是很重要的。可通过进行耳、鼻、喉（ENT）检查排除上呼吸道出血。

(1) 胸部 X 线片可能提示出血部位。

① 发现肺部肿块、肺尖空洞性病变或胸部 X 线浸润时，这些部位可能为出血点。

② 当仅有气道出血时，胸部 X 线片可能表现正常。

③ 显示双侧或弥漫性疾病的 X 线片无助于指出出血的来源。

(2) 应进行支气管镜检查，以进一步确定出血部位和原因，并采取临时措施控制出血，具体方案和耗时因出血速率而异。

① 当进行柔性纤维支气管镜检查（FFB）时，必须使用大直径的气管导管对患者进行插管，必要时可经气管导管直接填塞出血的肺叶。

② 硬质支气管镜检查是评估和控制大出血的首选临时方法。该手术应在手术室由经过培训的医师在全身麻醉下进行。

(3) 建议进行支气管和肺循环血管造影，因为它可以确定出血部位并同时提供治疗（如弹簧圈栓塞）。

3. 实验室检查

获取血气分析以确定是否存在酸中毒并确认氧合水平（明显的气体交换异常）。然后获取全血细胞计数、PT、PTT、出血时间、肌酐和 BUN，并要求血型检测和交叉配血。

（四）治疗

1. 确保充分的通气和氧合

如果我们认为大咯血的死亡模式为窒息（仅需 150ml 血液即可填满气道），这应是主要的优先事项。

(1) 根据出血速度，可能只需要通过鼻导管或面罩给予补充氧，或是另一个极端，在准备确定性治疗时，可能需要进行气管内插管（单腔或双腔）以抽吸血液并为患者通气。

(2) 将患者置于侧卧位，使出血部位朝下。

2. 确保血流动力学稳定

(1) 建立足够、有效的静脉通路。

(2) 根据需要输注液体（生理盐水或血液）。

3. 止咳

(1) 每 6 小时可待因 60mg，口服。

(2) 可添加镇静药（如下午每 2 小时咪达唑仑 2mg 或劳拉西泮 1mg，静脉注射）。

4. 控制出血

(1) 支气管镜检查程序如下。

① 通过硬质支气管镜进行支气管填塞。

② 使用带尖端气囊（Fogarty）导管通过刚性支气管镜或在柔性支气管镜旁边填塞气道。

③ 经硬质支气管镜冷盐水支气管灌洗。

④ 钕钇铝石榴石激光凝固可见病变（对剧烈活动性出血无效）。

(2) 支气管动脉栓塞术是大咯血或亚大咯血及存在手术禁忌证患者的首选方

法。由于栓塞术成功率高（90%），已成为所有大咯血或复发性咯血患者的一线治疗方法。

(3) 对于可切除的局部病变，建议进行手术切除，但除外以下情况。

① 转移性肺癌。

② 严重肺部或心血管疾病。

(4) 纠正凝血障碍（如果存在）（如果 PT 延长，给予 FFP 和维生素 K，并在严重血小板减少症时输注血小板）。

（五）预后

1. 尽管基础医疗条件会影响大咯血的预后，但影响死亡率归根结底还是与出血速度有关。Cracco 的一项研究表明，600ml 以下咯血死亡率如下。

(1) 4h 死亡率为 71%。

(2) 4～16h 死亡率为 45%。

(3) 16～48h 死亡率为 5%。

2. 大咯血的中位手术死亡率为 17%。与非活动性出血患者相比，手术时活动性出血患者的死亡率更高。

八、上气道阻塞

1. 急性上气道阻塞可能危及生命，并可能导致心搏骤停。这种情况需要立即干预。这在儿科人群中很重要，因为他们的气道较小，可迅速进展为完全性梗阻。

2. 初步快速评估包括评估上气道通畅情况（可发音、咳嗽、流口水）、呼吸窘迫（三凹征、鼻翼扇动）和低氧血症。

3. 紧急治疗：应尝试进行抬头举颏，如果怀疑有异物立即清除。也可以进行直接喉镜检查，为患者紧急插管做准备。如果首次气管插管未成功，但使用气囊式面罩可以维持通气，则可考虑使用 LMA、食管气管联合导管、鼻咽或口咽气道或急诊外科手术等治疗（见第 15 章）。

九、常用基础知识和公式

（一）肺容积

表 13-8 所示为人体肺容量和容量的正常值。

表 13-8　直立位受试者肺容积的正常值

容积或容量	正常值（L）
总肺容量（TLC）	6
肺活量（VC）	4.5
残气量（RV）	1.5
吸气容量（IC）	3
功能残气量（FRC）	3
补吸气量（IRV）	2.5
补呼气量（ERV）	1.5
潮气量（V_T）	0.5

肺活量（VC）计算如下。

$$VC = IRV + ERV + V_T$$

残气量（RV）计算为功能性残气量（FRC）与呼气储备量（ERV）之差，如下。

$$RV = FRC - EV$$

或者，如果总肺容量（TLC）和肺活量（VC）已知，则可使用以下公式。

$$RV = TLC - VC$$

测量 FRC 的最古老方法是平衡法，使用以下公式。

$$FRC = [(C_1 \times V_1)/C_2] - V_1$$

其中，C_1 = 肺活量计中试验气体的已知浓度，V_1 = 肺活量计中的气体体积，并且 C_2 = 受试者在肺活量计中呼吸直到测试气体的浓度等于肺活量计中的浓度之后的气体的分数值。

另一种测量 FRC 的方法是利用氮气冲刷技术和以下公式。

$$FRC = (V_B \times C_B)/C_X$$

其中，V_B = 袋中呼出的氮气量体积，C_B = 袋中氮气浓度，C_X = 受试者初始氮气浓度（0.80）。

或者，可以使用体积描记法计算 FRC，如下。

$$FRC = (\Delta V / \Delta P)(P_B + \Delta P)$$

其中，ΔV = 容积变化，ΔP = 压力变化，P_B = 大气压力减去水蒸气压力（P_{H2O}）。

潮气量（V_T）是无效腔容积（V_D）和肺泡容积（V_A）之和，如下。

$$V_T = V_D + V_A$$

平均无效腔容积（V_D）估计为 1ml/lb 体重。对于一个平均 70kg 的人来说，如下。

$$V_D = 70 \times 2.2 \times 1 = 154ml$$

（二）肺通气

估算每分通气量（V_E）的最简单方法是使用以下公式。

$$V_E = V_T \times RR = ml/min$$

其中，V_T = 潮气量，RR = 呼吸频率。

每分通气量也是无效腔（V_D）和肺泡通气量（V_A）的总和，如下。

$$V_E = V_A + V_D$$

肺泡通气量（V_A）可计算如下。

$$V_A = (V_T - V_D) \times N$$

其中，N = 每分钟呼吸的呼吸频率，V_D = 无效腔通气。

另一种方法需要了解患者产生的 CO_2。二氧化碳产量（$\dot{V}CO_2$）可计算如下。

$$\dot{V}CO_2 = V_A \times F_{ACO2}$$

其中，F_{ACO2} = 肺泡气体中 CO_2 的浓度，$V_A = VCO_2/F_{ACO2}$。

如果通气量（V_E）已知，则可计算无效腔通气量（V_D），如下。

$$V_D = V_E([PaCO_2 - PECO_2]) / PaCO_2$$

肺泡 CO_2 分压（$PACO_2$）更便于这些计算和实际应用，如下。

$$PACO_2 = F_{ACO2} \times (PB - 47)$$

在正常肺中，动脉 CO_2（$PaCO_2$）接近 $PACO_2$。因此，V_A 公式可以重写为下式。

$$V_A = K(VCO_2 / PaCO_2)$$

其中，K 为将 CO_2 浓度转换为压力（mmHg）的系数（0.863）。

（三）血液中的气体运输

吸入的和呼出的氧浓度之间的差表示氧摄取（O_2），如下。

$$\dot{V}O_2 = (V_I \times FiO_2) - (V_E \times F_EO_2)$$

其中，V_I = 吸入的气体体积，FiO_2 = 吸入氧气的浓度，V_E = 呼出气体容积，F_EO_2 = 呼出氧气的浓度。

100ml 血液中溶解氧量的计算如下（假设氧分压为 70mmHg）。

$$(PO_2/760) \times \alpha O_2 = 70/760 \times 2.3 = 0.21\text{ml}/100\text{ml}$$

血红蛋白 50% 饱和时的 PaO_2（P_{50}）可从静脉 pH 和动脉血气计算得出，公式如下。

$$P_{50} = \text{antilog} \frac{\log (1/k)}{n} = 正常 \ 22 \sim 33\text{mmHg}$$

此时，如下。

$$(1/k) = (\text{antilog} [n \times \log PaO2_{7.4}]) \times (100 - SaO_2/SaO_2)$$

$$\text{antilog} [n \times \log PaO2_{7.4}] = \log PaO_2 - 0.5 \ (7.4 - pH_v)$$

血红蛋白的希尔常数（n）为 2.7，pH_v = 静脉血 pH。

耗氧量（$\dot{V}O_2$）的 Fick 方程计算如下。

$$\dot{V}O_2 = Q \ (CaO_2 - C\bar{v}O_2)$$

其中，Q = 心输出量（L/min），CaO_2 = 动脉血氧含量；$C\dot{V}O_2$ = 混合静脉血氧含量。

单位时间呼出的二氧化碳量（$\dot{V}CO_2$）计算公式如下。

$$\dot{V}CO_2 = (V_E \times F_ECO_2) - (V_I \times F_ICO_2)$$

其中，V_E = 单位时间呼出气体容量，F_ECO_2 = 呼出气体中二氧化碳的浓度，V_I = 单位时间吸入的气体容量，F_ICO_2 = 吸入二氧化碳的浓度。

由于吸入的气体通常含有可忽略不计的 CO_2，该公式的另一种表示形式如下。

$$\dot{V}CO_2 = V_E \times F_ECO_2$$

（四）肺循环

1. 平均肺动脉压（PAP）可使用以下公式计算。

$$PAP = (PVR \times PBF) + PAOP$$

其中，PVR = 肺血管阻力，PBF = 肺血流（其通常等于心输出量）。重新组织上述公式，然后计算肺血管阻力（PVR）如下。

$$PVR = (MPAP - PAOP) / CO$$

其中，MPAP = 平均肺动脉压，PAOP = 肺动脉阻塞压，CO = 心输出量。

2. 肺循环中血管周围的压力有助于透壁压（P_{tm}）计算，表示如下。

$$P_{tm} = P_{vas} - P_{is}$$

其中，P_{vas} = 血管压，P_{is} = 血管周间质压。

当左心房压力（P_{la}）可用时，产生肺血流的驱动压计算如下。

$$(P_{pa} - P_{la}) = Q \times R_{vas}$$

其中，P_{pa} = 平均肺动脉压，P_{la} = 平均左心房压，Q = 肺血流量，R_{vas} = 肺血管阻力。

3. 肺血管顺应性（C_{vas}）可利用以下公式计算。

$$C_{vas} = \Delta V_{vas} / \Delta P_{vas}$$

其中，V_{vas} = 血容量变化，P_{vas} = 血管压力变化。

4. 表 13-9 所示为具有正常压差的理想化直立肺中的血流区。

表 13-9　肺血流区

血流区	压　力
I	$P_{alv} > P_{pa} > P_{pv}$
II	$P_{pa} > P_{alv} > P_{pv}$
III	$P_{pa} > P_{pv} > P_{alv}$
IV	$P_{pa} > P_{pv} > P_{alv}$

P_{alv}. 肺泡血管周围压力；P_{pa}. 平均肺动脉压；P_{pv}. 平均肺静脉压（左心房压）

（五）力学与气流

1. 肺内部压力相对于外部压力的值称为跨肺压（TP），计算方法如下。

$$TP = P_{alv} - P_{pl}$$

其中，P_{alv} = 肺泡压，P_{pl} = 胸腔内压。

2. 静态顺应性（static compliance，C_S）是无气流条件下单位压力（ΔP）的容积变化（ΔV），如下。

$$C_s = \frac{\Delta V}{\Delta P}$$

临床上常将这个公式简化为下式。

$$C_s = \frac{V_T}{P_{palt} - (PEEP + PEEPi)}$$

其中，P_{palt} = 平台压，V_T = 潮气量。正常 C_s 值为 100ml/cmH_2O。

动态顺应性（dynamic compliance，C_{dyn}）可利用以下公式计算。

$$C_{dyn} = \frac{V_T}{P_{peak} - (PEEP + PEEPi)} \qquad \frac{-b \pm \sqrt{b^2 - 4ac}}{2a}$$

其中，P_{peak} = 气道峰压，V_T = 潮气量。正常的 C_{dyn} 值为 100ml/cmH_2O。

利用以下公式计算特定顺应性（specific compliance，C_{spec}）。

$$C_{spec} = C_{sat}/FRC$$

胸壁顺应性（chest wall compliance，C_w）可计算如下。

$$C_w = \frac{V_T}{P_{aw} - P_{ATM}}$$

其中，P_{aw} = 气道压，P_{ATM} = 大气压。

特殊情况下可以使用的另一种公式（如肺移植）是单肺顺应性（C_X）并计算如下。

$$C_X = \frac{V_T}{P_{aw} - P_{pl}}$$

其中，P_{aw} = 气道压，P_{pl} = 胸腔内压。

3. 肺中的气流类型为层流，通过泊肃叶方程进行数学描述，公式如下。

$$\Delta P = \frac{8\mu l V}{\pi r^4}$$

其中，ΔP = 流体静压差，V = 气体流量，μ = 气体黏度，l = 路径长度，r = 导管的半径。根据该公式，可以计算出阻力（$R = \Delta P/V$）。

$$R = \frac{8\mu l}{\pi r^4}$$

另外，湍流过程中的压降可利用以下公式计算。

$$\Delta P = \frac{\mu l^- \rho^-}{r^{19/4}}$$

其中，ΔP = 湍流期间的压降，μ = 黏度，ρ = 密度。

雷诺数（Reynolds number，Re）是由密度相关或惯性流动引起的压力损失与黏性流动引起的压力损失之比。该数字用于预测特定流量的性质，计算方法如下。

$$Re = \frac{2\rho r V}{\mu A}$$

使用身体体积描记法的气道阻力（airway resistance，Raw）可使用以下公式计算。

$$Raw = \frac{\Delta V_{box}}{V} \times \frac{P_{alv}}{V} = \frac{P_{alv}}{\Delta V_{box}}$$

其中，V_{box} = 方框中的容量变化，V = 容量，P_{alv} = 肺泡内压。

4. 呼吸系统的功（work of the respiratory system，W）可计算如下。

$$W = P \times V$$

其中，P = 压力，V = 容积。

（六）通气 / 灌注

1. 利用经典的玻尔方程可以计算出生理无效腔

$$V_D/V_T = \frac{P_ACO_2 - P_ECO_2}{P_ACO_2}$$

其中，P_ACO_2 = 肺泡气体中 CO_2 分压，P_ECO_2 = 呼出混合气体中 CO_2 分压。以上公式经恩霍夫（Enghoff）修正后用于临床。

在健康受试者中，$V_D/V_T = \dfrac{PaCO_2 - P_ECO_2}{PaCO_2} = 0.3$。

2. 通过肺右向左分流器的血液量（Q_S/Q）计算

$$Q_S/Q = \frac{C_c'O_2 - CaO_2}{C_c'O_2 - C\overline{v}O_2}$$

$$C_c'O_2 = (Hb \times 1.38) + P_AO_2 \times \frac{\alpha}{760}$$

因此，Q_S/Q 公式可以重新排列如下。

$$Q_S/Q = \frac{(P_AO_2 - PaO_2) \times 0.0031}{(P_AO_2 - PaO_2) \times 0.0031 + (CaO_2 - C\bar{v}O_2)}$$

（七）肺泡气体方程式

肺泡空气方程严格基于道尔顿定律，但以强调肺泡 O_2 和 CO_2 的术语表示，如下。

$$P_AO_2 = (P_{ATM} - P_{H_2O})FiO_2 - PCO_2/RQ$$

其中，P_AO_2 = 当前条件下肺泡中氧分压，P_{ATM} = 当前局部大气压，P_{H_2O} = 体温及 100% 相对湿度下水蒸气压，FiO_2 = 吸入氧浓度，PCO_2 = 动脉血中 CO_2 分压；RQ = 呼吸商。

在海平面上，这个方程可以简化如下。

$$P_AO_2 = 150 - 1.25 \times PaCO_2$$

根据年龄校正的动脉氧分压（PaO_2）计算如下。

$$PaO_{2\,年龄校正} = 100 - 1/3\,年龄（岁）$$

根据以下公式对肺泡 – 动脉氧分压差进行年龄校正。

$$校正年龄 = 2.5 + [\,0.258 \times （年龄）\,]$$

（朱晓萍　译）

第 14 章 肾脏和液体电解质紊乱
Renal and Fluid–Electrolyte Disorders

一、酸碱紊乱

酸中毒是氢离子（H^+）积累（超过缓冲或补偿程度）的过程。如果血液 pH 低于正常值（<7.35），则表明存在酸血症。而碱中毒则是任何可能导致碳酸氢盐（$RHCO_3$）增高的过程。血液 pH 升高（>7.45）称为碱血症。呼吸改变导致血液中的 CO_2 分压（PCO_2）的变化会引起呼吸性的酸碱紊乱。相对应的，代谢改变导致非挥发性酸的积累或 $RHCO_3$（或代谢为 $RHCO_3$ 的物质）损失，会引起代谢性的酸碱紊乱。

当酸碱紊乱是由非挥发性酸的积累或 $RHCO_3$（或代谢为 $RHCO_3$ 的物质）的损失引起时会发生一系列代谢过程。酸中毒和碱中毒既可能是原发性的，也可能是代偿其他酸碱问题的继发性改变。许多 ICU 患者甚至存在双重或三重酸碱紊乱。

（一）酸碱紊乱的判断

1. 通过检查动脉血气（ABG）和血清电解质来对酸碱紊乱进行初步评估。

2. 不同酸碱变化中血液 pH、PCO_2 和 $RHCO_3$ 的典型改变见表 14–1。

表 14–1 酸碱紊乱的典型改变

类 型		改 变
代偿状态	代谢性酸中毒	pH ↓ PCO_2 ↓ $RHCO_3$ ↓
	呼吸性酸中毒	pH ↓ PCO_2 ↑ $RHCO_3$ ↑
	代谢性碱中毒	pH ↑ PCO_2 ↑ $RHCO_3$ ↑
	呼吸性碱中毒	pH ↑ PCO_2 ↓ $RHCO_3$ ↓

（续表）

类　型		改　变
失代偿状态	代谢性酸中毒	pH ↓ PCO_2— $RHCO_3$ ↓
	呼吸性酸中毒	pH ↓ PCO_2 ↑ $RHCO_3$—
	代谢性碱中毒	pH ↑ PCO_2— $RHCO_3$ ↑
	呼吸性碱中毒	pH ↑ PCO_2 ↓ $RHCO_3$—
混合状态	代谢性 / 呼吸性酸中毒	pH ↓ PCO_2 ↑ $RHCO_3$ ↓
	代谢性 / 呼吸性碱中毒	pH ↑ PCO_2 ↓ $RHCO_3$ ↑

3. 还可以评估对原发酸碱异常的代偿是否足够。

(1) 对于代谢性酸中毒的患者，PCO_2 的预计值可以通过下面的公式推算。

$$PCO_2 = (\left[RHCO_3 \right] \times 1.5) + 8 \ (\pm 2)$$

① 如果实际的 PCO_2 大于预计值，则表示同时发生呼吸性酸中毒。

② 如果测得的 PCO_2 低于预期值，则表示同时发生呼吸性碱中毒。

(2) 对于代谢性碱中毒的患者，PCO_2 的预计值可以通过下面的公式推算。

$$PCO_2 = \{ (\left[RHCO_3 \right] -25) \times 0.7\} + 40 \ (\pm 2)$$

原发性代谢性碱中毒的呼吸代偿的 PCO_2 上限约 55mmHg。患有慢性肺病或肝病或充血性心力衰竭的患者甚至可能达不到这一程度。

(3) 呼吸酸碱紊乱的代偿取决于紊乱持续的时间。

① 对于慢性呼吸性酸中毒患者，$\left[RHCO_3 \right]$ 的预计值可以通过下面的公式推算。

$$\left[RHCO_3 \right] = (PCO_2 - 40) \times 0.35 + 25 \ (\pm 2)$$

• 这一过程的代偿上限为 $\left[RHCO_3 \right] = 55mEq/L$。

• 如果代偿程度不足，应考虑酸碱混合紊乱或叠加了急性过程的可能性。

② 急性呼吸性酸中毒的预计值可以通过下面的公式推算。

$$\left[RHCO_3 \right] = (PCO_2 - 40) \times 0.10 + 25 \ (\pm 2)$$

这一过程的代偿上限为 $\left[RHCO_3 \right] = 30mmol/L$

③ 慢性呼吸性碱中毒的预计值可以通过下面的公式推算。

$$\left[RHCO_3 \right] = 25 - (40 - PCO_2) \times 0.5 \ (\pm 2)$$

若慢性呼吸性碱中毒的代偿不足，则应考虑发生急性呼吸性碱中毒或酸碱混合紊乱的可能性。

④ 急性呼吸性碱中毒的预计值可以通过下面的公式推算。

$$[RHCO_3] = 25 - (40 - PCO_2) \times 0.25 \ (\pm 2)$$

（二）代谢性酸中毒

细胞内 pH 异常、细胞间离子迁移或两者共同作用会导致代谢性酸中毒。

1. 体征和症状：包括呼吸急促、心脏功能下降、疲劳、虚弱和精神状态改变。

2. 实验室检查：高钾血症、高尿钙及糖脂代谢的变化。

3. 一些特殊疾病是酸中毒发生的潜在原因。

4. 代谢性酸中毒根据血浆阴离子间隙（AG）是正常还是升高分为两类。计算公式如下。

$$AG = [Na^+] - ([Cl^-] + [RHCO_3])(nl = 10 \sim 15Eq/L)$$

5. 表 14-2 列出了原发性代谢性酸中毒的鉴别诊断。

表 14-2　代谢性酸中毒的原因

阴离子间隙升高	阴离子间隙正常
• 甲醇 • 尿毒症 • 酮症酸中毒 • 聚甲醛 • 乳酸酸中毒 • 乙二醇 • 水杨酸盐	• 尿肠瘘 • 钠摄入量增加 • 内分泌病变 • 腹泻 • 碳酸酐酶抑制 • 阴离子为氯离子的外源酸 • 肾小管性酸中毒 • 盐皮质激素拮抗药

(1) 一般而言，高 AG 代谢性酸中毒是由血浆中除 Cl⁻ 外的阴离子积累引起的。这些酸可以是内源性的（如乳酸、酮酸、尿酸）、外源性的（如水杨酸酯）或外源性毒素的内源性代谢产物（如三聚甲醛、甲醇、乙二醇）。

(2) 这些未测定阴离子的累积量应等于 $[RHCO_3]$ 的减少量。

(3) 当维持正常平衡时存在上述等量关系。因此，如果正常的阴离子间隙 = 12mEq/L，正常的 $[RHCO_3]$ = 25mEq/L，则在单纯的高 AG 代谢性酸中毒中存在如下关系。

$$[Na^+] - ([Cl^-] + 25) = 12 \text{ 或 } [Na^+] - ([Cl^-]) = 37 \pm 3$$

如果（$[Na^+ - [Cl^-]]$）＞37，则应考虑并存代谢性碱中毒。

如果差值显著＜37，则应考虑并存阴离子间隙正常的酸中毒。

(4) 表 14-2 列出了具有阴离子间隙正常的代谢性酸中毒的原因。这些所谓的高氯血症酸中毒的发生既有可能是由于使用了阴离子为氯离子的外源酸（如 HCl、NH_4Cl、$CaCl_2$），也有可能由于体液流失过程中氯丢失量较碳酸氢盐丢失量少的原因。

如果 AG 正常的代谢性酸中毒，则测定尿液 AG 可能对诊断有用。计算公式如下。

$$AG_U = U_{Na} + U_K - U_{Cl}$$

尿液 AG 与尿铵（$NH4^+$）排泄成反比。对于经胃肠道丧失碳酸氢盐的酸中毒患者，尿液 AG 值应＜0，因为肾脏具有很好的保氮功能。如肾小管酸中毒（RTA）的患者，因为尿中碳酸氢盐丢失增多导致的酸中毒时，尿液 AG 应该＞0。

6. 代谢性酸中毒的主要疗法是治疗潜在疾病。

7. 输注 $NaHCO_3$ 在代谢性酸中毒（尤其是乳酸性酸中毒）的治疗中存在争议，因为有证据表明这种治疗会加速乳酸的产生。但是，严重代谢性酸血症（pH ＜7.20）需使用 $NaHCO_3$ 进行纠正的理念在临床上是被接受的。所需的碳酸氢盐量可通过以下公式计算。

$$RHCO_3 \text{ 缺乏量 = 体重（kg）} \times 0.5 \times \text{（目标 - 实际}[RHCO_3]）$$

以等渗溶液的形式使用 $NaHCO_3$（即 1000ml 灭菌注射用水或 5% 葡萄糖加入三安瓿碳酸氢钠）可降低危重患者发生高钠血症的风险。

8. 透析不仅可以用于纠正酸中毒，还可以用于迅速消除某些引起酸中毒的毒素，如甲醇和乙二醇。即使 BUN 和肌酐正常，也可以考虑使用。

9. 慢性代谢性酸中毒（尤其是由 RTA 引起的）的治疗包括纠正相关电解质异常和使用药物时选择碱性的进行替代。

（三）呼吸性酸中毒

1. 呼吸性酸中毒的临床影响与细胞内酸中毒相同，主要是由肺内气体交换异常引起的。其中，最重要的是低氧性脑病。可能出现包括肺心病在内的慢性肺部疾病的体征。

2. 表 14-3 列出了呼吸性酸中毒的一些常见原因。

表 14-3　呼吸性酸中毒的原因

- 中枢神经系统疾病
  - 药物（毒品、麻醉药、镇静药）
  - 脑干损伤
  - 原发性换气不足
- 周围神经系统疾病
  - 传染病（肉毒杆菌中毒、破伤风、小儿麻痹症）
  - 肌萎缩性侧索硬化
  - 吉兰 – 巴雷综合征（Guillain–Barré syndrome）
  - 脊髓神经损伤（Spinal cord/phrenic nerve injury）
  - 有机磷中毒
- 原发性肌肉疾病
  - 肌营养不良症
  - 重症肌无力
  - 严重低钾血症
- 肺部疾病
  - 慢性阻塞性肺疾病
  - 肺炎
  - 肺水肿
  - 吸入烟雾
  - 肺栓塞
- 胸部 / 上呼吸道疾病
  - 胸壁（连枷胸、气胸、脊柱侧弯）
  - 气道阻塞（喉痉挛、异物）
- 机械呼吸机故障

3. 即使存在明显的高碳酸血症（$PCO_2 > 100mmHg$），慢性呼吸性酸中毒也很少伴有严重的酸血症（pH < 7.20）。如果动脉 pH 超出此预期范围，则应怀疑存在急性代谢性或呼吸性酸中毒。

4. 急性呼吸性酸中毒最重要的治疗是立即恢复有效的肺泡气体交换。

(1) 这通常需要机械通气。

(2) 如果无法立即进行插管，应谨慎补充氧气和碳酸氢钠。

5. 慢性呼吸性酸中毒的治疗主要针对感染，充血性心力衰竭等并发症的预防、及时识别与治疗。

（四）代谢性碱中毒

1. 代谢性碱中毒的临床特征不明确。

(1) 可能存在神经肌肉易激惹或潜在破伤风感染。

(2) 可能发生心律不齐。

2. 常存在低钾血症和低氯血症。

3. 血浆 AG 经常升高，主要是由于血浆蛋白（尤其是白蛋白）释放 H^+ 离子缓冲造成，也有可能是乳酸增多导致。

4. 尿液 pH 测量对诊断没有帮助。

5. 最有用的生化测定是尿氯化物（U_{Cl}）的水平，这也是代谢性碱中毒分类的基础。

(1) 代谢性碱中毒时，$U_{Cl}<10mmol/L$ 被称为对氯离子敏感，而 $U_{Cl}>20mmol/L$ 被称为对氯离子抵抗。

(2) 如果 U_{Cl} 介于 $10\sim20mmol/L$，则无法进行定义分类。

6. 表 14-4 列出了代谢性碱中毒的原因。

表 14-4　代谢性碱中毒的原因

- 氯化物丢失
  - 胃肠道疾病
    - 经胃：呕吐、胃管引流
    - 经结肠：绒毛状腺瘤、腹泻
  - 肾脏疾病
    - 利尿治疗
    - 高碳酸血症后碱中毒
  - 囊性纤维化
- 氯离子抵抗
  - 高盐皮质激素状态
  - 严重缺钾
  - 巴特综合征（Bartter's syndrome）
- 其他因素
  - 使用碱性药物（抗酸药、输血）
  - 高钙血症
  - 使用影响阴离子吸收的药物（抗生素）

7. 由于肾脏通常可以排泄大量的 $RHCO_3$，因此仅因为酸损失（或碱蓄积）通常不会导致持续的碱中毒。

(1) 如果同时存在容量丢失，则碱中毒可能会持续存在。这是代谢性碱中毒最常见的发病机制。当富含 NaCl 但 NaHCO₃ 含量低的体液从肠道或肾脏中流失时，容易发生此问题。其他部位的 NaCl 流失（例如，囊性纤维化患者排汗过多）导致此问题的可能性较小。

(2) 细胞外液体容量减少会导致所有肾单位中 NaCl 和 NaHCO₃ 的重吸收加剧，从而伴发 U_{Cl} 的减少和持续的碱中毒。

(3) 低钾血症的原因有 K^+ 向细胞内迁移和盐皮质激素诱导的尿 K^+ 增加。

(4) 没有明显的容量丢失而发生代谢性碱中毒的情况不常见。这种情况最常与高盐皮质激素血症有关，代谢性碱中毒是其主要临床特征。过量的盐皮质激素激活可能是内源性原因［如康氏综合征（Conn syndrome）、库欣综合征（Cushing syndrome）等］，也可能是外源性原因（如食用甘草、嚼用烟草等）。在这些情况下，如果没有明显的氯化物缺乏症，会导致肾脏过度吸收 NaHCO₃ 和 NaCl。因此，U_{Cl} 保持相对较高的水平。

(5) 严重的全身钾缺乏超过 1000mmol 时可能导致无法纠正代谢性碱中毒，但不一定会造成人体功能紊乱。Bartter 综合征患者会发生 U_{cl} 高合并代谢性碱中毒，其特点是肾脏排 K^+ 和 Cl^- 增多，血压正常以及对前列腺素抑制药有一定反应。

8. 一些患者会出现中等水平的氯化物排出（U_{Cl} 10～20mmol/L）的表现。这些患者多是因为使用过多的碱性药物如抗酸药或含柠檬酸抗凝成分的血液制品。

9. 代谢性碱中毒的治疗要点如下。

(1) 应当确定酸丢失或碱积累的原因，并在可能的情况下予以纠正。

(2) 对于氯离子敏感性碱中毒患者，需要补充 NaCl（KCl 也可以）。

(3) 在某些情况下，可使用碳酸酐酶抑制药乙酰唑胺（acetazolamide）加快尿中 RHCO₃ 的排泄。对于利尿药依赖性充血性心力衰竭的碱中毒患者尤为有利。

(4) 在极少数情况下，必须静注 HCl 或 NH₄Cl 来纠正。

① 这种治疗需要 ICU 监护下经中央静脉导管使用。

② 仅在动脉血 pH 超过 7.60 的情况下才考虑使用。

③ 静脉输注酸性溶液的治疗目标是 pH 降至 7.55。

④ 所需酸的量可通过以下公式计算。

$$HCl\,(mmol) = 体重（kg）\times 0.5 \times（实际 - 目标［RHCO_3］）$$

⑤ 该溶液应在 12～24h 内输注，并在治疗过程中经常使用血生化和动脉血

气分析进行监测。

(5) 在患有严重碱血症并发急性或慢性肾衰竭的患者中，可采用酸性电解质溶液进行血液透析。

（五）呼吸性碱中毒

1. 呼吸性碱中毒的症状和体征。

(1) 神经肌肉易激惹。

(2) ECG 出现心律失常和局部缺血的变化。

2. 实验室资料：轻度低钠血症、低钾血症和高氯血症。

3. 表 14-5 列出了一些呼吸性碱中毒的原因。

表 14-5 呼吸性碱中毒的原因

• 医源性（血液透析、机械通气）	• 呼吸的低氧刺激
• 呼吸的中枢刺激	– 肺炎
– 焦虑 / 疼痛	– 容量超负荷 / 肺水肿
– 创伤	– 肺栓子
– 感染（脑膜炎、脑炎）	– 肺顺应性下降
– 颅内肿瘤	– 高海拔
– 脑血管意外	– CO 中毒
– 药物（水杨酸盐、外源儿茶酚胺）	
– 其他（发热、肝硬化）	

4. 呼吸性碱中毒治疗主要针对病因。

(1) 补充氧气对低氧血症的患者有益。

(2) 复吸技术（CO_2）对因焦虑而过度换气的患者有效。

CNS 疾病如果无法直接治疗原发病的患者，可能需要进行气管插管，在镇静下行机械通气治疗呼吸性碱中毒的问题。

(3) 有时可以通过透析和其他旨在加速药物消除的措施来治疗药物引起的过度换气。

二、急性肾衰竭 / 急性肾损伤

急性肾衰竭（acute renal failure，ARF）也称为急性肾损伤（acute kidney injury，

AKI），定义为肾功能短时间（数小时至数天）突然下降，导致严重的体液紊乱。ARF 按照致病原因分为肾前性、肾后性或肾性。肾前性 ARF 是由肾灌注不足引起的。肾后性 ARF 是由尿路阻塞引起的。肾性 ARF 是由于肾脏实质疾病引起的。如果血清肌酐在 48h 内增加≥26.52μmol/L，血清肌酐增加超过基线的 1.5 倍，或 6h 尿量＜0.5ml/（kg·h），则可以诊断为 ARF。

（一）肾前性 ARF

1. 肾前性 ARF 的病因见表 14–6。

表 14–6 肾前性 ARF 的病因

• ECF 绝对减少 　– 肾外容量丢失 　　■ 经胃肠道丢失 　　■ 经第三间隙丢失 　　■ 液体摄入不足 　　■ 出血 　– 经肾脏丢失（使用利尿药）	• 相对 ECF 减少 　– 充血性心力衰竭 　– 周围血管阻力降低 • 肾血管张力的变化 　– 非甾体抗炎药 　– 血管紧张素转换酶抑制药 　– 肝肾综合征

ARF. 急性肾衰竭；ECF. 细胞外液

(1) 即使细胞外液（extracellular fluid，ECF）量是足够甚至充足的，仍会发生以肾灌注不足为特征的肾前性 ARF。这是由于出现整体或局部肾灌注异常。常见原因包括充血性心力衰竭和败血症造成的外周血管阻力降低等。

(2) 某些药物［尤其是非甾体类抗炎药（NSAID）和血管紧张素抑制药］或者肝肾综合征可能选择性的导致肾灌注不良。

(3) 严重肾血流量降低都可能导致缺血性急性肾衰竭。

2. 根据临床表现常可以对肾前性 ARF 进行诊断。

(1) 病史采集和体格检查至关重要。

(2) 持续的体重和出入量的记录有助于评估。

(3) 少尿是常见的表现。

(4) 尿液分析提示尿液浓缩（比重＞1.020），通常提示肾功能尚可。

(5) 若 BUN/ 肌酐之比＞20∶1，则高度提示可能发生肾前性 ARF，但不能单凭此项进行诊断。

(6) 少尿患者钠重吸收能力是最特征性的证据。

① 钠的排泄分数（FE$_{Na}$）可以评估钠亲和力（sodium avidity），其计算公式如下。

$$FE_{Na}= (U_{Na} \times P_{creat}) / (P_{Na} \times U_{creat}) \times 100$$

② 正常人群中存在肾前性氮质血症的可能性＜1%。

(7) 无法确诊的情况下，测量中心静脉压或肺毛细血管楔压（PCWP）可以指导治疗。

3. 肾前性 ARF 的治疗取决于原发病治疗和容量补充。

(1) 应当尽可能确定容量不足的原因并积极纠正。

(2) 如果充血性心力衰竭（CHF）是病因，则应尽最大可能改善左心室功能。

(3) 停用可能影响肾功能药物。

(4) 肝移植可以使肝肾综合征患者肾功能恢复正常。

(5) 除了治疗原发病外，对于不能摄入足够钠和水的患者，需要适当的静脉输液（通常是生理盐水或血液制品）来补充容量。

（二）肾后性 ARF

1. 肾后性 ARF 的一些原因在表 14-7 中列出。

表 14-7　肾后性急性肾衰竭的原因

• 尿道阻塞 　– 尿道瓣膜 　– 前列腺肥大 • 膀胱梗阻 　– 神经源性膀胱 　– 膀胱肿瘤 　– 膀胱炎 • 输尿管梗阻	• 尿路内 　– 输尿管结石 　– 乳头坏死 • 尿路外 　– 肿瘤 　– 腹膜后纤维化 　– 主动脉瘤 　– 妊娠

2. 病史和体格检查有助于肾后性 ARF 的诊断。

多尿和少尿交替提示可能存在局部尿路梗阻，原因是存在大量的排尿后残余尿量。

3. 实验室检查结果通常是非特异性的。

(1) 尿液分析可能是正常的，也有可能出现血尿、脓尿或结晶尿。

(2) 肾脏超声检查是梗阻最佳的筛查方法，其特异性＞90%。

(3) 肾脏超声检查阴性但仍怀疑有梗阻时，可以进行逆行肾盂造影。

4. 肾后性 ARF 的治疗方案主要取决于梗阻部位。

(1) 梗阻和尿路感染并存是泌尿外科急症，需要使用广谱抗生素并立即进行尿路减压。

① 留置支架或经皮肾造瘘术可以有效地治疗上尿路梗阻。

② 下尿路梗阻可通过经尿道导尿或耻骨上导尿（或膀胱造瘘）缓解。

(2) 患者的病情稳定后，可以针对阻塞性病变进行治疗。因为即使梗阻在长时间（数周或数月）后才得到解除，肾脏功能仍能一定程度的恢复。

（三）肾性 ARF

1. 肾性 ARF 的原因在表 14–8 中列出。

表 14–8　肾性急性肾衰竭的原因

• 肾小球疾病 　– 急性肾小球肾炎 　– 急进性肾小球肾炎 • 肾间质疾病 　– 急性肾小管坏死 　　■ 药物诱导 　　■ 缺血性 　– 急性间质性肾炎 　　■ 过敏 / 药物诱发 　　■ 特发性	• 血管疾病 　– 肾动脉 　　■ 血栓形成 / 栓塞 　　■ 解剖异常 　　■ 创伤 　– 肾微循环 　　■ 血管炎 　　■ 恶性高血压 　　■ 弥散性血管内凝血 　　■ 血栓形成 　　■ 血小板减少性紫癜（UP） 　　■ 胆固醇动脉粥样硬化 　– 肾静脉血栓形成

2. 急性肾小管坏死（ATN）是住院患者中肾性 ARF 的最常见原因。

(1) 可能引起 ATN 的药物和毒素如下：氨基糖苷类抗生素，某些化疗药物（如顺铂、普卡霉素）和放射造影剂。

(2) 缺血是引起 ATN 的另一个主要原因。

(3) 严重外伤、近期大手术（尤其是血管手术）、败血症或挤压伤患者中 ATN 也较常见。

3. 急性间质性肾炎（AIN）通常是因为接触药物或过敏原引起的。特发性病例罕见。

(1) 引起 AIN 的最常见药物是 NSAID。

(2) 其他常见药物包括抗生素（特别是青霉素、头孢菌素和磺胺衍生物）、襻利尿药、噻嗪类利尿药和西咪替丁。

(3) 识别诱发疾病的药物尤其重要，因为治疗关键就是停用可能影响肾功能的药物。

4. 肾性 ARF 的诊断主要依据病史和体格检查、实验室检查和影像学证据。

(1) 应仔细核查用药情况。

(2) 应进行尿沉渣的检查，需要注意的是，肾性 ARF 几乎总是伴随着尿液分析异常，若此项检查结果正常，则可能存在肾前性或肾后性病因。

(3) 尿中嗜酸性粒细胞的存在有助于 AIN 或胆固醇微栓塞的诊断。

(4) 肾性 ARF 中的 FE_{Na} 通常＞3%。

(5) 对怀疑患有血管炎的患者进行血清学评估，包括抗核抗体（ANA）、补体、乙型肝炎表面抗原、冷球蛋白和类风湿因子。如果怀疑患有肺肾综合征（即 Goodpasture 综合征），则测量抗基底膜抗体。

(6) 根据临床情况，可能需要进行更具侵入性的检查（如血管造影、肾活检）。

5. 肾性 ARF 的治疗主要是支持性治疗。

(1) 如果可能的话，应停用可能诱发 ARF 的药物或选择替代药物。

(2) 应控制输液量、维持电解质的平衡，调整药物使用剂量，必要时进行透析治疗。

(3) 针对特定疾病过程可能需要进行特定治疗。ARF 诊治的一个主要方面是识别可能发生的 ARF，并采取适当的措施降低其发生率。

① 易患 ARF 的患者应选择肾毒性风险最小的药物。

② 应避免或纠正容量不足。

③ 预防性使用钙通道阻滞药，可能有助于改善 ARF（如在血管造影术或肾血管外科手术之前）。

④ 紧急使用血液透析治疗可能加快 ARF 患者的恢复速度。但是，应注意血液透析也存在一些潜在的不良反应。

6. 虽然 ARF 的诊疗技术有许多进步，但在危重患者中死亡率仍至少达到50%。

三、电解质紊乱

即使电解质紊乱已长期反复存在，仍然要警惕 ICU 患者相关风险。

（一）钙

钙在循环系统中以 3 种形式存在：游离离子钙（iCa^{++}），与磷酸盐、柠檬酸盐和碳酸氢盐结合形成的可溶性复合物，与血浆蛋白（主要是白蛋白）相结合。其中 iCa^{++} 在生理上最重要。iCa^{++} 的正常值为 $4.0 \sim 4.9mg/dl$（$2.4 \sim 2.6mmol/L$ 或 $1.2 \sim 1.3mmol/L$）。

维持正常的 iCa^{++} 水平取决于胃肠道吸收、骨代谢和肾脏排泄之间的相互作用，这取决于甲状旁腺激素（PTH）、$1, 25-$ 二羟基维生素 D（$1, 25-D_3$）和降钙素的作用。

1. 高钙血症

(1) 大多数高钙血症患者在诊断时无症状。但是严重和发展迅速的高钙血症可能会出现如下的体征和症状。

① 恶心。

② 便秘。

③ 厌食。

④ 胰腺炎。

⑤ 消化性溃疡。

⑥ 肾功能不全。

⑦ 多尿。

⑧ 尿石症。

⑨ 骨痛。

⑩ 虚弱。

⑪ 谵妄和昏迷。

(2) 有症状的患者需要紧急治疗。

(3) 高钙血症的原因在表 14-9 中列出。高钙血症的最常见原因是原发性甲状腺功能亢进和恶性肿瘤。

表 14-9　钙稳态的失调

高钙血症	低钙血症
• 甲状旁腺功能亢进 • 甲状腺功能亢进 • 急性肾衰竭 • 恶性肿瘤 • 维生素 A 或维生素 D 过多 • 肉芽肿性疾病 • 噻嗪类利尿药 • 制动	• 甲状旁腺功能减退 • 假性甲状旁腺功能低下 • 维生素 D 缺乏症 • 恶性肿瘤 • 高磷血症 • 胰腺炎 • 新生儿破伤风 • 钙螯合物形成

(4) 高钙血症是一种紧急情况，急诊多对症处理，而非处理病因。

(5) 表 14-10 概述了治疗方法。

表 14-10　高钙血症的治疗方法

- 静脉输液：生理盐水 150～250ml/h（每 4～6 小时 ± 呋塞米 40～80mg，静脉注射）
- 皮质类固醇：每日泼尼松（或同等作用）1mg/kg
- 降钙素：每 12 小时 1 次，4U/kg，皮下注射
- 依替磷酸盐：每日 1 次，7.5mg/kg，静脉注射，1～4 天
- 普卡霉素：每日 1 次，25μg/kg，静脉注射，3～4 天
- 吲哚美辛（消炎痛）：每 8 小时 1 次，25～50mg，口服
- 透析

① 静脉注射生理盐水应以 150～250ml/h 的速度给药。

② 呋塞米可防止容量超负荷并减少钙的重吸收（次要作用）。

③ 降钙素的有效性受到破骨细胞逃逸现象的限制，这种现象在开始治疗后的几天内就会出现。

④ 在 75% 的患者中，使用二磷酸盐（如依替磷酸盐）会在 5 天内将钙水平降低至正常水平。

⑤ 普卡霉素（Mithramycin）是目前可用的最有效的降血钙的药物，但由于其严重的肾、肝和骨髓不良反应，应用时需谨慎。

⑥ 在高钙血症患者中，建议仅在病因为前列腺素介导的患者中口服使用 NSAID。

⑦ 难治性高钙血症患者可能需要用低钙透析液进行透析，尤其是在肾功能

受损的情况下。

2. 低钙血症

(1) 低钙血症的临床表现通常与对可兴奋组织产生的影响有关。

① 手足抽搐和精神状态等神经系统相关病理改变明显或不甚明显。

② 心血管病理性表现包括心律不齐、低血压和心肌收缩力下降。

(2) 低钙血症的原因在表 14-9 中列出。

最常见的原因是慢性肾脏疾病（CKD）（iCa^{++} 降低）。

(3) 低白蛋白血症可导致总钙降低，但 iCa^{++} 维持正常。校正后的钙含量公式如下。

$$Ca_{校正} = 0.8（4.00 白蛋白）+Ca_{血清}$$

(4) 低钙血症的治疗列于表 14-11。

表 14-11　低钙血症的治疗

- 钙剂快速注射：10～30ml 10% 葡萄糖酸钙或 $CaCl_2$，15～30min，缓慢静脉推注
- 钙剂静脉滴注：40ml 10% 葡萄糖酸钙加入 500ml 5% 葡萄糖溶液，20ml/h 静脉滴注，直到 iCa^{2+} 达到目标水平
- 高磷酸盐血症：碳酸钙 650mg（1～3 片），随餐口服，每日 3 次；氢氧化铝凝胶 30～60ml，随餐口服，每日 3 次
- 低镁血症：每 4～6 小时 1 次 2ml 50%$MgSO_4$，静脉注射或肌内注射
- 口服钙：碳酸钙、醋酸钙或乳酸钙 1～3 片，空腹服用，每日 4 次
- 维生素 D：每 12～24 小时 1 次骨化三醇 0.25～0.5μg，口服

① 潜在或明显的手足抽搐患者需要立即进行静脉补钙。尽可能通过中心静脉导管注射钙剂，以免外渗导致皮肤坏死的风险。

② 应同时纠正可能加重低钙血症的其他电解质异常（高磷酸盐血症、低镁血症）。

③ 轻度无症状的患者通过口服钙和维生素 D 补充剂来缓解。

（二）镁

镁是第二常见的细胞内阳离子（仅次于钾）。它作为细胞内酶的辅助因子产生相关的生物学效应，特别是依赖腺苷三磷酸（ATP）的系统。镁的平衡取决于饮食摄入与肾脏排泄之间的关系。钠和钙的水平、利尿药使用和甲状旁腺激素（PTH）会增加尿中镁的排泄。容量不足会导致血镁减少。

1. 低镁血症

(1) 由于大多数镁都在细胞内，因此很难根据血清水平估算镁的缺失量。然而，低镁血症和尿镁低（U_{Mg}＜1mEq/d）同时存在提示身体镁储备明显不足。

(2) 低镁血症的症状包括虚弱、厌食和恶心。体征包括潜在的手足抽搐、反射亢进、震颤、心律不齐、谵妄和昏迷。

(3) 重要的相关实验室异常包括低钾血症和低钙血症，若镁补充不足，则低钾血症和低钙血症会很难改善。

(4) 低镁血症的一些常见原因列于表 14-12。

表 14-12　血镁异常的常见原因

低镁血症	高镁血症
• 胃肠道疾病 • 内分泌病变 • 经肾镁丢失 • 酗酒	• 肾衰竭 • 大量摄入镁

① 胃肠道原因包括脂肪吸收不良、胰腺炎、饮食不当和长时间腹泻或呕吐。

② 内分泌病可导致低镁血症，包括糖尿病、甲状旁腺功能亢进症、原发性醛固酮过多症和甲状腺功能亢进等。

③ 导致经肾脏镁流失增多的疾病包括先天性、酮症酸中毒，Bartter 综合征、醛固酮过多症和抗利尿激素分泌不当综合征（SIADH）。

④ 导致经肾镁丢失的药物包括：利尿药［乙酰唑胺（acetazolamide）除外］、顺铂和环孢素。

⑤ 与酒精中毒相关的低镁血症归因于尿镁的流失、饮食摄入减少以及酒精或饥饿性酮症酸中毒。

(5) 对接受肠胃外营养支持和糖尿病酮症酸中毒治疗的患者补充镁，可以预防和治疗相关的低镁血症。

轻度低镁（Mg^{2+} 1.3～1.6mg/dl）的病患可以通过高镁饮食的摄入来纠正。镁含量丰富的食物包括肉类和绿色蔬菜。

(6) 更严重低镁应使用药物补充：①口服补充使用 MgO，剂量为 400～3200mg/d。该治疗的潜在不良反应是腹泻；②大多数患者通过肠胃外补充来纠正，方法是每次使用 50%MgSO$_4$ 1～2g，4～6h 重复进行；③治疗期间必须密切监测血清镁水平和深部腱反射，因为高血镁可能会危及生命。

2. 高镁血症

(1) 镁含量过高的临床特征如下，应注意容易与高钙血症相混淆。包括：①恶心；②精神状态改变；③肌腱反射减弱和消失；④低血压；⑤心律失常；⑥呼吸麻痹。

(2) 高镁血症最常见于慢性肾衰竭的患者。持续性高镁血症仅在肾功能不全的情况下发生，而纠正低镁血症时补充镁剂过快会导致急性的镁过量。

(3) 高镁血症的治疗包括停止镁的摄入，按 15mg/kg 的剂量输注葡萄糖酸钙可以直接拮抗镁离子，输注时间应＞4h，在严重的情况下需通过无镁透析液进行透析。

（三）磷酸盐

磷酸盐是一种细胞内含量丰富的阴离子，对所有细胞的能量代谢和结构完整性至关重要。饮食中的磷酸盐绝大多数都会被吸收，而经粪便也会排泄大量的磷酸盐（约 200mg/d）。剩余的量通过肾脏排泄，400～1500mg/d，具体取决于摄入量。PTH、容量增加、类固醇和降钙素可以增加尿中磷的排泄，而胰岛素、甲状腺激素和维生素 D 则能减少排泄。碱血症时，磷酸盐向细胞内转移增加，这一过程是由葡萄糖、其他碳水化合物以及激素（胰岛素、肾上腺素和皮质类固醇）介导的。

1. 低磷血症

(1) 低磷血症的特征是精神状态改变、无力、肌病进行性横纹肌溶解、骨软化症，所有血细胞的功能障碍、厌食、呼吸衰竭和心脏收缩力降低。大多数情况下，仅有严重的低磷血症才会表现出症状。

(2) 表 14-13 列出了引起低磷血症的一些原因。

① 呼吸性和代谢性碱中毒会增加磷酸盐向细胞内的转移。

② 长期饥饿后再进食会导致低磷血症，主要归因于葡萄糖和胰岛素介导的磷酸盐向细胞内转移。

③ 某些激素（肾上腺素、生长激素、类固醇、胃泌素和胰高血糖素）的使用或活性过高也会促进磷酸盐向细胞内转移，从而引起低磷血症。

④ 单纯营养不良通常不会引起严重的低磷血症。但是，由于磷酸盐吸收不良或使用会结合磷的抗酸药而造成磷酸盐经胃肠道的明显丢失。

⑤ 磷酸盐经肾丢失过多常见于如下患者：某些肾脏移植后、尿路阻塞恢复期、ATN 恢复期以及维生素 D 抵抗性佝偻病、范科尼综合征（Fanconi syndrome）等。

表 14-13　血磷异常的常见原因

低磷血症	高磷血症
• 细胞内转移 • 摄入不足 • 经胃肠道丢失 • 经肾脏丢失	• 大量细胞裂解 • 摄入过多 • 肾衰竭

(3) 低磷血症最好的治疗通常是预防。

① 存在如下情况时可以通过预防性补充来避免磷酸盐缺乏症：营养不良、禁食后再喂养、长期酗酒、长期使用抑酸药、糖尿病或酮症酸中毒。

② 低磷血症的治疗方式取决于其严重程度和诱因。

- 因细胞内转移而引起的轻度低磷血症患者无须干预仅需密切随访，除非血清磷降至＜1.5mg/dl 以下。

- 在大多数无症状患者中，以增加乳制品摄入的形式进行膳食补充就足够了。

- 口服补充剂可使用磷酸钠和（或）磷酸钾，剂量相关性的不良反应之一是腹泻。

- 存在症状的严重低磷血症患者，通过静脉补充磷元素(如磷酸钠、磷酸钾)治疗，按 2mg/kg 的剂量，每 6 小时给药 1 次，直至可以口服，通常将磷水平维持在 2.0mg/dl 以上即可。

- 少尿性肾衰竭是肠胃外磷酸盐治疗的相对禁忌证。

- 通过静脉补磷可能出现的并发症包括心律不齐、高磷血症、低钙血症、高钾血症和容量超负荷。

2. 高磷血症

(1) 高磷血症常合并 iCa^{2+} 下降，大部分症状与此有关（见上文）。

(2) 严重的高磷血症也可因 ARF 引起，尤其是当发生大量细胞溶解时。基本上任何组织或器官中 Ca-PO$_4$ 结晶沉淀导致的转移性钙化，可导致多样的症状和体征。

(3) 高磷血症的原因列在表 14-13 中。

(4) 高磷血症的治疗包括通过限磷饮食减少磷的摄入，以及增加经胃肠道和肾脏途径的排泄。

① 即便在禁食水患者中，使用镁、钙或铝剂都会结合磷酸盐，加速磷从粪便中的排泄患者（NPO）。

② 肾衰竭的患者应避免使用含镁药物。

③ 乙酰唑胺、补充容量和碱性利尿可增强磷酸盐经肾脏的排泄。肾衰竭与高磷血症并存时此方法常无效。

④ 血液透析或腹膜透析对急性或慢性高磷血症均有效。

（四）钾

钾是细胞内最丰富的阳离子。细胞外液中的钾含量仅占体内总钾含量的 2%。细胞内钾离子负责维持细胞体积和静息膜电位。钾转移进细胞的调节因素列在表 14-14 中。

表 14-14　影响钾细胞分布的因素

K$^+$ 向细胞内转移增加	K$^+$ 向细胞内转移减少
• 碱中毒 • 胰岛素 • β$_2$ 受体激动药	• 酸中毒 • 胰高血糖素 • α 受体激动药 • 高渗状态

1. 低钾血症

(1) 细胞外液内 [K$^+$] 降低具有广泛的病理生理作用。其中最主要的是神经肌肉和心脏的不良事件：①神经肌肉问题包括胃肠动力不足，骨骼肌无力或麻痹和横纹肌溶解；②心脏表现包括 ECG 上出现 U 波、室性心律不齐、地高辛毒性反应和心肌坏死；③细胞代谢功能和肾功能也会受损。

(2) 低钾血症的原因列于表 14-15。

表 14-15　钾稳态失调的原因

低钾血症	高钾血症
• 假性低钾血症 • 细胞对 K^+ 的吸收 • 饮食中 K^+ 摄入不足 • 经胃肠道丢失 • 经肾脏丢失	• 假性高钾血症 • 细胞 K^+ 流失 • 摄入过多的 K^+ • 经肾排泄不足 • 细胞裂解

① 假性低血钾血症可见于重度白细胞增多症患者（白细胞计数＞ $100 \times 10^9/L$ ），细胞外钾被过多的白细胞摄取。

② 碱中毒、胰岛素过量、β_2 受体激动药的使用、低钾性周期性麻痹和钡中毒都会引起钾的细胞内迁移。

③ 神经性厌食症、酒精中毒或饮食严格限制的患者可能会出现严重的低钾血症。

④ 呕吐、腹泻和滥用泻药会导致钾过多地从胃肠道丢失。在美国，低钾血症最常见的原因是感染性腹泻导致的胃肠道丢失钾。

⑤ 经肾脏丢失的情况常见于肾小管性酸中毒、醛固酮增多症、糖尿病性酮症酸中毒、低镁血症和代谢性碱中毒的患者。另外，许多药物促进肾脏钾排泄，包括利尿药和抗生素（青霉素、头孢菌素、氨基糖苷类、两性霉素）。

(3) 因为钾丢失的程度通常无法准确估算，所以低钾血症的治疗亦无法做到精确。

① 尽可能减少钾的流失，同时纠正加剧异常的情况（碱中毒、低镁血症）。存在酸中毒的低钾血症表明严重的钾耗竭，需要密切关注。

② 使用何种钾盐取决于具体的临床需求。KCl 是伴有代谢性碱中毒的患者首选，在其他形式的低钾血症中均有效。如果存在酸中毒或低磷血症，则钾的碳酸氢盐或磷酸盐可能更好。

③ 口服钾制剂有效，但味道差，且存在胃肠道刺激。

④ 钾可以通过中心或外周通路缓慢静脉输注（ $10 \sim 20mmol/h$ ）。外周静脉注射时应避免浓度高于 $40mmol/L$，以减少静脉炎的风险。

⑤ 在肠胃外补钾过程中，经常监测血清［K^+］是至关重要的。

⑥ 保钾利尿药偶尔有用，但在补充钾的患者中应谨慎使用。

2. 高钾血症

(1) 高钾血症的主要临床异常表现在神经肌肉和心脏。可能会出现虚弱、感觉异常和麻痹，但常常会被心脏自身疾病掩盖。这些高钾血症的 ECG 异常包括：①动态心电图（ECG）出现 T 波；②P 波平坦；③PR 间隔延长；④QRS 波宽大；⑤正弦波模式的发生预示着将发生心室颤动或心搏停止。

(2) 高钾血症的一些原因见表 14–15。

① 假性高钾血症是由于红细胞、白细胞或血小板向细胞外释放钾引起的。

② 高钾血症可因细胞中钾的释放引起，病因包括酸中毒、糖尿病控制不佳、β 受体阻滞、高钾性周期性麻痹、高渗状态和洋地黄中毒等。

③ 如果肾功能正常，摄入钾很少会导致高钾血症，除非经肠胃外补钾过量。

④ 经肾排泄不足常见于晚期肾衰竭、肾上腺激素缺乏和使用某些药物时。这些药物包括保钾利尿药、非甾体抗炎药、血管紧张素转换酶抑制药和环孢素等。

⑤ 严重的高钾血症常见于体内大量溶血或肿瘤溶解综合征患者。

(3) 高钾血症的治疗列于表 14–16。

表 14–16　高钾血症的治疗

- 10% 葡萄糖酸钙：10～30ml，静脉注射，持续时间＜5min
- 50% 葡萄糖 50ml + 常规胰岛素 5U，静脉注射，每 30 分钟 1 次，持续时间 15～30min
- 碳酸氢钠 50ml（50mEq）静脉注射，每 30 分钟 1 次，4 剂，持续时间 15～30min
- 山梨糖醇中的聚磺苯乙烯 30～60g，口服 / 灌肠，每 4～6 小时 1 次，持续时间 1～2h
- 环硅酸锆钠 10g，口服，每日 1～3 次，持续时间 1h
- 透析

① 钙不会影响血清钾，但会拮抗高钾血症的心脏毒性。

② 葡萄糖 / 胰岛素和碳酸氢盐输注通过促进钾迁移入细胞来降低血清 $[K^+]$。

③ 聚磺苯乙烯（Kayexalate）用于增加粪便钾排泄，如患者未出现腹泻或软化的大便，此药效果有限。有多种新型阳离子交换树脂正在研究中，可能会有较好的排钾作用。

④ 透析对于威胁生命的高钾血症极为有效。

⑤ 利尿药和醛固酮类似物可作为辅助措施使用。

⑥ 近年来发现，在终末期肾脏疾病患者的高钾血症的治疗中，可以考虑雾

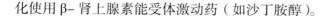

化使用 β– 肾上腺素能受体激动药（如沙丁胺醇）。

（五）钠

低钠血症和高钠血症是水平衡的失调。溶液的渗透压浓度（osmolarity of a solution）取决于每升溶解的物质量。在临床中可通过如下公式进行估算。

$$P_{osm} = 2 \times [Na^+] + [葡萄糖] / 18 + [尿素氮] / 2.8$$

值得注意的是，渗透压的估算值和测量值之间的差＞10mmol/kg，表明存在渗透压间隙，这是由于测得的渗透压浓度是包含如乙醇、甲醇、异丙醇和乙二醇等的结果。这些物质增加渗透压而不会改变血清 $[Na^+]$。另一方面，葡萄糖、甘露醇、甘氨酸和麦芽糖会增加渗透压，但会降低血清 $[Na^+]$。由于水从细胞内移动到细胞外，因此被称为易位性低钠血症（translocational hyponatremia）。

限制在质膜一侧的溶质形成有效渗透压，体液中有效渗透压的变化必须使跨膜水运动保持平衡。可自由渗透过膜的物质（如尿素）不会引起水的流动，因此被称为无效的渗透压。溶液的渗透压可通过以下公式计算。

$$E_{osm} = 2 \times [Na^+] + [葡萄糖] / 18$$

血浆渗透压的调节取决于水摄入与经肾水排泄之间的程度。肾脏的水平衡机制需要向远端肾单位充分输送盐和水，并需要在抗利尿激素（ADH）的作用下控制肾小管的水渗透性。ADH 由垂体后叶控制分泌，影响因素包括高渗性刺激及一些非渗透性刺激，如血容量不足、恶心、疼痛和某些药物（如尼古丁、麻醉药、长春新碱、环磷酰胺、氯丙酰胺和氯丁酸）。ADH 可增加肾脏的水渗透性，从而导致水的重吸收增加和尿比重增高。与监测 ADH 相比，正常情况下的口渴感对渗透压变化更为灵敏。因此，口渴应被作为血浆张力的主要监测指标。

1. 低钠血症

(1) 低钠血症的症状是由于水从细胞外液渗透进入细胞而引起的：①特征为低钠血症的症状可不明显，渗透压正常或升高（由于未估算累积的具有渗透压的溶质）；②脑细胞对容量变化很敏感，因此，低钠血症的大多数症状表现在神经系统，它们包括恶心、神经肌肉易激惹、精神状态改变和癫痫发作；③低钠血症的症状取决于低钠的严重程度和发生速度。

(2) 表 14–17 列出了一些低钠血症的原因。

表 14-17　低钠血症的原因

• 假性低钠血症 • 纯净水中毒 • 低钠血症伴正常抗利尿激素分泌 　－ 低血容量 　－ 充血性心力衰竭 　－ 内分泌病变 　－ 肾脏疾病 　－ 肝硬化	• 抗利尿激素分泌异常综合征 　－ 特发性 　－ 药物诱导 　－ 肺部疾病 　－ 中枢神经系统疾病 　－ 恶性肿瘤 • 综合因素 　－ 马拉松选手综合征（Varon-Ayus 综合征）

① 假性低钠血症定义为血清钠含量低，但血浆渗透压正常或升高的情况。原因包括高脂血症、高蛋白血症、高血糖症、甘露醇输注和放射线造影剂。在开始治疗低钠血症之前测量血浆渗透压对排除假性低钠血症至关重要。校正方法是每 100mg/dl 葡萄糖的血清［Na^+］降低 1.6mmol/L。血浆水含量的估计值可通过以下公式获得。

$$血浆水含量（\%）=99.1-（0.1×脂类）-（0.07×蛋白质）$$

如果该公式显示血浆水含量为 84%，而不是正常的 93%（150×0.93 = 140），则测得的钠浓度有可能降低至 126mmol/L（150×0.84）。

② 纯净水中毒引起的低钠血症极为罕见，因为即使大量的水摄入也能通过肾脏排泄。

③ 大多数真性低钠血症病例都与 ADH 活性升高有关，可能由一些非渗透性刺激诱发。

④ 无论何种原因导致容量不足都可能刺激 ADH 的释放。这包括相对容量不足的状态，如急性心功能衰竭（CHF）。

⑤ 甲状腺功能低下和肾上腺功能不全也是低钠血症的原因。

⑥ 包括肾病综合征在内的许多肾脏疾病，由于溶质向远端肾单位输送不足而易引起低钠血症。

⑦ 未经治疗的肝硬化患者会因为过量的 ADH 分泌和远端钠输送受损引起低钠血症。

⑧ SIADH 可能由多种原因导致，包括药物、肺部疾病、中枢神经系统疾病和癌症等，见第 4 章。

⑨ 马拉松运动员综合征（Varon-Ayus 综合征）也可能包括低钠血症。这种

描述详尽的综合征不仅发生在马拉松运动员中，还会发生在各种极限运动和军事演习中。

(3) 无论持续时间长短，有症状的低钠血症都是紧急医疗事件。

(4) 确定血浆渗透压后，应开始用 3%NaCl 进行治疗。将低钠血症纠正至指定目标水平所需的 NaCl 量如下。

$$NaCl（mmol）=0.6×［体重（kg）］×（目标 Na^+ - 血浆 Na^+）$$

为达到这个目标的 3%NaCl 溶液需要量如下。

$$3\%NaCl（ml）=（1000）× NaCl（mmol）/513$$

比实际［Na^+］高 20mmol/L 或达到 130mmol/L，这两者中较低的值作为目标［Na^+］。纠正的速率为 1.0～1.5mmol/（L·h）。如果存在持续的尿钠流失，实际纠正速度比计算值要慢。

(5) 除了输注高渗盐水外，所有静脉输液尽量给予 0.9% 的氯化钠，并尽量限制每天输液在 1000～1500ml 的水平。

(6) 每 12 小时 1 次地美环素（Demeclocycline）150～300mg，口服，已成功用于 SIADH 的治疗，但肝硬化患者禁用。

(7) 在纠正慢性（非急性）低钠血症治疗的第 1 个 48 小时内，血清［Na^+］升高＞25mmol/L，则可能发生脑桥中枢脱髓鞘（central pontine myelinolysis）这种罕见的并发症。

(8) 新药考尼伐坦（Vaprisol™）正在试验用于治疗高血容量和高血容量性低钠血症的患者。它是加压素 V_1A 和 V_2 受体的拮抗药。但这种药物可能会降低血压，并可能增加肝硬化患者静脉曲张破裂出血的风险。

2. 高钠血症

(1) 高钠血症的症状是由细胞脱水引起的，尤其是神经元脱水。它们包括精神状态改变、恶心、癫痫发作和颅内出血。由于周围胰岛素抵抗而引起的肌阵挛、代谢性酸中毒和高血糖症也很常见。

(2) 大多数高钠血症患者的血容量是减少的。若容量超负荷则应表明可能发生急性盐中毒。

(3) 高钠血症的原因列于表 14-18。

表 14-18　高钠血症的原因

• 尿崩症（diabetes insipidus，DI） • 水排出过多 　- 经肾脏 　- 经胃肠道 　- 隐性失水	• 盐中毒 • H_2O 摄入过少 • 原发性消化不良 • 盐皮质激素过量

① DI 可以是中枢性或肾性的（见第 4 章）。

② 高钠血症的最常见原因是水排出过多。

• 以下原因可能导致经肾脏排水过多：肾衰竭、高钙血症、低钾血症、镰状细胞病、渗透性利尿、梗阻解除后利尿和药物(包括酒精、锂、去甲环素、口服降血糖药等）等。

• 胃肠炎引起的经胃肠道失水是儿童高钠血症的常见原因。

• 皮肤或呼吸道的隐性失水明显增多的原因包括长时间暴露在炎热的气候中，热灼伤和发热等。

③ 盐中毒导致的高钠血症在门诊罕见，但在住院患者中更常见，主要由治疗严重酸中毒使用高渗 $NaHCO_3$ 引起。

④ 缺水是几乎所有高钠血症病例的基本特征，但不会是唯一病因。

⑤ 以盐皮质激素活性增强为特征的疾病［康氏综合征（Conn syndrome）和库欣综合征（Cushing syndrome）］有时会伴有轻度至中度的高钠血症。

(4) 高钠血症的治疗方法是纠正缺水和电解质紊乱的问题，以及补充必要的血容量。

① 缺水量的计算公式如下。

缺水量（L）=0.6×［体重（kg）］×［（目标 Na^+）/（实际 Na^+）- 1］

血浆［Na^+］降低到 148mmol/L 或比监测水平降低 20～25mmol/L，将这两个数值中较高的设为目标浓度。治疗的目标是将血浆［Na^+］降低速度控制在 1.0～1.5mmol/(L·h）的水平。

② 纠正慢性高钠血症的速度过快可能会导致"补液性癫痫"发作。

③ 液体的选择和给药途径取决于临床情况。尽可能首选经口（PO）或经鼻饲（NG）给予蒸馏水或自来水。如果肠内途径不可用，可以通过外周静脉注射 0.45%NaCl，以避免溶血风险。

④ 有容量过负荷的临床证据而不能耐受 0.45%NaCl 的治疗的患者，应通过中心导管给予蒸馏水静脉滴注。

⑤ 如果患者合并胰岛素抵抗，未代谢的葡萄糖可能导致高渗性加剧的风险，所以 5% 葡萄糖在此类患者中使用是相对禁忌。

⑥ 盐中毒患者可通过利尿药或透析来处置。

⑦ 加压素类似物可用于中枢性尿崩症的长期治疗。

四、液体和电解质治疗

除了上面概述的具体治疗方法外，一般指南上有关液体和电解质治疗也有指导意义。在 ICU 患者的处理中，输液和营养治疗非常重要，但常常被忽略。对于存在液体和电解质紊乱的重症患者，在实施静脉输液时必须格外谨慎。静脉输液可能是医院中最危险的药物治疗方式，需要持续保持警惕。

1. 几乎所有的 ICU 患者都有建立静脉通路的必要。

2. 只要可行，就应经肠道来进食液体、营养和药物。

3. 使用的液体类型取决于临床情况。一般原则如下。

(1) 使用晶体溶液进行常规补液。

①一般情况良好的经口饮食（NPO）患者，必需失水量约为 1000ml/d；②肾脏对钠的重吸收可将钠丢失降至最低，但尿液中钾会持续地排泄（30～60mmol/d），必须予以补充；③每天的输液中加入 150～200g 的葡萄糖可以防止蛋白质过度分解代谢和饥饿性酮症；④如果胃肠外治疗时间超过 1 周，则必须注意补充维生素和矿物质。

(2) 胶体溶液（如血液制品、白蛋白和血浆）可用于快速扩张血管内容量，而对细胞外液其他组分的影响最小。

五、透析

ICU 中的患者经常会出现无法自我恢复体内稳态的异常情况。此时必须进行透析或相关治疗。

（一）在许多不同的情况下都需要进行透析

1. 以肺水肿或严重高血压为表现的容量超负荷，如果对利尿药无反应，可以通过透析或超滤得到有效治疗。

2. 透析可用于治疗多种电解质异常，包括严重的酸中毒或碱中毒、高钾血症、低钠血症、高钠血症、高钙血症、高磷血症和高镁血症等。

3. 尿毒症毒素积累引起的症状最好通过透析治疗。

4. 透析可有效治疗乙二醇、甲醇、水杨酸盐和其他物质的中毒。

（二）透析方式

ICU 中最常用的透析方式是血液透析（HD）或类似的其他模式。HD 和腹膜透析（PD）的选择通常取决于医师的倾向，但在某些情况下有各自明确的优劣性。

1. HD 是严重分解代谢患者的首选治疗方法，因对尿素和其他低分子量含氮废物的去除效率更高。

(1) 需要大口径双腔静脉导管建立中心静脉通路。

(2) 制订标准的血液透析医嘱，医师需要确认使用的膜的类型（ICU 中最好使用生物相容性更好的膜，如醋酸纤维素），治疗的持续时间，血流速度，抗凝类型，透析液中 Na^+、K^+、Ca^{2+} 和 $RHCO_3$ 的组成，所需的脱水量，以及其他治疗（如血液制品、抗生素或促红细胞生成素）。

(3) HD 的最常见并发症是低血压，处理方法是快速输注生理盐水或白蛋白。如低血压严重，则必须考虑其他治疗方法。透析的其他潜在严重并发症包括心律不齐（一般是由于急性电解质紊乱引起）和低氧血症（原因可能是膜诱导的补体激活、肺毛细血管中的白细胞聚集隔断，或者透析去除 CO_2 过多导致每分通气量减少所致）。

2. 为实现对低血压患者的脱水和溶质去除，已经研发了几种血液透析方法。

(1) 许多 ICU 会使用联合或不联合透析治疗的连续动静脉血液滤过（CAVH）模式。其优势是即使存在严重的血流动力学紊乱，仍可大量脱水。患者自身的动脉压用于驱动通过高渗透性膜的超滤。使用 CAVH 时，液体的去除速度可能会超过 500ml/h，因此必须采取措施限制超滤速度或用适量的平衡盐溶液进行补充。通过腹膜透析液透过膜的超滤液侧可以加速溶质的去除。CAVH 通常需要对股动脉进行穿刺置管，因此在患有严重血管疾病的患者中不一定能够实施。

（2）最近连续静脉静脉血液滤过（CVVHD）获得临床青睐。因为不需要动脉置管，所以血管通路更加简单，但 CVVHD 需要泵和警报器等额外的设备。

3. PD 对低分子量溶质的清除效率比 HD 低，因此不是高分解代谢 ICU 患者的一线治疗方案。

（1）从血流动力学稳定的角度来看，PD 的耐受性要更好，所以更适用于循环不稳定的患者。

（2）在儿童中实施的技术要求较 HD 更低。进入腹膜腔的软质导管可在床旁放置。

（3）连续或间歇的 PD 只需要极少的设备和人力。超滤速度调节通过改变透析液的葡萄糖浓度（以此调节渗透压）来实现。

（4）PD 医嘱应包括交换的次数和持续时间，透析液中葡萄糖、钠和钙的组成，是否需要添加，如抗生素、肝素、胰岛素及钾等处置。

（5）PD 最常见的并发症是腹膜炎。静脉或腹膜内应用抗生素通常可在 24～48h 控制临床症状，如果无效，则应考虑拔除导管。

（6）透析液中葡萄糖吸收引起的高血糖可以通过腹膜内或皮下注射胰岛素来控制。

六、横纹肌溶解症

横纹肌溶解症是一种以骨骼肌坏死引起的肌肉细胞内容物释放进入循环为特征的疾病。

1. 相关的体征和症状是由于色素球蛋白（pigment globin protein）的毒性和体液、电解质改变导致的。

2. 引起横纹肌溶解的一些原因列在表 14–19。

表 14–19　横纹肌溶解的原因

• 创伤	• 传染病
• 缺血	• 过度的肌肉活动
• 药物 / 毒素	• 中暑

（1）创伤导致肌肉损伤的原因既可能是由于直接压力所致，也可能是休克和

血管痉挛导致肌肉灌注不足。

(2) 动脉血栓形成和筋膜室综合征这样的缺血性疾病可导致肌肉坏死。

(3) 横纹肌溶解症还与多种药物和毒素有关，包括海洛因、苯环利定、可卡因、琥珀酰胆碱和降脂药等。

(4) 柯萨奇、流感和麻疹病毒引起的感染，以及梭状芽孢杆菌、葡萄球菌和军团菌属细菌的感染都可能导致骨骼肌损害。

(5) 据报道，过度的肌肉活动（癫痫发作、哮喘状态、马拉松长跑等）是横纹肌溶解的罕见原因。中暑也会导致一定程度的肌肉损伤。

3. 横纹肌溶解的诊断依靠完善的病史采集和体格检查。

(1) 约 1/2 的病例会出现肌肉疼痛。

(2) 出现的症状或体征可能与各种电解质异常有关。

(3) 常存在发热和细胞外液减少的证据。

(4) 在对尿沉渣进行显微镜检查时，在没有明显的红细胞的情况下，尿液试纸血尿检测呈阳性。

(5) 常见的早期电解质异常包括低钠血症、高钾血症、低钙血症、高磷血症、高镁血症、高尿酸血症和代谢性酸中毒。高钙血症可能在晚期出现。

(6) 约 30% 的患者发生 ARF。

(7) 细胞内的肌肉酶（肌酸激酶和醛缩酶）总是升高，常达到极高的水平。

(8) 绝大多数情况下都存在轻度 DIC，此症状缺失提示其他疾病的可能。

(9) 肌肉群因损伤而肿胀，会出现持续或反复的肌肉损伤，从而在初始损伤后 48～72h 导致临床加重［第二波现象（second wave phenomenon）］。

4. 治疗原则在表 14-20 中概述。

表 14-20　横纹肌溶解症的治疗原则

• 静脉输液	－ 甘露醇
－ 生理盐水补充容量	－ 呋塞米
－ 碳酸氢盐输注	• 电解质紊乱的治疗
• 利尿药	• 肾脏替代治疗

(1) 积极扩容非常重要，尤其是在最初阶段，通常需要 2～3L/h。患者病情稳定后，输液量降低至 300～500ml/h，以维持尿量（＞200ml/h）。

(2) 可以通过静脉输注等渗的 NaHCO₃（每 1000ml 5% 葡萄糖注射液加入 3 安瓿 NaHCO₃）来产生碱性利尿（尿液 pH>8），作为增加尿液肌红蛋白溶解度的方法，但此方法没有高质量的临床试验结果支持。

有研究提示使用利尿药可以预防肾小管阻塞，但尚未在临床中得到进一步验证。

(3) 纠正电解质紊乱非常重要，具体治疗方法见前几节。

(4) 透析可用于治疗严重的 ARF 和电解质紊乱问题。

5. 经过适当的重症监护，横纹肌溶解症患者的存活率为 80%～90%。

七、常用基础知识和公式

（一）酸碱方程式 / 参数

碳酸氢根（HCO_3^-），氢离子（H^+）和 CO_2 之间的正常关系用亨德森方程（Henderson equation）表示，如下。

$$[H^+] = 24 \times (PCO_2 / [HCO_3^-])$$

其中，PCO_2 为 CO_2 的分压。

这种相互作用也可以用亨德森 – 哈塞尔巴尔奇（Henderson-Hasselbalch equation）方程表示，如下。

$$pH = 6.10 + \log([HCO_3^-] / 0.03 \times PCO_2)$$

表 14–21 描述了单纯的酸碱失衡（acid–base disturbances）的代偿方程（mean response equations）。

表 14–21　单纯的酸碱失衡的代偿方程

酸碱失衡	方　程
• 代谢性酸中毒	$\Delta PaCO_2 \approx 1.2\Delta[HCO_3^-]$
• 代谢性碱中毒	$\Delta PaCO_2 \approx 0.7\Delta[HCO_3^-]$
• 呼吸性酸中毒	
– 急性	$\Delta[HCO_3^-] \approx 0.1\Delta PaCO_2$
	$\Delta[H^+] \approx 0.75\Delta PaCO_2$
– 慢性	$\Delta[HCO_3^-] \approx 0.3\Delta PaCO_2$
	$\Delta[H^+] \approx 0.3\Delta PaCO_2$

（续表）

酸碱失衡	方　程
• 呼吸性碱中毒	
－ 急性	$\Delta\left[HCO_3^-\right] \approx 0.2\,\Delta PaCO_2$
	$\Delta\left[H^-\right] \approx 0.75\,\Delta PaCO_2$
	$\Delta\left[HCO_3^-\right] \approx 0.5\,\Delta PaCO_2$
－ 慢性	$\Delta\left[H^+\right] \approx 0.5\,\Delta PaCO_2$

提高血清 $\left[HCO_3^-\right]$ 所需的 $NaHCO_3$ 量的计算公式如下。

所需 $NaHCO_3$（mmol）= 体重（kg）×0.7× 理论值 $\left[HCO_3^-\right]$ － 实际值 $\left[HCO_3^-\right]$

代谢性酸中毒的 $\left[HCO_3^-\right]$ 缺乏量也可以使用以下公式来计算。

HCO_3^- 缺乏量 =（最优值 HCO_3 – 观测值 HCO_3）×0.4 ［体重（kg）］

代谢性碱中毒的氯离子缺乏量可以使用以下公式计算。

Cl^- 缺乏量（mmol）=0.5 ［体重（kg）］（103– 实测值 Cl^- ）

（二）肾功能公式

肾小球滤过率（glomerular fltration rate，GFR）需要根据年龄进行估算，具体公式如下。

$$<45\ 岁：GFR = 12.49\ 0.37\ （岁）*$$

$$\geq 45\ 岁：GFR = 153 – 1.07\ （岁）$$

Cockcroft-Gault 公式通常用于估算肌酐清除率（creatinine clearance），如下。

$$C_{cr}\ (ml/min) = \frac{140-\ 年龄（岁）}{血清肌酐（mg/dl）} \times \frac{体重（kg）}{72}$$

女性估算值需要将计算值乘以 0.85。

还可以根据以下公式对小体重患者进行调整。

$$LBW（男性）= 50kg + 2.3kg/in. > 5ft$$

$$LBW（女性）= 45.5kg + 2.3kg/in. > 5ft$$

另外，肌酐清除率（C_{cr}）可以计算如下。

$$C_{cr} = \frac{(U_{cr} \cdot V)}{P_{cr}}$$

---

*. 译者注：原书表述如此，似有误。通常，正常成人 GFR 为 90～120ml/min，到了 40 岁后，每年 GFR 会正常下降 1ml/min。

其中，U_{cr} = 定时收集的尿液中肌酐的浓度，P_{cr} = 血浆中肌酐的浓度，V = 尿流率（容量除以收集时间）。

另一个用于计算肌酐清除率的常用公式是 Jelliffe 公式，如下。

$$C_{cr} = \frac{98 - 0.8（年龄 - 20）}{P_{cr}}$$

公式中的年龄四舍五入到最接近的 10 年。在女性中，上述结果乘以 0.9。

更复杂和更趋向准确的计算肌酐清除率方法的是 Mawer 公式，具体如下。

$$C_{cr}（男性）= \frac{LBW [29.3 - (0.203 \times 年龄)][1 - (0.03 \times P_{cr})]}{14.4（P_{cr}）}$$

$$C_{cr}（女性）= \frac{LBW [25.3 - (0.174 \times 年龄)][1 - (0.03 \times P_{cr})]}{14.4（P_{cr}）}$$

估算肌酐清除率的 Hull 公式具体如下。

$$C_{cr} = [(145 - 年龄) / P_{cr}] - 3$$

在女性中，上述结果乘以 0.85。

表 14-22 描述了不同肾功能分级下肌酐清除率的数值范围。

表 14–22　不同肾功能级别的肌酐清除率

肾功能分级	数值（ml/min）
正常	>100
轻度肾衰竭	40～60
中度肾衰竭	10～40
重度肾衰竭	<10

（三）相关电解质

经肾小管尿钾浓度梯度（transtubular potassium gradient，TTKG）可以估算皮质集合管中的钾分泌反应。该指数校正了皮质和髓质集合管中的水重吸收能力，如下。

$$TTKG = 校正尿 K^+ / 血 K^+$$

$$校正尿 K^+ = \frac{尿 K^+}{U_{osm}/P_{osm}}$$

TTKG ＜2 提示肾脏保钾功能正常。

每日通过饮食摄入的 Mg^{2+} 约 300mg（200～340mg）。血清［Mg^{2+}］保持在 1.7～2.7mg/dl（0.7～1.13mmol/L）。Mg^{2+} 平衡通过肠道、骨骼、肾脏的共同调节完成。肾脏根据 Mg^{2+} 浓度调节其排泄速率，正常情况下，排泄分数为 5%。Mg^{2+} 缺乏时，排泄分数可低至 0.5%。对于 Mg^{2+} 过量时或慢性肾脏病患者，排泄分数可高达 50%。

肾小管对磷的重吸收（fractional tubular reabsorption of phosphate，TRP）可以量化肾脏磷的丢失量，计算公式如下。

$$TRP = 1 - C_{p04} / C_{cr}$$

其中，C_{p04}/C_{cr} 为磷酸盐排泄指数（fractional excretion of phosphate）。

在近端肾小管酸中毒等情况下，HCO_3^-（$FEHCO_3^-$）的排泄分数的计算公式如下。

$$FEHCO_3^- = \frac{尿［HCO_3^-］（mEq/L）}{血清［HCO_3^-］（mEq/L）} \times \frac{血清肌酐（mg/L）}{尿肌酐（mg/L）} \times 100$$

根据血清白蛋白 / 球蛋白水平校正的钙含量公式如下。

$$\%Ca 结合 = 8（白蛋白）+ 2（球蛋白）+ 3$$

根据总蛋白质校正的钙含量的另一个公式如下。

$$校正 Ca = 测量 Ca /［0.6+（总蛋白 / 8.5）］$$

钙含量的快速床旁计算公式如下。

$$校正 Ca = Ca - 白蛋白 + 4$$

（四）渗透压的计算公式

计算血清渗透压（serum osmolality，Osm），可采用以下公式。

$$Osm = 2Na^+ + BUN（mg/dl）/ 2.8 + 葡萄糖（mg/dl）/ 18$$

渗透压间隙（osmolar gap，OG）渗透压的测量值与计算值之间的差值，如下。

$$OG = 测量渗透压 - 计算渗透压$$

尿渗透压（urine osmolality）可以通过以下公式估算。

$$mOsm =（尿比重 - 1）\times 40\,000$$

（五）水平衡

使用以下公式估算人体总水量（total body water，TBW）。

$$TBW = 体重（kg）\times 60\%$$

患者的缺水量通过以下公式估算。

$$缺水量 = 0.6 \times 体重（kg）\times（血浆钠浓度 / 140 - 1）$$

通过渗透压估算的自由水分缺失量（free water deficit）的公式如下。

$$缺水量（L）= 总体重（kg）\times 0.6 \left(1 - \frac{正常渗透压}{观测渗透压}\right)$$

其中，正常渗透压为（normal osm）313mosm/L。

根据渗透压清除率估算自由水清除率（free water clearance）的公式如下。

$$自由水清除率 = 尿液体积 - 渗透压清除率$$

其中，渗透压清除率（osmolar clearance）计算公式如下。

$$渗透压清除率 = \frac{尿渗透压 \times 尿液体积}{血浆渗透压}$$

患者的多余量水（excess water，EW）的计算公式如下。

$$EW = TBW - [实际血浆 Na^+ / 理想血浆 Na^+] \times TBW$$

其中，TBW = 人体总水量。

（六）尿 / 肾指数

表 14-23 列出了用于急性肾衰竭的鉴别诊断中最常用的尿液指标。

表 14-23 急性肾衰竭常用尿液指标

指　数	肾前性	急性肾小管坏死
比重	>1.020	<1.010
尿渗透压 [mOsm/(kg·H$_2$O)]	>500	<350
U_{osm}/P_{osm}	>1.3	<1.1
尿 Na$^+$（mEq/L）	<20	>40
U_{Cr}/P_{Cr}	>40	<20
RFI	<1	>1
FENa（%）	<1	>1

Cr. 肌酐；P. 血浆；RFI. 肾衰竭指数；U. 尿液；FENa. 钠排泄分数

RFI 使用以下公式计算。

$$RFI = \frac{UNa^+}{U/PCr}$$

FENa 计算公式有如下几种。

$$FENa\,(\%) = \frac{钠排泄量}{钠过滤量} \times 100$$

$$FENa\,(\%) = \frac{U/PNa^+ \times 100}{U/P_{Cr}}$$

$$FENa\,(\%) = \frac{U_{Na} \times V}{P_{Na} \times (U_{Cr} \times V/P_{Cr})} \times 100$$

$$FENa\,(\%) = \frac{U_{Na} \times P_{Cr}}{P_{Na} \times U_{Cr}} \times 100$$

其中，U_{Na} = 尿钠浓度，V = 尿流率，P_{Na} = 血浆钠浓度，U_{Cr} = 尿肌酐浓度；P_{Cr} = 血浆肌酐浓度。

（七）血液透析配方

以下是在慢性血液透析患者治疗中一些有用的公式。

蛋白质分解代谢率（protein catabolic rate，PCR）计算公式如下。

$$PCR\,[\,g/\,(kg \cdot d)\,] = 0.22 + \frac{0.036 \times ID\ BUN \times 24}{透析间隔时间（h）}$$

其中，ID BUN = 透析时血液中 BUN 的上升量，单位为 mg/dl。

或者，如果测量了血尿素水平，则 PCR 可以使用以下公式计算。

$$PCR\,[\,g/\,(kg \cdot d)\,] = 0.22 + \frac{0.01 \times ID\ urea \times 24}{透析间隔时间（h）}$$

其中，ID urea= 透析中血液中尿素的上升量，以 mmol/L 为单位。

如果患者的尿量明显增加，则必须考虑尿素氮排泄的影响，则 PCR 的计算公式如下。

$$尿液对 PCR 的贡献 = \frac{尿液中的尿素氮（g）\times 150}{透析间隔时间（h）\times 体重（kg）}$$

或者，如果测量尿的尿素值，则公式如下。

$$尿液对 PCR 的贡献 = \frac{尿液中的尿素（mmol）\times 4.2}{透析间隔时间（h）\times 体重（kg）}$$

要计算血液透析期间的再循环比例（percentage of recirculation），可使用以下公式。

$$\% 再循环 = \frac{A_2 - A_1}{A_2 - V} \times 100$$

其中，A_2 = 透析停止后抽血动脉血中的尿素或肌酐浓度，A_1= 动脉血的尿素或肌酐浓度，V = 静脉血的尿素或肌酐浓度。

尿素的分配量（volume of distribution of urea）用如下公式计算。

男性：$V = 2.447 - 0.09516\,A + 0.1074\,H + 0.3362\,W$

女性：$V = 2.097 + 0.1069\,H + 0.2466\,W$

其中，V= 血容量（L），A= 年龄（岁），H= 身高（cm），W= 体重（kg）。

每周透析 3 次的残余肾脏功能（residual renal function）的计算公式如下。

$$GFR = \frac{V \times U}{t（0.25U_1）+ 0.75U_2}$$

其中，V = 透析间期的尿量，U = 尿尿素氮或尿素浓度，t = 透析间隔时间（min），U_1= 每周第 1 次透析时透析后 BUN 或血液尿素，U_2 = 每周第 2 次透析时透析前 BUN 或血液尿素。

尿素减少百分比（percent reduction of urea，PRU）可以使用以下公式计算。

$$PRU = \frac{透析前尿素 - 透析后尿素}{透析后尿素} \times 100$$

尿素减少率（urea reduction ratio，URR）计算公式如下。

$$URR = 100 \times \left(1 - \frac{透析后尿素}{透析前尿素}\right)$$

（八）尿液分析

更多的实验室数据见第 20 章。

表 14-24 列举了肾脏疾病最常见的尿液分析表现。尿液分析是评估肾脏和泌尿道疾病的关键检查之一。它应包括尿液的物理和化学特性及尿沉渣的显微镜检

查。物理特性是颜色、气味、浊度和尿比重。尿液的化学特性包括 pH、血红蛋白、葡萄糖、蛋白质、白细胞酯酶、亚硝酸盐、胆色素和酮。显微镜检查对确定细胞、脂质、管型、结晶和病原生物体的存在很有用。

表 14–24　不同肾脏疾病的尿液分析特点

类　型	结　果
肾前性肾衰竭	• 尿比重：>1.015 • pH：<6 • 尿蛋白：微量至 1+ • 尿沉渣：阴性或少量透明管型、颗粒管型
肾后性肾衰竭	• 尿比重：1.010 • pH：>6 • 尿蛋白：微量至 1+ • 红细胞：+ • 尿沉渣：红细胞、白细胞
急性肾小管坏死（ATN）	• 酱油色尿（浑浊、棕色） • 尿比重：1.010 • pH：6～7 • 尿蛋白：微量至 1+ • 红细胞：+ • 尿沉渣：红细胞、白细胞、肾小管上皮细胞、肾小管上皮管型、色素管型
肾小球疾病	• 尿比重：>1.020 • pH：>6 • 尿蛋白：1+～4+ • 尿沉渣：红细胞、红细胞管型、白细胞、卵圆形脂肪小体、游离脂肪滴、脂肪管型
血管疾病	• 尿比重：>1.020（如果是前肾小球） • pH：<6 • 尿蛋白：微量至 2+ • 尿沉渣：红细胞和伴有肾小球受累的红细胞管型
间质性疾病	• 尿比重：1.010 • pH：6～7 • 尿蛋白：微量至 1+ • 尿沉渣：白细胞、白细胞管型、嗜酸性粒细胞、红细胞、肾小管上皮细胞

如表 14-25 所示，某些元素和物质可以改变人尿液的颜色。

表 14-25　改变尿液颜色的元素或物质

元素 / 物质	特征色
• 白细胞 • 沉淀磷酸盐 • 乳糜	乳白色
• 胆红素 • 氯喹 • 柳氮磺吡啶 • 呋喃妥因 • 尿胆素	黄色 / 琥珀色
• 苯并吡啶 • 血红蛋白、肌红蛋白 • 红细胞 • 吩噻嗪 • 苯妥英 • 卟啉 • 甜菜 • 红色糖果	棕色 / 红色
• 黑色素 • 苯酚 • 甲基多巴 • 甲硝唑 • 奎宁	棕色 / 黑色
• 假单胞菌感染 • 阿米替林 • 亚甲蓝 • 胆绿素 • 丙泊酚	蓝色 / 绿色

（九）其他公式

为了确定患者是否患有氨基酸尿症，使用下式确定氨基酸的重吸收分数（the fractional reabsorption of an amino acid，FRA）。

$$FRA = 1 - [尿]_A / [血浆]_A \div [尿]_{Cr} / [血浆]_{Cr} \times 100\%$$

表 14-26 描述了 2 岁以上患者的正常尿液氨基酸排泄。

表 14–26　不同氨基酸的正常尿排泄

氨基酸	正常排泄（mg/g Cr）
胱氨酸	18
赖氨酸	130
精氨酸	16
鸟氨酸	22

当由于尿酸肾病（uric acid nephropathy，UAN）导致 ARF 时，以下指数通常＞1，如下。

$$指数 = \frac{随机尿尿酸（mg/dl）}{随机尿肌酐（mg/dl）} \geqslant 1.0$$

静脉输液的选择因患者而异。静脉输液时应尽量使用成分类似于人血浆的溶液。临床常用的晶体液的相关参数如下。

0.9% 盐水（生理盐水）：渗透压 = 308mOsm/L，钠 =154mmol/L。

乳酸林格液（Ringer lactate™）：渗透压 = 273mOsm/L，钠 =130mmol/L。

勃脉力复方电解质注射液（PlasmaLyte™）：渗透压 = 294mOsm/L，钠 = 140mmol/L。

（张金旻　王玉松　孙玉明　译）

第 15 章　特殊技术
Special Techniques

一、气道管理

（一）开放气道

针对有气道问题的患者，首选手法开放气道（即头倾斜、下巴抬起），见第2章。

（二）器械辅助人工气道

1. 口咽通气道

(1) 口咽通气道有多种尺寸和样式。

(2) 通常会根据从中切牙到下颌角的距离来选择合适的口咽通气道。

(3) 放置的技术包括以下几种：①倒置法：放置时先将口咽通气道倒置，待通过舌头后旋转到合适的位置；②压舌板辅助法：使用舌压板压住舌根，以防止口咽通气道末端舌根阻塞气道。

2. 鼻咽通气道

鼻咽通气道也有多种尺寸，可以测量从耳屏到鼻尖的距离决定型号。

(1) 应特别注意避免鼻咽通气道末端斜口造成鼻腔损伤出血。

(2) 对于清醒患者，良好润滑的鼻咽通气道比口咽通气道更容易耐受。

3. 喉罩

喉罩（LMA）是麻醉师在手术室内的常用器械。当遇到气道困难患者时，使用喉罩是一种方便安全的选择。

（三）气管插管

1. 气管插管的常见适应证如表 15-1 所示。

表 15-1　气管插管的指征

1. 机械通气
2. 气道梗阻
3. 吸引气道分泌物
4. 气道保护
5. 即将发生呼吸衰竭

2. 经口气管插管。

(1) 经口插管是最常见和容易掌握的气管插管方法。

(2) 声门可视化技术、喉镜、直视下插管都是经口气管插管的常用方法。表 15-2 列出了经口气管插管的必需物品。

表 15-2　气管插管的必需物品

充氧设备
- 氧气源
- 调节器和管道

气管插管导管
- 几个适当尺寸的气管导管
- 帮助气管导管塑形的管芯
- 硅基润滑剂
- 用于气管导管气囊充气的注射器

喉镜
- 喉镜手柄及可用的电池
- 符合患者需求的直型或弯型喉镜片，注意有完好的灯泡或光纤

气管导管固定装置
- 胶带或商用导管固定装置

确定气管导管位置正确的物品
- 听诊器
- 呼气末 CO_2 测定装置
- 脉搏血氧仪

(3) 插管技术。

① 患者体位：保持气管、咽部和口腔在同一轴线对于成功插管非常重要，要将患者头部后仰呈"嗅花位"。必要时可使用小垫子或折叠毛巾来垫高枕部而

达到此体位（图 15-1A）。

② 摆好体位并确保所有必需物品可用后，可通过将喉镜插入口咽部，检查气道。常用的喉镜片有 2 种。

- Miller 喉镜片可用于提起会厌，以便观察气管开口。

- Machintosh 喉镜深入会厌谷，镜片后部紧贴于会厌（图 15-1A），将舌和口腔内其他组织推至左侧。Miller 喉镜则更贴近于中部，将舌提起以显露视野。

- 应当小心使用喉镜。注意是将喉镜向上提起，而不是以牙为支点将其翘起（图 15-1）。

- Sellick 手法是指在气道操作期间压迫环状软骨以帮助阻塞会厌。有防止误吸和稳定声门位置的作用。

③ 确定喉部开口后（图 15-1B），直视下将气管插管穿过声带进入气管。

- 插管时通常将气管导管沿右侧嘴角，尖端向声门开口方向插入。这样在插管过程中，不会影响观察声带的视野。

- 气管插管的气囊通过声门 2cm 即可（通常此时男性门齿正对气管插管上 23cm 的标记，女性为 21cm）。

- 向气囊充气，直至合适的硬度，然后使用纯氧开始进行通气。

④ 多种方法可以确定气管插管的位置：胸部和腹部听诊、观察胸廓的抬升、观察插管内是否有水汽冷凝、观察血氧饱和度的变化以及使用呼吸末 CO_2 测定装置明确。

⑤ 可视电子喉镜可以更容易地观察到声带。

3. 经鼻气管插管。

(1) 鼻气管插管可通过喉镜下直视下进行：①插管经鼻放置，在咽部可见导管的尖端；②可用 McGill 镊子调整气管插管末端通过声带。

(2) 经鼻盲插法：①通过听诊确定气管插管的位置；②适用于存在自主呼吸的患者；③根据患者体型和鼻孔大小选择合适的气管导管，自鼻孔向咽部插入；④气管插管推进时，可以在鼻端直接听诊确定位置；⑤插管应在患者吸气时通过声门，固定和确定深度操作同经口插管；⑥如患者凝血功能异常或操作不当，鼻插管可能会导致严重鼻出血；⑦面中部骨折患者不应行经鼻插管；⑧鼻插管公认的并发症是鼻窦炎，在确定插管路径时应考虑到这点；⑨现在已经很少进行这种操作。

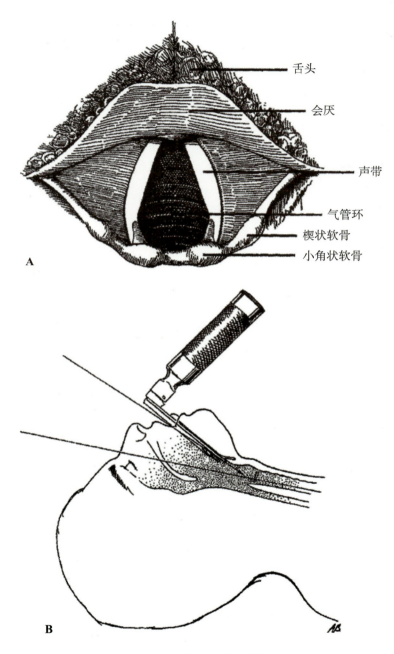

舌头

会厌

声带

气管环

楔状软骨

小角状软骨

A

B

▲ 图 15-1　气管插管

A. 插管时正确使用喉镜；B. 直接喉镜检查时的喉部视图（经许可，引自 Allison EJ Jr. *Advanced life support skills*. St. Louis：Mosby; 1994.）

4. 无论哪种气管插管，为防止脱管，都应用胶带或固定装置妥善固定。

5. 气管插管常见并发症如下。

(1) 喉镜检查和插管时：①口腔和牙周软组织损伤；②心律失常和高血压 / 低血压；③胃内容物误吸。

(2) 气管插管就位时：①插管堵塞；②插入食管；③意外脱管；④气管黏膜缺血。

(3) 迟发并发症：①气管狭窄；②声带麻痹；③喉水肿。

（四）环甲膜切开术

1. 可以通过在甲状软骨下方触诊来识别环甲膜。

2. 对于其他方法人工气道建立失败的患者，紧急情况下可以使用大口径（14 或 16 号）针头穿过环甲膜置于气管中，用来通气或给氧。

3. 当针头位于气管内时，气体应当能顺畅抽出。

4. 针头尖端朝向主气管远端，待塑料套管进入后再推入少许。

5. 可以通过转换接头接在 15mm 标准的简易呼吸器或便携式高频喷气式通气呼吸机上来保持氧供。

6. 手术环甲膜切开置管术。

(1) 经皮扩张置管术：先将一根针插入气管中，导丝穿过针进入气管，然后使用扩张器扩大通路，通过导丝将内芯和环甲膜切开插管共同置入。可以在 ICU 方便地开展此技术。

(2) 手术法置管术：在环甲膜前中线做小切口，然后逐层开放，直视下开放气管，并放置合适的插管。

二、复律 / 除颤

（一）主要应用指征

这些技术的主要应用指征见第 2 章、第 3 章。

（二）准备

随时可用的功能完好的监护仪 / 除颤器、电极板或导电凝胶。

（三）除颤程序

1. 除颤前继续基础生命支持。

2. 判断心律。如果患者未连接心电监护，可以使用除颤仪连接患者查看心律。

3. 打开监护仪或除颤仪的监视模块。

4. 选择合适的电极片。

5. 监护仪电极片连接到患者胸前，如使用除颤仪，则将电极板放置在患者胸骨右上和左前下胸壁处。

6. 观察患者心律。

如果观察到心室颤动：①打开除颤仪的除颤模块电源，确认为除颤模式；②选择合适的能量级别，见第 2 章、第 3 章；③电极板上涂好导电凝胶或其他导电介质，并按上述位置放置电极板，适当按压，将其固定；④同时按下除颤仪电极板上的 2 个放电按钮，除颤仪放电。

（四）同步心脏电复律程序

操作前首先确认患者需同步电复律。

1. 打开除颤仪电源。

2. 确认除颤模块位于同步模式。

3. 将导电凝胶或其他导电材料涂抹在电极板上，并按前述位置紧贴胸壁。

4. 确认心电监护 / 除颤仪上的 ECG 信号清晰可辨。

5. 确保无人接触患者。

6. 同时按下除颤仪左右电极板上的放电按钮放电，同时观察监护仪确保正常放电。

（五）注意事项

除颤或复律时应避免将电极板直接放在植入的起搏器、体内除颤仪表面皮肤上或体表的硝酸甘油贴片上，因其可能损坏设备。操作放电前，需要确保其他人员未与患者接触。

（六）并发症

1. 电击可能直接导致心律失常。

2. 电击可能导致皮肤灼伤，尤其是在导电不良时更易发生。因此操作时务必使用凝胶或其他导电材料，并应将电极板紧贴患者胸壁，施加约 10kg 的压力予以固定。

3. 心肌损伤。

4. 全身栓塞。

三、静脉通路

（一）血管置管

改进的 Seldinger 技术是一种简单易行的建立血管通路的方法。

1. 在充分消毒、铺巾和定位后，将针经皮置入血管中。带有柔性末端（J 形或直型）的导丝穿过针头插入血管腔（图 15-2）。

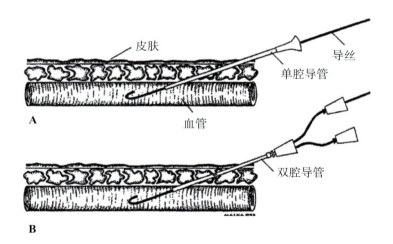

▲ 图 15-2　改进 Seldinger 血管通路技术的单腔导管（A）和双腔导管（B）

2. 随后取出针，将静脉导管经导丝的远端并进入血管。

3. 导管进一步推进，移除导丝。调整好位置后，用缝线或胶带固定导管。

（二）中心静脉置管

1. 中心静脉置管的主要适应证如表 15-3 所示。

表 15-3　中心静脉置管的适应证

- 外周静脉置管困难
- 特殊药物需要
- 急诊透析
- 全肠外营养
- 血流动力学监测

2. 中心静脉置管没有绝对禁忌证。相对禁忌证可能包括出血倾向和中心静脉内血栓形成。

3. 中心置管路径选择。

(1) 锁骨下静脉、颈内静脉、股静脉及外周中心静脉导管（PICC）都可用于中心静脉置管可选路径。

(2) 具体部位的选择取决于临床情况和操作人员的技能。

(3) 锁骨下入路有较高的气胸风险，但锁骨下静脉不容易受力压缩。

(4) 颈内静脉置管时穿刺到颈动脉的概率很小，但一旦穿刺到会很容易观察到。

4. 中心静脉置管所需的器械见表 15-4。

表 15-4　中心静脉置管所需的器械

- 合适的静脉液体和输液导管
- 消毒液（常用碘附）
- 无菌巾
- 10ml 螺旋口（Luer – Lok）注射器
- 25 号局部麻醉针
- 1% 利多卡因
- 合适规格的穿刺针
- 弹簧导丝
- 11 号刀片
- 血管扩张器
- 合适的导管
- 缝合材料

5. 颈内动脉插管（前入路）。

(1) 在非紧急情况下，应获得患者或家属的知情同意。

(2) 将患者置于 15°～20° 的头低足高位，并取下床头板。

(3) 简两次、干层、帽丁。

(4) 使用碘附溶液轻柔地消毒手术区域，无菌巾覆盖。

(5) 颈内静脉位于胸锁乳入肌下方，颈动脉前方，如图15-3所示。

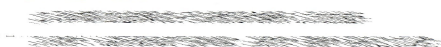

因浸润麻醉，在甲状软骨水平，沿胸锁乳突肌内缘触摸到颈动脉搏动后，使用探

本穿刺针自外侧刺入，针头与皮肤保持30°，朝向同侧乳头，进针3cm时即可

遇到血管。当往药物顺畅抽出静脉血后仅保定位针。然后使用较大规格的中心静

6. 颈内动脉插管（中间入路）

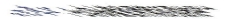

7. 颈内动脉插管（后入路）。

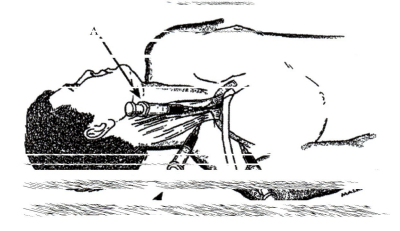

▲ 图 15-3　中心静脉直管

同前。沿胸锁乳突肌后缘（约在胸锁关节上方 4cm）进针。这是颈外静脉穿过胸锁乳突肌后缘的大致位置，所以是常用的标志点。沿着尾端和内侧方向进针（图15-3B）。明确血管位置后，放置导丝，其余操作同前。

（三）锁骨下静脉插管

1. 患者的准备和定位方式类似于颈内静脉插管，但应在肩胛骨之间纵向放置一条卷起的毛巾，以使肩膀向后下垂。

2. 将患者的头部转向对侧 45°。

3. 穿刺点位于锁骨下缘下方约 1cm 处，位于内侧和中间 2/3 的交界处（图15-3C）。

4. 用 1% 利多卡因浸润麻醉。注意锁骨骨膜也应注入利多卡因予以麻醉。

5. 麻醉后使用穿刺针穿刺，针尖对准胸骨上切迹，刚好穿过锁骨下方。针的斜面应指向头侧。当穿刺针顺畅抽出血液后，斜面旋转 180°，更有助于将导丝置入胸段的锁骨下静脉。放入导丝，置换深静脉导管，确认血流通畅后予以固定。

（四）股静脉

1. 股静脉在大多数患者中较易实施。

2. 患者仰卧放置，膝盖伸直，置管的腿外旋 15°～30°。

3. 穿刺部位备皮并清洁消毒，并覆盖洞巾。

4. 插入点位于腹股沟韧带下方 2～3cm 处（股动脉内侧 1～2cm 处）（操作者可借助 navl 几个字母记忆此处结构：n 为神经、a 为动脉、v 为静脉和 l 为淋巴管）。

5. 与颈内动脉置管类似，通常使用 22 号探查穿刺针进行局部浸润麻醉和血管定位。

6. 找到股静脉后，将穿刺针连接注射器，插入股静脉。

7. 随后放入导引钢丝，将穿刺针换成深静脉导管并固定。

（五）骨髓腔输液通路

1. 准备材料。

(1) 骨髓腔输液（IO）针的进针部位首选胫骨前部，其他可选部位包括股骨远端、内踝和髂前上棘。

(2) 此技术可用于所有年龄段的患者。

2. 触到胫骨粗隆，进行穿刺定位，过程中注意无菌技术。胫骨骨髓输液进针位置大约在胫骨粗隆下方 1～3cm。此部位胫骨通常表浅，容易摸到，其表面平坦光滑。

3. 使患者仰卧，膝后放置沙袋或毛巾。

4. 用消毒剂对穿刺部位皮肤消毒。

5. 再次触诊标志物，胫骨前内侧平坦部位进针。

6. 轻柔而稳定的转动，针垂直于骨的长轴，进入胫骨近端的骨皮质。

(1) 以 10° 左右微小角度让针头远离膝关节，以避免刺穿骺板。

(2) 在其他位置放置 IO 针时，注意针尖远离最近的关节间隙，以减少损伤骨骺或关节的风险。

7. 当感到前向阻力突然减小时停针。

8. 拧开盖子，从针上取下针芯。缓慢注射 3ml 生理盐水，检查是否有阻力增加或肢体增粗的迹象。

以下证据说明插入成功，针头明确进入骨髓腔：①插入阻力突然下降，针头可以在没有支撑的情况下保持直立；②注射器可以吸出骨髓；③推注液体无明显阻力。

四、动脉置管

1. 动脉置管的常用部位包括桡动脉、股动脉、足背动脉和腋动脉，其中桡动脉最常用。

2. 许多专家认为桡动脉置管前应该先进行艾伦试验。艾伦试验是通过阻断接近掌峰处的桡动脉和尺动脉，手的张开和闭合会使手和手指发白。测试者消除尺动脉的压力，并记录恢复正常颜色的时间。7s 以内为正常，7～14s 为不确定，＞14s 为异常。然而，在 ICU 对不合作的患者进行这项检查可能相当困难，艾伦试验阴性不能完全避免血管并发症的发生。

3. 知情同意后做准备。

(1) 患者手臂放置在臂板或床头柜上，掌侧向上。

(2) 在手腕处放一条小毛巾，手腕背屈位有助于插管（图 15-4）。

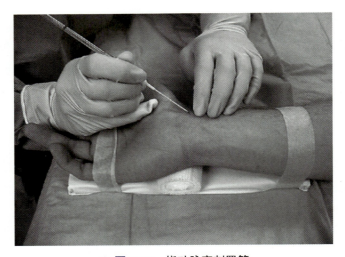

▲ 图 15-4　桡动脉穿刺置管

经许可引自 Criner，*Critical care study guide*，Springer，2002.

(3) 穿刺区域消毒，放置无菌洞巾，使用细针及少量的 1% 利多卡因局部浸润麻醉。

4. 桡动脉置管通常使用 20 号或 22 号套管针（catheter – over – needle technique），可以使用带导丝的套管针，也可以使用传统的 Seldinger 穿刺技术。

(1) 将套管针（通常不带注射器）平行于桡动脉走行插入，与皮肤成 30°～45°。

(2) 缓慢地推进针头，直到看到搏动的血液进入针头。

(3) 然后将塑料针推进动脉，如果使用导丝，将导丝穿过针头进入血管，然后置换成动脉导管。

(4) 取下针并连接适当的管路，然后固定到位。

5. 并发症包括血栓形成、感染和动脉瘤形成（尤其是股动脉）。

五、肺动脉置管

1. 患者需使用上述一种深静脉穿刺方法进行置管。然后将静脉导管鞘放入所需的血管中。

2. 监护设备需保持在位，将包括压力传感器在内的所有监测端口妥善安置。

(1) 高压管路需用生理盐水预充。

(2) 对管路进行冲洗时，应通过观察床旁监护设备的压力波变化，对血流动力学进行监测，时间不宜过长。

(3) 导管的每个管腔都应冲洗，并将其连接至相应的监测线，并对气囊进行预充气测试，以确保气囊完整。

(4) 导管远端开口到位后，导管尖发生快速摆动，借以确认监护系统正常工作。

3. 应建立远端端口的连续记录。

4. 锁骨下或颈内动脉置管时，导管深度约 20cm（成人患者），此时应能看到中心静脉压波形（图 15-5）。

5. 给气囊充入 1～1.5ml 的空气，导管随血流进一步漂得更深。

6. 导管插入 30～40cm 时，通常可以看到右心室（RV）压力波形（图 15-5）。通常可见到压力大幅度变化，此处通常比右心房（RA）压力大 2～3 倍。

7. 肺动脉内波形多在导管置入 40～50cm 看到，可通过压力波重搏切迹识别。

8. 肺动脉楔压通常出现在导管置入 50～60cm 处，很像右心房的波形（图 15-5）。

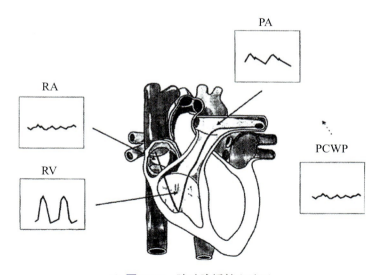

▲ 图 15-5　肺动脉插管和波形

右心室（RV）压力之后依次为肺动脉（PA）和肺动脉阻塞压 / 肺毛细血管楔压（PAOP/PCWP）
RA. 右心房

9. 并发症：包括心律失常、瓣膜损伤、导管打结、心房或心室穿孔、空气栓塞、肺栓塞、肺动脉损伤和导管相关脓毒症。

六、胸腔穿刺置管

（一）放置胸腔导管前应准备好引流装置

1. 应检查所有接头和管路，水封瓶调整好液位。

2. 图 15-6D 中描绘了一个"3 瓶系统"（临床常见商业的一体式胸腔闭式引流装置）。第 1 个瓶子是存水瓶，它收集从胸腔引流出的液体。第 2 个是水封瓶，水封瓶中的水阻止空气通过进入胸腔。第 3 个瓶子是压力计瓶，施加在压力计瓶上的吸力由中心管位于水面以下的距离调节。例如，如果中心管位于水面以下 20cm 处，超过 $-20cmH_2O$ 只会使压力计瓶产生气泡，从而使瓶中保持 $-20cmH_2O$ 的负压。

（二）操作方法

1. 胸管放置准备物品如表 15-5 所示。

2. 患者摆好体位，置管侧向上。

3. 操作者穿隔离服，戴无菌手套。

4. 置管部位常选择腋前线处第 5 或第 6 肋间。

5. 切口位置予以消毒铺洞巾，在选定的穿刺点肋间及下一肋间，使用利多卡因给皮下组织、骨膜、胸膜腔逐层浸润麻醉。针头吸出液体或空气可证实针尖进入了胸腔。

6. 用手术刀在麻醉区域肋骨上方做一个与胸管相应大小的皮肤切口。

7. 用手术刀柄或套管针钝性分离皮下组织和肋间肌肉。

8. 进一步使用带有开口端的止血钳向两边分离软组织直至胸膜（图 15-6A）。

9. 操作者用食指探查胸膜间隙，确保肺、膈肌或其他结构未粘连（图 15-6B）。

10. 治疗气胸时，通常向胸腔的上部放置引流管。具体操作是：用中弯止血钳夹住导管，穿过扩开的窦道（图 15-6C），进一步递送，并确保引流管的最后一个孔也位于胸膜腔内。引流管 1-0 丝线固定。有很多额外的小技巧，常用的一

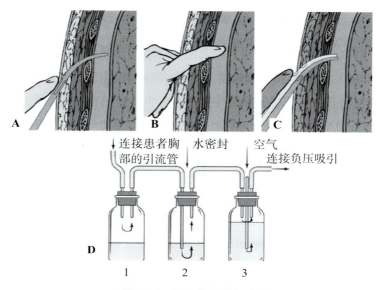

▲ 图 15-6　胸腔导管置入步骤

A. 器械切开；B. 用手指钝性扩张；C. 将导管插入胸膜腔。D.（1）、（2）、（3）3 瓶式胸腔穿刺置管［经许可，引自 Yeston N，Kirby R. *Atlas of anesthesia*: *critical care*. Edited by Ronald Miller（series editor），Robert R. Kirby. ©1997 Current Medicine Group LLC.］

个方法是缝线末端不剪断，只是缠绕在管道末端并用胶带固定，将来拔管时可以用于闭合管口。

11. 将胸引管的外端连接到引流瓶上，并用胶带固定。

12. 无菌敷料保护管口。

表 15-5　胸腔穿刺置管托盘的物品

- 无菌洞巾和无菌单
- 1% 或 2% 利多卡因
- 10ml 注射器
- 22 号针和 25 号针
- 带 1-0 号丝线的切割针（2 包）
- 2 个大号 Kelly 夹
- 2 个中号 Kelly 夹
- 缝合剪
- 4 英寸方形纱布垫
- 胸腔引流、吸引系统和合适的胸腔导管

（三）并发症

并发症包括导管位置不正确、脓胸或伤口感染、血液或纤维蛋白凝块阻塞导管及肺损伤。

七、主动脉内球囊反搏

（一）主动脉内球囊反搏的指征

1. 心脏泵功能衰竭。

(1) 急性心肌缺血事件。

(2) 心源性休克。

(3) 心脏移植患者。

(4) 心脏手术前后。

2. 急性二尖瓣反流。

3. 不稳定型心绞痛。

4. 其他。

（二）有经验者完成置管

具体的方法依特定管路有所不同。

1. 一旦反搏球囊就位，将在主动脉内球囊反搏（IABP）设备上看到相应效果（图 15-7）。

2. 在心室收缩期间，位于近端主动脉的球囊收缩，减少心脏后负荷，改善心室功能。

3. 在舒张期，膨胀的球囊阻塞降主动脉 75%～90% 的横截面积，从而增加冠状动脉灌注。

4. 球囊的充放最常使用氦气。

（三）并发症

并发症包括球囊膜破裂或穿孔、肢体缺血、主动脉夹层、肾衰竭、血小板减少和感染。

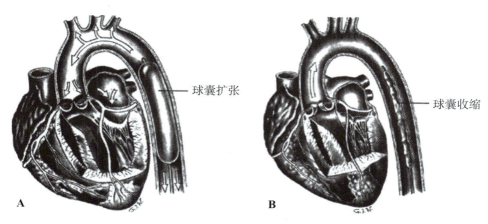

▲ 图 15-7　主动脉内球囊反搏

经许可，引自 Thelan LA，et al. *Critical care nursing*，2nd ed. St. Louis：Mosby-Year Book，Copyright Elsevier，1994.

八、心包穿刺术

（一）盲法心包穿刺

在危及生命的情况下（如失代偿性心脏压塞），可行盲法心包穿刺。

1. 剑突下入路是首选。

(1) 如有可能，让患者处于直立体位。如不能维持，则使用半卧位。

(2) 应建立静脉通路、心电监护和血压监测。现场也应备好心脏复苏所需的人员和设备。

(3) 应根据条件适当镇静和镇痛。

(4) 穿刺部位予以消毒铺巾。

(5) 准备 1% 的利多卡因吸入注射器后，接上 18 号或 20 号的心脏或腰穿针。

(6) 必要时可将心电监护仪 V 导联通过鳄鱼夹夹在针头上（图 15-8）。

(7) 剑突和左肋缘之间进针，指向左肩。

(8) 保持持续抽吸状态进针，间断注射局部麻醉药，有助于保持针头畅通及麻醉深部组织。

(9) 穿破心包时通常有突破感。

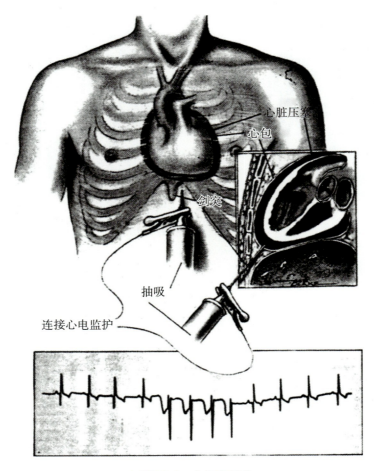

心脏压塞

心包

剑突

抽吸

连接心电监护

▲ 图 15-8　心包穿刺术

经许可，引自 Sabiston DC，Spencer FC. *Gibbon's surgery of the chest*，4th ed. Philadelphia：WB，Saunders；1983.

(10) 针尖接触心外膜时 ECG 会发生变化，显示出损伤电流信号。出现这种情况时及时轻缓回撤针头。

2. 进入心包腔后，通常抽出 50ml 心包积液就足够了。

3. 可使用导丝将软质引流管置入心包腔。可使用经胸超声引导，以确保整个操作过程中的安全。

4. 另一种方案是进针时针的角度朝向右肩，而不是左肩。

（二）并发症

并发症包括心腔穿透、心律失常、气胸、血管迷走神经反应和心搏骤停。

九、亚低温治疗

（一）病理生理学

1. 通过降低耗氧和减少 ATP 需求来降低大脑代谢。

2. 通过降低炎症细胞因子、自由基和凝血酶形成，稳定血脑屏障，减轻脑水肿。

（二）治疗性低体温指征（见第 2 章）

1. 已恢复自主循环的心搏骤停患者。

(1) 不论目前是哪种心律失常。

(2) GCS 评分＜8 分。

2. 新生儿缺氧性脑病。

3. 颅内压增高的脑血管意外。

4. 难治性癫痫持续状态。

5. 其他（如创伤性脑损伤、溺水、肝衰竭、ARDS）。

（三）有经验者完成治疗

此程序应由有经验的人员完成。该技术实施细节还取决于设施和材料。必须测量核心温度（即膀胱、阴道、食管）。

1. 目标温度为 32～36℃，至少持续 24h（笔者的经验：24～72h 较理想）。

2. 低温静脉液体有助于更快地达到这一温度，对于无如终末期肾病等禁忌证的患者可以使用。

3. 硫酸镁（2g 静脉注射）可以帮助血管舒张，从而加快降温速率。

4. 镇静药和神经肌肉阻滞药用于减少耗氧量和减少寒战的发生。

5. 有多种设备用于亚低温治疗。最简单的方法是利用冰袋敷在体表（注意避免与皮肤直接接触）。也可以使用降温毯（"三明治法"）。水凝胶片和特殊的降温包也可以使用。血管腔内降温可借助特殊导管进行，可以加速体温降低。对于新生儿，常用冰帽进行选择性脑部降温治疗。成人选择性脑降温装置也可选择使用。

6. 低温治疗后可以通过停用降温装置或主动对患者加热来完成复温，复温时长一般 12～24h。患者的复温速度不应超过 0.1～0.25℃/h，否则，将会降低亚低温治疗的作用。

（四）并发症

并发症包括心律失常、皮肤冻伤、感染率增加、偶见凝血功能障碍。

十、支气管镜检查

（一）ICU 支气管镜检查的适应证

1 清除气道分泌物和痰栓。

2 获取气管内标本。

3. 咯血。

4 治疗性（即肿瘤处理、解决肺不张）。

（二）有经验者完成

支气管镜检查通常应由有经验的人员完成。如果患者有气管插管，操作明显简单。

（三）并发症

并发症包括心律失常（许多患者术前使用了阿托品）、气道损伤和气胸。

（刘　杨　孙玉明　张金旻　译）

第 16 章　中毒
Toxicology

一、综合管理

（一）病史

尽可能获得准确的病史，包括摄入或吸入的物质以及摄入的总量和时间。需要全面考虑到摄入或吸入多种物质的可能性。

（二）心肺管理

初始治疗中最重要的方面是呼吸和心血管功能的基本管理：保持气道通畅、保证足够的通气量（必要时予以辅助呼吸），并且在出现休克时及时处理。

1. 气道

(1) 气道不通畅和呼吸反射减弱可能导致梗阻、误吸或呼吸骤停。

(2) 保持正确的气道位置，必要时吸引、使用口咽或者鼻咽通气道辅助呼吸。

(3) 意识丧失或者反应迟钝的患者由于呕吐反射消失或减弱对气道无自主保护能力，需要气管插管。

2. 呼吸

(1) 呼吸衰竭是中毒患者最常见的死亡原因，这通常是由于中枢神经系统抑制所致。

(2) 辅助通气，需要时进行气管插管。

(3) 动态监测动脉血气。

3. 循环

(1) 监测血压、脉搏和心律。

(2) 建立静脉通路。

(3) 如果出现低血压，给予 10～20ml/kg 的生理盐水进行快速补液试验。

(4) 如果存在持续性低血压，给予血管加压素 1～6U/h。

(5) 其他药物，如去甲肾上腺素，也可以使用。

（三）胃肠道净化

传统的胃肠道净化方法首先是利用催吐或者洗胃使胃排空，然后给予活性炭。但是目前不再有研究支持这一方法。

1. 通过吐根催吐

(1) 不应常规用于中毒患者的治疗，因为没有临床研究证据表明吐根可以提高疗效。然而，如果临床医师决定使用，可给予吐根糖浆（成人 30ml，<5 岁儿童 15ml，<1 岁儿童 10ml）催吐。如果在 20min 内没有呕吐则重复给药。

① 不推荐用于<9 月龄的儿童。

② 如果重复给药仍未引起呕吐，则进行洗胃。

(2) 禁忌证：①昏睡、癫痫或任何精神异常的患者；②摄入腐蚀性毒物或石油馏出物；③摄入可能迅速地导致昏迷或癫痫发作的物质。

2. 洗胃

插入较大内径的口胃管，向胃管内注入液体并抽出以排出有毒物质。由于疗效不明确，不常规使用。该方法没有明确的适应证。禁忌证包括无气道保护、摄入腐蚀性物质、摄入碳氢化合物以及有消化道出血风险的患者。

3. 活性炭

(1) 目前为止，这是胃肠排毒的首选方法。几乎限制了所有物质在胃肠道的吸收。普遍认为应在有毒物质摄入后 1h 内使用，但是，如果在 1h 后使用可能疗效更好。

(2) 在催吐或洗胃结束后，口服或经胃管给药，剂量为 1g/kg。

(3) 每间隔 1～2h 重复给药 15～20g，或者在某些情况下（如茶碱过量）连续摄入活性炭可能是有效的。

(4) 禁用于腐蚀性物质摄入、肠绞痛或肠梗阻。

4. 泻药

(1) 是一种常用方法，但有效性尚未得到很好的证实。

(2) 联用活性炭。

(3) 予以 10% 柠檬酸镁 3～4ml/kg 或 70% 山梨醇 1～2ml/kg。如果 6h 后在粪便中未见活性炭，可半量重复给药。

5. 全肠道冲洗

(1) 疗效不明确。对于活性炭难以吸附的大量有毒物质或肠溶性药物可能是有用的。

(2) 经胃管以 2L/h 的速度给予聚乙二醇溶液（CoLyte 或 GoLYTELY），直到粪便中不含颗粒物质。

(3) 不用于昏迷或反应迟钝的患者。

（四）加强利尿和控制尿液 pH

因为肾脏是某些药物的主要消除途径，所以强力利尿可加快这些药物的排泄。不能用于肾衰竭或充血性心力衰竭的患者。

1. 碱化

(1) 对于水杨酸盐和苯巴比妥过量可能有用。

(2) 静脉给予碳酸氢钠 1～2mmol/kg，使尿液 PH≥7.0。

(3) 监测血 pH。

2. 酸化

(1) 对于苯环己哌啶、苯丙胺类、奎宁、奎尼丁、士的宁和三环类抗抑郁药过量可能有效。

(2) 分 4～6 次静脉给予氯化铵共 75mg/kg 使尿液 pH≤6.0。

(3) 不用于出现横纹肌溶解、肌红蛋白尿或肝功能衰竭的患者。

(4) 监测血 pH。

（五）血液透析

在苯丙胺类、甲醇、乙烯二醇、异丙醇、锂和水杨酸盐严重中毒时可能有效。血液透析也可纠正液体过量或酸碱异常。

（六）活性炭血液灌流

1. 利用通过活性炭柱的体外循环通路。

2. 在巴比妥类、多柔比星、地高辛、某些 β 受体拮抗药、乙氯维诺、甲丙氨酯、苯妥英、水杨酸盐和茶碱严重中毒时可能有用。

3. 潜在并发症有低血压和血小板减少。

（七）毒理学检查

1. 应用于确诊所有病例。

2. 对于某些需要保持合适血药浓度的药物，进行血药浓度监测以防止过量对于指导治疗非常有必要，如对乙酰氨基酚、铁、锂、甲醇、水杨酸盐、茶碱。

（八）毒物控制中心

向毒物控制中心报告管理问题或复杂、不寻常的中毒。在美国，电话号码是1-800-222-1222，或在互联网上访问 http://www.aapcc.org。

二、对乙酰氨基酚

对乙酰氨基酚是一种应用广泛的解热镇痛药。它是其他镇痛药以及多种感冒药的组成成分［如复方扑尔敏、康格斯普林（Congesprin）、止痛片、感冒药］。对乙酰氨基酚严重过量最常导致肝坏死。这可能与肝内谷胱甘肽对对乙酰氨基酚代谢产物解毒能力相对不足有关。单次摄入超过 250mg/kg 或 24h 内摄入超过12g 可能会出现中毒症状。对于酒精性肝病的患者，该诊断可能会被遗漏。

（一）临床表现

1. 药物过量摄入后 24h（Ⅰ期），患者常表现为恶心、呕吐、出汗、面色苍白、嗜睡和乏力。

2. 摄入后 24～72h（Ⅱ期），临床表现和实验室检查结果提示肝脏毒性。在那些发生肝损伤的患者中，超过 1/2 的患者在 24h 内出现 ALT/AST 升高，所有患者在 36h 后均出现升高。随着Ⅱ期病情进展，患者出现肝脏压痛和右上腹疼痛。进一步表现为凝血酶原时间延长和总胆红素升高、少尿和肾功能异常。

3. 摄入后 72～96h 肝功能损害达到高峰。表现为黄疸、意识模糊（肝性脑病）、肝酶显著升高、高血氨症和出血倾向。血浆 ALT 和 AST 水平经常超过10 000U/L。PT/INR 明显延长，同时伴有低血糖、乳酸性酸中毒以及总胆红素升高＞4.0mg/dl。

4. Ⅲ期存活的患者进入恢复期（Ⅳ期），这一期通常从第 4 天开始，在服药后第 7 天结束。

（二）诊断策略

1. 在摄入 4～24h 时，动态监测血清对乙酰氨基酚浓度，并绘制在列线图上（图 16-1）。列线图仅在急性摄入时有用。

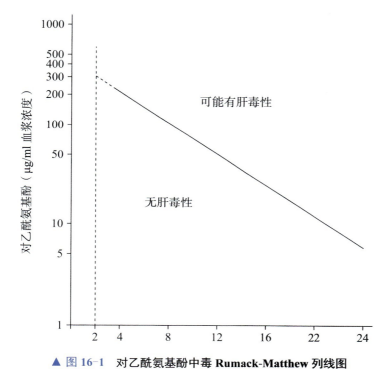

▲ 图 16-1 对乙酰氨基酚中毒 Rumack-Matthew 列线图

引自 Rumack BH，Matthew H.Acetaminophen poisoning and toxicity.*Pediatrics* 1975;55：871-6.

2. 每个时间点对应的对乙酰氨基酚血清浓度与肝脏毒性密切相关。如果对乙酰氨基酚浓度在肝毒性范围内，可给予 N- 乙酰半胱氨酸治疗。

3. 监测凝血酶原时间、转氨酶水平、血清尿素氮和肌酐。

（三）管理

1. 催吐或洗胃。

2. 解毒药：N- 乙酰半胱氨酸（NAC）。

(1) 在中毒早期应用可防止肝损伤。

(2) 美国食品药品管理局（FDA）目前批准了 2 种 NAC 治疗方案：第一种是 72h 口服方法，首先给予 140mg/kg 负荷剂量，然后每 4 小时给药一次，每次剂量为 70mg/kg，共给药 17 次（总剂量 1330mg/kg）；第二种是 20h 静脉使用方法（总剂量 300mg/kg）。

(3) 口服和静脉给药均可。

3. 过去曾有方案为口服给予西咪替丁 300mg/6h，但其疗效尚不明确。

三、酒精

饮料、香水、漱口水和药物制剂中均可含有酒精。

（一）过量

1. 临床表现

(1) 临床表现多样化且有个体差异：言语不清、判断力障碍、行为改变、好斗和共济失调。

(2) 体内酒精含量过高时会导致嗜睡和呼吸抑制。呼吸抑制是酒精中毒导致死亡的常见原因。

(3) 其他症状：心律失常、高血压、低血糖、低镁血症、低磷酸盐血症、癫痫、低体温、横纹肌溶解和 Wernicke 脑病。

(4) 酒精性酮症酸中毒：一种伴有阴离子间隙和渗透压间隙增加以及酮症的代谢性酸中毒，合并恶心、呕吐和腹痛。

2. 酒精代谢

酒精代谢率为 12～50mg/(dl·h) ［平均 20mg/(dl·h)］。

3. 收治标准

外伤、癫痫发作、低体温和严重代谢异常可能需要进入 ICU。

4. 管理

(1) 治疗以动态观察和基础支持治疗为主。必要时予以气管插管辅助通气。

(2) 在测定血糖水平后，对所有反应迟钝的患者静脉给予葡萄糖 50g 和硫胺素 100mg。

(3) 必要时纠正容量不足。

（4）如果患者有暴力倾向，情绪非常激动，必要时采取物理约束并给予镇静治疗。

（5）酒精性酮症酸中毒的治疗：5% 葡萄糖溶液 / 生理盐水补液治疗，密切监测防治低血糖、低磷酸盐血症和低钾血症的出现。

（二）戒断

1. 长期酗酒的患者戒断后会引起许多症状和体征，包括焦虑、失眠、震颤、恶心、呕吐、心动过速、高热、谵妄、幻觉和癫痫。戒断症状出现的典型时间见表 16-1。

表 16-1　酒精戒断的表现

症　状	停止饮酒时间（h）
震颤、焦虑、睡眠障碍、兴奋过度	6～8
幻觉	24～36
癫痫发作	7～48
意识混乱、妄想、自主神经高反应性、定向障碍	72～120

2. 震颤性谵妄的特征是伴有自主神经系统高反应性的感觉器官功能显著改变（整体意识混乱、幻觉、妄想、定向障碍）。

3. 管理。

(1) 镇静。

① 苯二氮䓬类：必要时 5min 内给予地西泮，然后每 6 小时静脉给药或口服 5～20mg；或者每 6 小时静脉给药或口服氯氮平 25～100mg；或者静脉给药、口服或肌内注射劳拉西泮 1～2mg。

② 缓慢静脉给予苯巴比妥 260mg，必要时重复给药以产生轻度镇静作用。

③ 丙泊酚：5～20ml/h 给药，以达到需要的镇静深度。

(2) 硫胺素 200mg 静脉注射。

(3) 其他药物包括 β 受体拮抗药、巴氯芬、中枢 α_2 受体激动药和卡马西平，这些药物的镇静作用有待进一步研究并且不应常规用于酒精戒断的治疗。

(4) 在急性酒精戒断情况下，不推荐使用乙醇控制戒断症状。

(4) 如果患者有暴力倾向，情绪非常激动，必要时采取物理约束并给予镇静治疗。

(5) 酒精性酮症酸中毒的治疗：5% 葡萄糖溶液 / 生理盐水补液治疗，密切监测防治低血糖、低磷酸盐血症和低钾血症的出现。

（二）戒断

1. 长期酗酒的患者戒断后会引起许多症状和体征，包括焦虑、失眠、震颤、恶心、呕吐、心动过速、高热、谵妄、幻觉和癫痫。戒断症状出现的典型时间见表 16-1。

表 16-1　酒精戒断的表现

症　状	停止饮酒时间（h）
震颤、焦虑、睡眠障碍、兴奋过度	6～8
幻觉	24～36
癫痫发作	7～48
意识混乱、妄想、自主神经高反应性、定向障碍	72～120

2. 震颤性谵妄的特征是伴有自主神经系统高反应性的感觉器官功能显著改变（整体意识混乱、幻觉、妄想、定向障碍）。

3. 管理。

(1) 镇静。

① 苯二氮䓬类：必要时 5min 内给予地西泮，然后每 6 小时静脉给药或口服 5～20mg；或者每 6 小时静脉给药或口服氯氮平 25～100mg；或者静脉给药、口服或肌内注射劳拉西泮 1～2mg。

② 缓慢静脉给予苯巴比妥 260mg，必要时重复给药以产生轻度镇静作用。

③ 丙泊酚：5～20ml/h 给药，以达到需要的镇静深度。

(2) 硫胺素 200mg 静脉注射。

(3) 其他药物包括 β 受体拮抗药、巴氯芬、中枢 α_2 受体激动药和卡马西平，这些药物的镇静作用有待进一步研究并且不应常规用于酒精戒断的治疗。

(4) 在急性酒精戒断情况下，不推荐使用乙醇控制戒断症状。

四、血管紧张素转换酶抑制药

（三）其他醇类

1. 甲醇

血管紧张素转换酶（ACE）抑制药是常用的降压药物，可以单独使用，也可以与其他药物联合使用（表16-2）。

剂中，也被作为一种固体燃料

表16-2 血管紧张素转换酶抑制药

- 卡托普利（开博通）

(3) 乙醇脱氢酶可以在甲醇代谢过程中产生有毒物质，而乙醇可以作为乙醇

- 赖诺普利（心宁卫、捷赐瑞）

（4）治疗

- 雷米普利（Altace）

① 对于 pH＜7.3 的患者，开始应以 1～2mmol/kg 的剂量静脉输注碳酸氢钠。

- 卡托普利（卡托普利氢氯噻嗪）

美唑和乙醇可以做到这一点。以 15mg/kg 的负荷剂量静脉给予氟美唑，随后每

（一）毒性作用

（二）治疗

2. 异丙醇

(1) 异丙醇是一种溶剂，在临床上作为外用酒精和消毒剂使用。

2. 持续监测血压。

3. 以支持治疗为主。如果出现低血压，应输注生理盐水扩容。如果低血压得不到纠正，则可予多巴胺升压。纳洛酮曾被报道可纠正低血压。

4. 卡托普利、依那普利或赖诺普利严重过量时可进行血液透析治疗。

(5) 治疗：不推荐胃肠道净化治疗。因为需要大量活性炭，所以活性炭治疗

治疗。

五、β 受体拮抗药

常用的 β 受体拮抗药包括普萘洛尔、阿替洛尔、美托洛尔、吲哚洛尔和纳多洛尔。这类药物的用药指征很多，包括高血压、心律失常、心绞痛和青光眼。毒性作用的持续时间因摄入的药物不同而有很大差别。

（一）临床表现

1. 毒性作用包括 β 肾上腺素受体阻滞作用、心动过缓、低血压和支气管痉挛。

2. 大多数中毒发生在摄入后 1h 内，而几乎所有的中毒发生在 6h 内。

3. 钠依赖性膜抑制的作用主要出现在脂溶性药物中毒中（如普萘洛尔、美托洛尔），包括低血压、房室传导阻滞和 QRS 波增宽。

4. 也可能出现癫痫和昏迷。

5. 对代谢的影响包括高钾血症和低血糖。

（二）管理

1. 与其他危重患者一样，进行气道、呼吸、循环管理，活性炭也可能是有效的。

2. 如果患者出现低血压，可根据需要给予补液和升压药物治疗。

3. 静脉给予阿托品 0.01～0.03mg/kg 和异丙肾上腺素（起始剂量为 4μg/min）治疗心动过缓。

4. 对于无反应性低血压和心动过缓，可静脉给予胰高血糖素 5～10mg，随后以 1～5mg/min 的速度静脉滴注。

5. 钙：许多病例报告证实钙盐对治疗 β 受体拮抗药中毒有效。

6. 胰岛素和葡萄糖：对于其他治疗效果不佳的患者，可以给予大剂量胰岛素和葡萄糖。

7. 难治性心动过缓患者可能需要静脉起搏治疗。

8. 血液灌流可能对醋丁洛尔、阿替洛尔和纳多洛尔过量有效。

9. 碳酸氢钠可被用于有 QRS 波增宽的患者。

10. 当出现室性心律失常时，可给予硫酸镁。

11. 监测血清葡萄糖和电解质，尤其是血钾浓度。

六、可卡因

可卡因通过激动肾上腺素能受体、兴奋 CNS 和增加机体代谢率而产生一系列临床症状。最常见的摄入途径是口鼻吸入或者肠道外注射。因为可同时和其他药物/毒品一起使用，所以强效可卡因的使用非常普遍。滥用可卡因的并发症包括高血压引起的脑出血或主动脉夹层、心肌梗死、脑血管意外、高热和横纹肌溶解。

（一）临床表现

1. 注射或吸入 30～60min 内出现中毒症状。

2. 患者最常表现为高血压、心律失常、瞳孔扩大、躁动、焦虑或精神错乱。

3. 可能会出现癫痫、高热和横纹肌溶解。

4. 高血压可引起颅内出血或胸主动脉破裂。

5. 可能出现由心源性因素导致的胸痛，也可能出现心肌梗死。可卡因也可引起心律失常，包括窦性心动过速、室性期前收缩、室性心动过速和心室颤动。

（二）管理

1. 气道、呼吸、循环管理。因为可卡因中毒患者有高钾血症和横纹肌溶解的风险，所以我们不建议将琥珀酰胆碱作为快速插管诱导药物。

2. 物理约束可引起横纹肌溶解和发热，因此应避免使用。

3. 高血压。

(1) 建议初始使用适当剂量的苯二氮䓬类药物，以减少对 CNS 的刺激。

(2) 对于有严重高血压或苯二氮䓬类治疗效果不佳的患者，可以给予酚妥拉明 0.02～0.2mg/kg 治疗。

(3) β 受体拮抗药（如拉贝洛尔）禁用于可卡因相关心血管并发症的治疗，因为它们会对 α 肾上腺素能受体产生难以抑制的激动作用，并与冠状动脉血管收缩和终末器官缺血有关。

(4) 通常 β 受体拮抗药是禁忌使用的。过去的研究表明选择性 $β_1$ 受体拮抗药——艾司洛尔应被用于对其他治疗无效的严重高血压和（或）并发主动脉夹层，因为其与硝普钠联用时起效快、作用短。但是在作者看来，这种联合用药是相当危险的，并且可以引起严重的并发症。

(5) 在有心力衰竭或左心室功能不全的患者中，短效硝苯地平应严格禁止使用，并且应避免使用维拉帕米或地尔硫草。钙通道阻滞药不应作为可卡因中毒治疗的一线药物，但可以应用于苯二氮䓬类药物治疗无效的患者。

4. 尿液毒理学检查可确诊。

5. 在明确诊断之前就应考虑可卡因中毒患者的胸痛可能与心肌缺血相关。

七、氰化物

氰化物是一种具有多种工业用途的化学物质。硝普钠中含有氰化物，光照会使硝普钠溶液中的氰化物大量释放。氰化氢气体是塑料及各种其他材料燃烧后的产物。约 1/3 的烟雾吸入损伤患者体内氰化物含量增加。

（一）中毒机制

氰化物通过引起化学窒息和阻止组织细胞氧利用而产生毒性作用。少量的氰化氢气体暴露或少量的氰盐摄入可以迅速致命。

（二）临床表现

1. 呼吸衰竭和循环衰竭，迅速出现意识障碍和严重乳酸酸中毒。

2. 晕厥、癫痫、头痛、恶心和精神异常。

3. 长期静脉使用硝普钠可能会导致氰化物中毒。如果患者用药过程中出现 CNS 抑制、癫痫发作、乳酸酸中毒或血流动力学不稳定，应考虑硝普钠使用过量。

（三）管理

1. 氧气吸入、保持气道通畅和必要时给予辅助呼吸。

2. 禁止口对口复苏。

3. 迅速脱离中毒环境并脱去衣物

4. 规范化治疗低血压和癫痫。

5. 羟钴胺是维生素 B_{12} 的一种天然形式，如果能够获得应被作为解毒药使用。

(1) 硫代硫酸钠，可以将氰化物转化为硫氰酸盐，用法为静脉给予 25% 硫代硫酸钠溶液，剂量为 1.65ml/kg。

(2) 羟钴胺 70mg/kg 静脉应用。

6. 如果无法获得羟钴胺，采用以下方法。

(1) 亚硝酸戊酯吸入治疗。

(2) 静脉给予亚硝酸钠，剂量为 10mg/kg。

(3) 这两种药物会引起高铁血红蛋白血症，而高铁血红蛋白本身也有毒性作用。

(4) 硫代硫酸钠：用法为 25% 硫代硫酸钠溶液静脉输注，剂量为 1.65ml/kg。

7. 如果为氰化物盐中毒，应给予洗胃及活性炭治疗。

8. 若上述治疗无法实施，偶尔可以使用其他氰化物解毒药，如依地酸二钴和 4- 二甲氨基苯酚。

八、三环类抗抑郁药

据统计，每年有 50 万例三环类抗抑郁药物过量发生。许多药物都是常用的，包括阿米替林、地昔帕明、去甲替林、多塞平和丙咪嗪（表 16-3）。他们可能会与其他精神类药物联合使用。这些药物通过阻滞胆碱能受体和 α 肾上腺素受体、抑制去甲肾上腺素再摄取和抑制快速钠通道而产生毒性作用。某些药物可通过干扰羟基化作用而延长三环类抗抑郁药的毒性作用，如氟哌啶醇、吗啡和双硫仑。

表 16-3　三环类抗抑郁药

三环类
- 阿米替林（Elavil、Endep、Etrafon、Limbitrol、Triavil）
- 阿莫沙平（Asendin）
- 地昔帕明（Norpramin）
- 多塞平（Sinequan）
- 丙咪嗪（Tofranil）
- 去甲替林（Pamelor）
- 普罗替林（Vivactil）
- 曲米帕明（Surmontil）

四环类
- 马普替林（Ludiomil）

（一）临床表现

1. 心动过速、肌阵挛、谵妄、昏迷、高热、瞳孔扩大、高血压或低血压、QRS 波增宽和 QT 间期延长、房室传导阻滞和心肌抑制。

2. 最严重的毒性作用是心血管毒性。QRS 波时限＞0.12s 提示严重中毒。窦性心动过速是中毒的典型症状，也可能出现室上性心动过速、室性心动过速、尖端扭转性室速和心室颤动。心动过缓往往提示预后不良。

3. 当出现循环衰竭、昏迷或癫痫的症状时，患者病情可能会迅速恶化。癫痫持续发作可引起低体温或横纹肌溶解。

（二）管理

1. 给予活性炭 100g，不可以使用吐根糖浆催吐。重复给予活性炭治疗可能是有效的，并且一些专家提倡持续鼻胃灌注给药。

2. 连续的 ECG 监测是必要的。

3. 对高热（见第 5 章）和癫痫发作给予常规治疗（静脉给予地西泮 0.1mg/kg 或予苯妥英 15mg/kg 持续 30min 以上）。

4. 因为毒扁豆碱可能引起癫痫，所以不作为解毒药使用。

5. 对 QRS 波增宽（＞100ms）、低血压或代谢性酸中毒的患者静脉快速给予碳酸氢钠 2～3mmol/kg，同时监测血清 pH 和电解质。碳酸氢钠不用于代谢性碱中毒或肺水肿的患者。

6. 对于尖端扭转性室速，静脉给予镁离子 2～4g 或异丙肾上腺素。不要使用普鲁卡因胺或奎尼丁。

7. 如果出现循环衰竭，可给予血管加压素、去氧肾上腺素或去甲肾上腺素。

8. 应用苯二氮䓬类药物治疗癫痫，避免使用苯妥英。

九、地高辛

地高辛是最常用的强心苷类药物，最常用于充血性心力衰竭或心律失常。洋地黄中毒的机制是通过抑制钠和钾腺苷三磷酸酶（钾 – ATP 酶）来阻断钾和钙从心肌细胞流出。地高辛中毒可能是由急性意外、自杀而摄入过多，或长期过量服用导致的。这两种情况的临床表现是不同的。

（一）临床表现

1. 急性中毒

(1) 恶心、呕吐和高钾血症。

(2) 心律失常：①心动过缓伴窦性和房室传导阻滞；②室性心律失常不常见。

2. 慢性中毒

(1) 虚弱、视力障碍和低镁血症。钾离子正常或偏低。

(2) 心律失常：①室性心动过速和心室颤动很常见；②加速性交界性心律和阵发性房性心动过速伴传导阻滞较常见，特别是在慢性心房颤动患者中。

（二）诊断策略

1. 地高辛浓度在慢性中毒中更有价值。在急性药物过量时可能会假性升高。

2. 监测血清钾、镁、BUN 和肌酐。

（三）管理

1. 给予活性炭和导泻药。

2. 重复给予活性炭可加快洋地黄毒苷的清除。

3. 连续监测心律。

4. 高钾血症。

(1) 如果血钾＞5.5mmol/L，静脉给予碳酸氢钠 1mmol/kg，常规静脉给予葡萄糖 0.5g/kg 联合胰岛素 0.1U/kg 或口服聚磺苯乙烯（降钾树脂）0.5g/kg。

(2) 不应予钙剂降钾。

5. 心动过缓

(1) 根据需要予阿托品 0.5～2.0mg 静脉给药。

(2) 可能需要心脏起搏。

（四）解毒药：地高辛特异性抗体（Digibind）

1. 地高辛特异性抗体对地高辛的亲和力较高，而对洋地黄毒苷及其他强心苷类的亲和力较低。

2. 应用于以下情况。

(1) 危及生命的心律失常。

(2) 终末器官功能障碍。

(3) 高钾血症。

3. 剂量：每瓶 40mg 的地高辛特异性抗体可吸收 0.6mg 地高辛。给予抗体的剂量计算如下。

(1) 计算地高辛的机体负荷量：摄食剂量 /0.8 或以 ng/ml 为单位的血清药物浓度，根据地高辛（5.6L/kg× 患者体重）或洋地黄毒苷（0.56L/kg× 患者体重）的平均分布体积除以 1000 得到以 mg 为单位的负荷剂量。

(2) 所需瓶数：机体负荷量（mg）/ 0.6mg。

4. 静脉给药超过 30min。

5. 禁忌证目前未明确。对于有心脏病病史的患者，从血液循环中清除洋地黄可以减弱其正性肌力作用。同时密切关注心力衰竭的进展。

6. 通常在给药 30～60min 后洋地黄中毒症状可以得到改善。用药 3h 后地高辛可被完全清除。

十、麻醉药品

麻醉药品包括自然产生的或合成的阿片类衍生物。这些药物可作为药品也可以作为毒品使用。常用的麻醉药物见表 16-4。

表 16-4 常用麻醉药品及相关药物

- 布托啡诺（Stadol）
- 可待因
- 芬太尼
- 氢可酮（Anexsia、维柯丁）
- 氢化吗啡酮（Dilaudid）
- 哌替啶（杜冷丁）
- 美沙酮
- 吗啡
- 纳布啡（Nubain）
- 羟考酮（Percocet、Percodan、泰勒宁）
- 喷他佐辛（镇痛新）
- 普洛帕吩（达尔丰）

强效新型合成阿片类药物的代表为哌替啶和芬太尼的衍生物，它们也属于麻醉药品。麻醉药品可以口服、肠道外注射或者吸入。

（一）临床表现

1. 可表现为镇静作用、瞳孔缩小、呼吸抑制、心率、呼吸频率和血压下降、肠鸣音减弱以及经皮注射的表现（即"印迹"）。尿液毒理学可以确诊，但阴性结果不能排除诊断。

2. 严重过量可表现为昏迷、针尖样瞳孔、严重呼吸抑制和呼吸停止。

3. 过量的并发症还包括横纹肌溶解和非心源性肺水肿。

4. 呼吸衰竭是主要的死亡原因。

（二）管理

1. 保持呼吸道通畅，必要时辅助通气。

2. 解毒药：纳洛酮（Narcan）

(1) 一种竞争性结合 CNS 阿片类受体的阿片类拮抗药。

(2) 静脉给予 0.4～2.0mg（也可肌肉、皮下、气管内注射）。必要时可重复给药。总剂量达 10mg 时仍无反应可作为麻醉药物过量的证据。

(3) 呼吸暂停患者应给予较高的起始剂量。

(4) 作用持续时间为 1～4h，可能需要重复给药或溶于 5% 葡萄糖注射液以 0.4～0.8mg/h 的速度滴注给药。

(5) 阿片类药物依赖的患者使用可能产生麻醉戒断综合征。

(6) 喷他佐新和新型阿片类药物中毒通常需要较高的剂量，起始剂量为 4mg。

3. 如果呼吸窘迫持续存在，应行胸部 X 线片检查和监测动脉血气（ABG）。

4. 如果出现非心源性肺水肿（也可能是由纳洛酮引起），应根据 ARDS 治疗指南进行治疗（见第 13 章）。

十一、苯环己哌啶

苯环己哌啶（PCP）是一种非法药品，曾经被作为一种合法的麻醉药品使用。

（一）临床表现

1. 苯环己哌啶有致幻作用，可导致精神状态改变、怪异及暴力行为。临床症状趋于不稳定，严重症状可持续 2 周之久。

2. 患者的意识状态表现多样，可以从完全清醒到昏迷。

3. 最常见的体征是眼球震颤和高血压。瞳孔可能扩大也可能缩小。

（二）临床并发症

1. 并发症可能是由于药物的直接作用或者中毒引起的损伤。

2. 发生严重的并发症是 ICU 收治的指征：癫痫、高热、横纹肌溶解和急性肾衰竭。

（三）诊断研究

1. 血清及尿 PCP 水平与临床症状没有明显相关性。

2. 检查尿液中的肌红蛋白可以提示横纹肌溶解。

（四）管理

1. 以支持性治疗为主。

2. PCP 通常通过烫吸使用，所以胃肠道净化在这类药物中毒中无法应用。但是如果吞服量大，则需要洗胃和给予活性炭治疗。不要催吐。

3. 血液透析和活性炭血液灌流对清除 PCP 无效。

4. 利尿和酸化尿液可加快 PCP 清除，但一般不推荐。

5. 严重的躁动或暴力，可使用物理约束。也可静脉或肌内注射氟哌啶醇 10mg 或苯二氮䓬类药物。

6. 癫痫发作，如持续发作，静脉给予苯二氮䓬类药物或丙泊酚治疗。

十二、苯妥英

苯妥英中毒可能是由于急性摄入过多或长期过量服用导致。

（一）临床表现

1. 恶心、呕吐、嗜睡、共济失调、躁动、易怒、幻觉和癫痫。

2. 水平眼震是药物过量的特征。

3. 浓度过高会导致昏迷和呼吸停止。

4. 心脏毒性仅发生于医源性静脉注射过量，不会在口服的情况下出现。

（二）诊断策略

1. 苯妥英浓度。

(1) 治疗性：10～20mg/L。

(2) ＞20mg/L：眼震。

(3) ＞30mg/L：共济失调。

(4) ＞40mg/L：常出现嗜睡。

2. 血糖：可发生高血糖。

（三）管理

1. 给予活性炭，大剂量的活性炭可以加快药物清除。

2. 一些人建议使用活性炭血液灌流治疗严重中毒。

3. 其余治疗以支持治疗为主。

4. 静脉注射过量时应监测心律。

十三、水杨酸盐

水杨酸盐有解热镇痛和抗炎的特性，应用于多种处方和非处方制剂中（如解热镇痛药、阿司匹林、百服宁、强力镇痛药）。中毒可能因为急性摄入过多或慢性摄入过量导致。

（一）临床表现

1. 其临床表现与刺激延髓呼吸中枢、氧化磷酸化解偶联、血小板功能受损及出血时间异常有关。

2. 脑水肿和肺水肿的发生机制尚不明确。

3. 急性中毒。

(1) 呼吸急促、耳鸣、呕吐、嗜睡、呼吸性碱中毒和代谢性酸中毒。

(2) 严重过量时可表现为低血糖、高热、癫痫、昏迷和肺水肿。

4. 慢性中毒。

(1) 意识障碍、脱水和代谢性酸中毒，这类表现可能与脓毒症类似。

(2) 肺水肿较急性中毒时更为常见。

（二）诊断研究

1. 在急性摄入时，监测水杨酸浓度，并将其绘制在 Done 列线图上（图 16–2）。

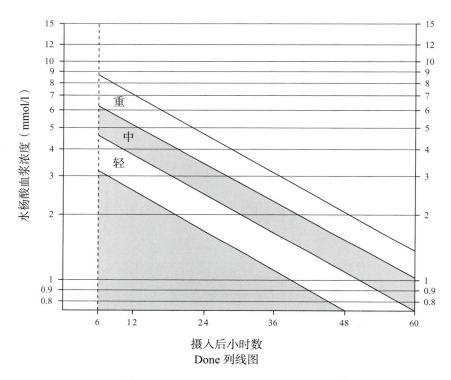

▲ 图 16-2　急性水杨酸盐中毒的 Done 列线图

引自 Done AK.Salicylate intoxication：significance of measurements of salicylate in blood in cases of acute ingestion.*Pediatrics* 1960;26：800–7.

(1) 由于缓释剂作用，多次测定血药浓度是有必要的。每 2～3 小时测一次水杨酸盐浓度，直到摄入后 12h。

(2) 关节炎患者常规治疗剂量 100～300mg/L（10～30mg/dl）。

(3) 列线图在慢性中毒时没有用处。

2. 检查血气、血糖、电解质和胸部 X 线片。

（三）管理

1. 给予活性炭和泻药。

2. 监测肺水肿的发展情况。

3. 静脉给予碳酸氢钠 1mmol/kg 治疗代谢性酸中毒，维持 pH 在 7.40～7.50。

4. 如果出现因呕吐或过度通气导致的脱水，可静脉给予晶体液补液治疗。

5. 碱化尿液促进排泄。

(1) 以 200～300ml/h 的速度静脉输注含碳酸氢钠 100mmol/L 的 5% 葡萄糖注射液。慢性中毒时需注意观察是否发生肺水肿。

(2) 监测尿液 pH，将尿液 pH 控制在 6.0～7.0。

(3) 在每升静脉注射液中加入 30～40mmol 的氯化钾（出现肾衰竭时除外）。

6. 血液透析和血液灌流可以有效清除水杨酸盐（血液透析也可纠正液体过量和酸碱紊乱），适应证如下。

(1) 急性中毒患者血清药物浓度＞1200mg/L（120mg/dl）或出现严重酸中毒。

(2) 慢性中毒患者血清药物浓度＞600mg/L（60mg/dl）（图 16-2）。

十四、镇静 / 催眠药

大量的镇静药被应用于临床。最常见的是巴比妥类药物、非巴比妥类镇静 / 催眠药物（即水合氯醛、甲丙氨酯、副醛）和苯二氮䓬类药物（表 16-5）。大多数苯二氮䓬类药物的毒性 / 疗效比非常高。过量服用 20 倍治疗剂量的地西泮可能并不会发生明显的 CNS 抑制。

表 16-5　常用的镇静 / 催眠药

巴比妥类
- 短效
  - 司可巴比妥（速可眠）
  - 戊巴比妥（耐波他）
- 中效
  - 异戊巴比妥（阿米妥）
  - 阿普比妥（阿尿酸盐）
  - 布塔巴比妥（Butisol）
- 长效
  - 苯巴比妥

（续表）

非巴比妥类
• 水合氯醛
• 乙氯维诺（Placidyl）
• 甲丙氨酯（Equagesic、Equanil、眠尔通）
• 副醛
苯二氮䓬类
• 超短效
－ 咪达唑仑（弗赛得）
－ 替马西泮（雷斯托里拉）
－ 三唑仑（Halcion）
• 短效
－ 阿普唑仑（佳乐定）
－ 劳拉西泮（阿蒂凡）
－ 奥沙西泮（舒宁）
• 长效
－ 氯二氮平（利眠宁）
－ 氯氮卓（赛诺菲）
－ 地西泮（安定）
－ 氟西泮（氟安定）
－ 普拉西泮（沙特罗斯）

（一）临床表现

1. 最显著的作用是 CNS 抑制、嗜睡、共济失调和言语不清，逐步进展为昏迷和呼吸抑制。

2. 巴比妥类药物可引起深昏迷并伴随严重的低体温、低血压和心动过缓。

3. 水合氯醛可能对心脏有影响，包括心律失常、低血压和心肌抑制。

（二）诊断策略

1. 巴比妥类：血清浓度＞60～80mg/L 通常可导致昏迷，短效巴比妥类药物浓度＞20～30mg/L 即可导致昏迷。

2. 苯二氮䓬类和其他：血清药物浓度价值有限。

（三）管理

1. 气道保护和通气支持是最重要的。

2. 给予活性炭和导泻药，重复给予活性炭可以减少苯巴比妥和甲丙氨酯的半衰期。

3. 碱化尿液可加快苯巴比妥（但不包括其他巴比妥类药物）和甲丙氨酯的清除。

4. 活性炭血液灌流可用于严重的巴比妥酸盐过量。

5. 苯二氮䓬类解毒药。

(1) 氟马西尼（注射用氟马西尼）：选择性苯二氮䓬 CNS 受体竞争拮抗药，用于逆转苯二氮䓬类药物引起的昏迷。

(2) 初始推荐剂量为 0.2mg 静脉注射，持续 30s，30s 后重复给药 0.3mg，然后每隔 1 分钟给药 0.5mg。

(3) 累积用量达 1～2mg 时，大多数患者会产生反应。如果给予 5mg 后仍没有效果，则 CNS 抑制难以逆转。

(4) 不良反应：最常见的是恶心和呕吐。对于苯二氮䓬类药物依赖的患者，氟马西尼可能会引起戒断综合征（躁动、心动过速、癫痫发作）。不用于伴有三环类抗抑郁药物（TCA）过量或长期服用 TCA 的患者。

(5) 单次剂量作用时间为 1～2h。如果需要延长作用时间，应重复给药或以 0.1～0.5mg/h 的速度静脉滴注。

十五、茶碱

茶碱是通过释放内源性儿茶酚胺，激动 β_2 受体和抑制腺苷受体来发挥毒性作用。如果是缓释制剂中毒，临床症状可能在摄入后数小时出现。中毒可能是急性的也可能是慢性的。

（一）临床表现

1. 常见的中毒症状包括恶心、呕吐、震颤、心动过速和低血压。

2. 可能出现低钾血症、高血糖和代谢性酸中毒（仅在急性中毒时）。

3. 可出现癫痫和室性心律失常，尤其是在血清药物浓度很高和慢性中毒的情况下。

（二）诊断策略

1. 血清茶碱的水平。

(1) 治疗浓度 15～20mg/L。

（2）癫痫发作、低血压和室性心律失常常见于急性药物过量血清茶碱浓度＞100mg/L 时。在慢性药物过量时，药物浓度在 40～60mg/L 就可能出现癫痫发作。治疗期间每 2～4 小时复查浓度，持续监测 12～16h。

2. 监测血清 pH、葡萄糖和钾离子水平。

（三）管理

1. 给予活性炭 100g，每 2～3 小时重复给药 20～30g。

2. 必要时治疗癫痫发作和室性心律失常。镁剂在一些病例中是有效的。对于室上性心动过速或窦性心动过速、室性心律失常或低血压，静脉给予艾司洛尔 0.05mg/（kg·min）或普萘洛尔 0.01～0.03mg/kg。哮喘时应慎用。

3. 如果茶碱水平＞100mg/L、出现癫痫发作或心律失常并且对治疗无反应时，应予活性炭血液灌流治疗。

十六、冰毒

盐酸甲基苯丙胺，又称冰毒，是甲基苯丙胺的晶体形式，含有伪麻黄碱。它可以被烫吸、鼻嗅、注射或者吞服。与可卡因相比，它的作用可以维持长达 12h。

（一）临床表现

1. 在 CNS 中起着兴奋剂的作用。多巴胺快速释放创造了一种欣快和愉悦的感觉。

2. 可能出现高血压危象或冠状动脉和脑血管痉挛。

3. 高热、癫痫和心律失常。

4. 妄想、幻觉和行为异常是冰毒过量服用的长期后遗症。

（二）管理

1. 气道管理，氧合和通气支持。

2. 如果经口摄入，可给予活性炭。

3. 必须及时治疗高热、高血压、纠正电解质紊乱和代谢异常。

4. 对于情绪激动的患者，可以静脉给予氟哌利多或氟哌啶醇。

5. 拉贝洛尔可用于降低平均动脉压。

6. 对于甲基苯丙胺引起的癫痫发作，可静脉给予苯二氮䓬类药物。

十七、常用基础知识和公式

（一）基本公式

药物的治疗指数（TI）计算方法如下。

$$TI = \frac{LD_{50}}{ED_{50}}$$

其中，LD_{50} = 半数致死量，ED_{50} = 半数有效量。

药物的安全系数（MS）使用 ED_{99} 表示预期效果，使用 LD_1 表示非预期效果，如下。

$$MS = \frac{LD_1}{ED_{99}}$$

表观分布容积（V_d）可根据以下公式计算。

$$V_d = \frac{Dose_{iv}}{C_0}$$

其中，$Dose_{iv}$ = 静脉应用剂量，C_0 = 初始血浆浓度。

对于那些遵循双室模型的药物，存在几种 V_d，以下公式可用来评估中央室分布容积（V_c）。

$$V_c = \frac{Dose_{iv}}{A+B}$$

其中，A 和 B 代表两室模型的配置常数。

另外，外室分布容积（V_p）的计算公式如下。

$$V_p = \frac{Dose_{iv}}{B}$$

其中，B 由两室模型的消除或平衡阶段推导出来。

药物的总体清除率（Cl）可以通过单个器官的清除率之和来计算，如下。

$$Cl = Cl_r + Cl_h + Cl_i + \cdots$$

其中，Cl_r = 肾脏清除率，Cl_h = 肝脏清除率，Cl_i = 肠道清除率。

（二）渗透压公式

计算血清渗透压时，通常使用下列公式。

$$渗透压（mOsm/kg）= 2Na + BUN/2.8 + 血糖 / 18$$

在某些药物中毒中，渗透压间隙（OG）是有用的，计算如下。

$$OG = 渗透压测定值 - 渗透压公式计算值$$

为计算酒精对渗透压测定值的影响（也称为渗摩比），用表 16-6 中的数值除以酒精浓度（mg/dl）。

表 16-6　不同醇类的摩尔渗透压浓度比

乙　醇	乙二醇	异丙醇	甲　醇
4.6	6.2	6.0	3.2

（三）洋地黄中毒

评估洋地黄的机体负荷量对于正确治疗洋地黄中毒是十分重要的。

$$机体负荷（mg）= 血清地高辛浓度 \times 5.6 \times 体重（kg）\div 100$$

洋地黄抗体剂量（Digibind）为机体负荷除以 0.6mg / 小瓶，如下。

$$剂量（瓶数）= 机体负荷量（mg）+ 0.6（毫克 / 小瓶）$$

（蒋秩晗　周芳庆　王瑞兰　译）

第 17 章　创伤

Trauma

创伤是 35 岁以下人群死亡的首要原因，占所有死亡人数的 10%。所有创伤患者都需要采用系统方法来最大限度地减少不良结局。每年约有 14 万人死于创伤。在初始复苏和手术修复后存活下来的创伤患者中，败血症、出血、ARDS 和多器官多系统衰竭是导致后续死亡的主要原因。创伤约占所有 ICU 入院人数的 30%。

一、多系统创伤

（一）优先事项的确立

1. 初始评估中的最高级别优先事项如下。

(1) 气道维护。

(2) 呼吸和通气。

(3) 循环和休克管理。

(4) 伤残评估。

(5) 暴露于可控的环境。

2. 二次评估包括生命体征和完整的体格检查（包括直肠指诊）。一般情况下，需插入鼻胃管和导尿管（除非有禁忌证），以明确是否有消化道和尿道出血，并监测尿量。

3. 快速恢复生命体征是创伤救治的目标之一。

（二）损伤严重程度评分系统

1. 格拉斯哥昏迷量表（表 17-1）用于评估颅脑损伤的神经系统状态。

表 17-1　格拉斯哥昏迷评分 *

	得 分
睁眼	
• 自发睁眼	4
• 语言指令下睁眼	3
• 疼痛刺激下睁眼	2
• 不能睁眼	1
最佳运动反应	
• 按语言指令运动	6
• 能定位疼痛刺激	5
• 疼痛刺激下屈肌收缩	4
• 疼痛刺激下去皮质状态（异常屈曲）	3
• 疼痛刺激下去大脑状态（异常伸展）	2
• 无反应	1
最佳语言反应	
• 定向交谈	5
• 非定向交谈	4
• 不恰当的单词	3
• 无意义的发音	2
• 不能发音	1
总分	3～15

*. ≤8 分表示严重的脑损伤

2. 创伤评分（表 17-2）可用于估计损伤的生理严重程度。它结合了格拉斯哥昏迷量表和其他心血管和肺功能的临床指标。

（三）气道管理

使用 LEMON 方法评估受伤情况，包括以下内容。

• 寻找可能扭曲外部和内部结构的损伤。

• 3-3-2 法则评估，指口腔内距离、下颌骨距离及舌骨至舌骨切记的距离。骨折、血肿或其他解剖扭曲可能导致上述距离缩小。

• Mallampati 评分：在创伤患者中，计算 Mallampati 评分并不总是可行的，但必须尽可能目视咽后是否有血液、呕吐物或分泌物的聚集。

• 梗阻 / 肥胖。

• 颈部活动性：所有创伤患者都需要固定。记住重要的一点，缺氧引起的神经损伤比脊柱伤造成的神经损伤更加严重。

表 17-2　创伤评分

	得　分
呼吸速率（/min）	
• 10～24	4
• 25～35	3
• ＞35	2
• ＜10	1
• 0	0
呼吸用力	
• 正常	1
• 浅表或回缩	0
收缩压	
• ＞90mmHg	4
• 70～90mmHg	3
• 50～69mmHg	2
• ＜50mmHg	1
• 0	0
毛细血管再充盈	
• 正常	2
• 延迟	1
• 无	0
格拉斯哥昏迷量表	
• 14～15	5
• 11～13	4
• 8～10	3
• 5～7	2
• 3～4	1
总分	—

1. 清除气道内的碎片或分泌物。

2. 如果考虑颈椎损伤，避免下巴抬起和颈部抬起 / 倾斜。尽快完善颈椎平片检查。

（四）给氧和通气

1. 若观察到呼吸，尽快获得基线的血气分析，并用面罩给 100% 的 O_2。若无自主呼吸，使用气囊和面罩辅助呼吸。

2. 气管插管。

(1) 必要时，通常应手动保持轴向稳定进行经口插管。

(2) 严重外伤、头部或面部损伤，意识水平降低和呼吸障碍的患者中经常需要进行快速序贯诱导：预给氧、环状软骨加压和给予诱导剂（丙泊酚，最常用的诱导剂，2mg/kg）。对于诱导性低血压高风险的患者，可用以下药物替代，氯胺酮 1～2mg/kg 和依托咪酯 0.2mg/kg 静脉注射（维库溴铵 0.2mg/kg 静脉注射，3min 后再用琥珀酰胆碱 1.0～1.5mg/kg。琥珀酰胆碱不宜用于穿透性眼部损伤和严重挤压伤），随后插管。

3. 当需要手术建立人工气道时，首选环甲膜切开术。

4. 呼吸困难的最常见原因是张力性气胸、开放性气胸和连枷胸伴肺挫伤。

（五）循环和休克管理

1. 评估包括生命体征、意识水平、皮肤颜色、脉搏特征和毛细血管再充盈。

2. 创伤性休克最常见的原因是血容量不足。

(1) 隐性出血的可能部位包括胸部、腹部、骨盆、腹膜后和大腿（即长骨骨折）。

(2) 此外，应考虑产生休克的其他情况，包括张力性气胸、心脏压塞、心肌挫伤、脊柱外伤、肺挫伤及脂肪或空气栓塞。

初始液体复苏：晶体液静推（20ml/kg 等渗盐水）

3. 失血性休克的分级见表 17–3。

表 17–3　出血分级

	丢失血量	临床体征
Ⅰ级	≤15%	心率升高
Ⅱ级	15%～30%	心率升高、脉压降低、毛细血管再充盈轻度延迟、焦虑
Ⅲ级	30%～40%	心率升高、血压降低、毛细血管再充盈延迟、意识模糊
Ⅳ级	>40%	心率显著升高、血压降低、几乎无尿、精神状态明显受抑制、皮肤发冷和苍白

4. 治疗。

(1) Ⅰ级出血：用电解质溶液代替主要的液体损失。失血≤15%。

(2) Ⅱ级出血：可用静脉输注液初步稳定，可能需要输血。失血 15.1%～30%。

(3) Ⅲ级出血：绝大多数需要输血。

(4) Ⅳ级出血：失血超过 40%。休克是常见和频发的死亡原因，也是外伤导致的第二大死亡原因。

出血是创伤中最常见的可预防的死亡原因。

5. 患者应至少建立两条短的大口径（14～16Ga 或更大）的静脉输液途径。初始输液应使用等渗电解质溶液。

6. 抗凝逆转治疗，尤其是患有并发症的老年人。

(1) 抗凝逆转治疗使用率应与临床状况和生命体征相称。应避免体液超负荷，但必须达到足够的血管内容量、血细胞比容和组织灌注。

(2) 在低血容量患者中，可以迅速补液至少 2L（儿童为 20ml/kg）并重新评估患者。

7. 如果尽管使用静脉输液进行复苏，但休克持续存在，则表明需要更换输血。血液制品的比例为 1 : 1 : 1（PRBC、FFP 和血小板）。

维持平均动脉压在 65mmHg 左右或收缩压为 90mmHg 是合理的。

对于收缩压＜90mmHg 的患者，手动测量血压非常重要，因为自动血压计袖带经常会高估这些患者的血压。此外，数据表明，以收缩压＜90mmHg 作为定义休克的传统阈值是不准确的。而合适的定义休克的收缩压或平均动脉压阈值应随年龄而变化。很大一部分失血性休克创伤患者的收缩压＞90mmHg。对于老年患者，使用 110mmHg 作为临界值更为合适。

需要输血的患者如在受伤后 3h 内接受了氨甲环酸治疗或可受益。

(1) 保持红细胞比容至少为 30%。

(2) 如果患者情况允许，应进行交叉配血。

(3) 输血期间必须防治低体温。

(4) 如果没有足够的时间进行完整的血型交叉匹配，则应使用特定类型（ABO 和 Rh 兼容）的血液。

(5) 在严重且危及生命的休克患者中，无法获得特定类型的血液，则应使用 O 型血液（育龄女性还应输注 Rh 阴性血液）。但是，随后的交叉配型可能会更加困难。明显有严重出血或持续失血的患者应立即输注 O 型血（育龄期女性应输 O 型阴性血）。虽然轻度不稳定的患者可以用晶体液治疗，但应避免不必要的晶体输液。

（6）在可行的情况下应采用自体输血（特别是通过胸管引流进行自体血液处理）。

8. 监测可能的输血并发症。

（1）溶血性输血反应：发热、寒战以及胸部、背部和关节疼痛。终止输血，给予静脉输液和呋塞米。监测尿量。

（2）输注大量冷冻血液后，可能会导致体温过低。如果可能的话，通过加温器进行输血。使用中心体温探头监控体温。

（3）大量输血后可能会导致凝血功能障碍，可能是由于血小板的数量和功能以及凝血因子的消耗所致。每次快速输注 10U 血后建议给予血小板。如果存在凝血功能障碍的证据，可考虑使用新鲜冷冻的血浆和冷沉淀。

（4）储库血偏酸性，钾含量高，且预存的抗凝剂能够与钙结合。因此应监测血清 pH、血钾，血镁和血钙的水平。

9. 监测尿量：补充容量应产生至少 $1\sim1.5ml/(kg\cdot h)$ 的尿排出量。

（六）失血性休克和容量复苏的并发症

外周水肿、体温过低、脑水肿、心功能障碍（通常为右心衰竭）、肺炎、ARDS 和多系统器官衰竭。

（七）心脏停搏

1. 极端情况下立即进行开胸手术，尤其是有穿透性胸外伤的患者。

2. 治疗目标包括缓解心脏压塞、开放式心脏按压、控制心脏损伤、控制大血管或肺门损伤及主动脉闭塞以治疗休克。

3. 在即将心搏骤停的患者中，使用复苏气囊阻塞主动脉（REBOA）可以暂时缓解腹腔或腹膜后出血，直到可以进行更明确的手术或栓塞术为止。对于疑似胸腔出血的患者或心搏骤停的患者，首先开胸手术。

二、头部外伤

头部受伤是重要的疾病，在急诊经常遇到，头部是创伤患者中身体最常受伤的部分。每年有 8 万多人头部或脊髓受到永久性致残伤。

（一）评估

1. 病史

(1) 注意重点询问损伤机制和意识丧失病史。高速创伤（例如，从车辆弹出、挡风玻璃撞击）更有可能造成较大损伤。

(2) 患者对受伤细节的不完全记忆可能提示一过性意识丧失。如果患者醉酒，该症状的提示作用减弱。

2. 体格检查

(1) 检查头皮和面部是否有外伤体征，如撕裂伤、瘀斑、鼓膜出血、鼻孔/耳朵出血或流出清亮液体。

(2) 触诊脊椎明确有无压痛或畸形。必须警惕脊髓损伤的可能性。

(3) 着重于关注影响气道或导致呼吸或循环系统损害的其他损伤。

3. 神经系统检查

(1) 这是明确是否存在严重颅内损伤的最佳工具。

① 评估精神状态（神经系统检查的最重要的方面）。

② 确定局灶性神经功能缺损、异常姿势和病理反射。评估脑干反射（对光、角膜、咽反射）和呼吸驱动。

③ 瞳孔的检查在这些患者中至关重要。

④ 脑干功能缺失通常表明需要紧急气道干预。

(2) 频繁的重复神经系统检查是必要的，尤其是在受伤的前 48h 内。

(3) 完全无反应性量表(FOUR 评分)是评估重度颅脑损伤患者的另一种量表。与 GCS 相比，其优点为能够对插管患者的损伤进行分级，并能够评估脑干功能。他们预测长期结局的能力相仿。

4. 格拉斯哥昏迷量表（GCS）

(1) 确定 GCS 分数（见表 17-1）。

① 13～15 分 = 轻度损伤。

② 9～12 分 = 中度损伤。

③ ≤8 分 = 严重损伤。

(2) GCS 在 3 岁以下儿童中作用有限。在严重的外伤性脑损伤中，主要重点是限制继发性脑损伤的发生。

（二）治疗

1. 体位

若其他相关损伤允许，应抬高床头 30°～45°，因为这样可以降低颅内压。

2. 气道和通气

(1) 最首要的任务是预防或减轻由于脑水肿和颅内压（ICP）升高引起的脑组织肿胀或压迫所导致的继发性损伤。

(2) 正确的气道管理可改善颅内压的增加。精神状态变差（尤其是 GCS 得分<9）、无法保护气道、尽管充分给氧 SpO_2<90% 或有脑疝的临床症状，是早期气管插管的指征。如果没有专业人员帮助或尝试插管不成功，可先使用面罩通气，注意手法开放气道或使用其他辅助气道进行。

(3) 如果怀疑头部伤患者存在颈椎损伤，那么下巴抬高和颈部抬高的动作是不合适的。

(4) 过去颅内压的初始管理包括过度通气。最近的指南建议在急性期（24～48h）避免过度通气。通气过度会引起血管收缩，也可能引起继发性缺血。

① 通常建议将动脉的 $PaCO_2$ 维持在 25～30mmHg，但是对此尚无统一的共识。避免 $PaCO_2$<30mmHg，除非有暂时措施可以降低颅内压。过度通气导致 $PaCO_2$ 不足 25mmHg 持续 5 天的患者转归更差。

② 许多人建议不要对 $PaCO_2$<30mmHg 或 pH>7.60 的患者过度通气。低通气和高通气均应避免。在这种情况下，定量 CO_2 检测仪可能有所帮助。

(5) 气管插管。

① 鼻插管是相对禁忌的，应使用经口气管插管并手工中立位固定。

② 提前进行气囊 – 活瓣 – 面罩通气、环状软骨加压和药物诱导：依托咪酯 0.3mg/kg 静脉注射和琥珀酰胆碱 1.0～1.5mg/kg（注意肾衰竭或高钾血症患者，因为该药可能会使病情恶化）或维库溴铵 0.1～0.2mg/kg 静脉注射。

(6) 如已经建立机械通气，应避免高水平的呼气末正压（PEEP>10cm），因为这可能会增加颅内压。胸部理疗也可能会增加颅内压。在合并颅脑损伤的 ARDS 患者中，临床上可使用 15～20cmH_2O 及 APRV 模式，但需要注意监测颅内压。

3. 渗透疗法和利尿

(1) 通过减少颅内体积来减少颅内压的增加。

(2) 甘露醇是首选的渗透性利尿药。它通常在迅速恶化的患者中使用。当患者准备进行紧急开颅手术时，通常用于阻止神经系统的恶化。

① 按需每 4～6 小时，以 20% 甘露醇快速静脉输注（静脉推注）0.25～1.0g/kg。

② 23.4% 的氯化钠比甘露醇更可取，尤其是在持续失血、血流动力学不稳定和肾衰竭的创伤患者中，因为它的用量少，且对循环的影响更小。

③ 颅内压降低通常在 10～20min 内发生。

④ 初次静脉推注后效果可能维持 2～6h，此后可能需要持续静脉滴注。

⑤ 监测血压、血清电解质和渗透压。维持渗透压<320mmol/L。

(3) 利尿药可单用或与渗透性利尿药联用，以减少脑内液体量。

① 呋塞米是首选的襻利尿药。静脉推注 1mg/kg。起效比甘露醇慢，但同时使用可延长甘露醇降低颅内压的持续时间，并降低颅内压再次升高的风险。可能需要重复给药。

② 乙酰唑胺是一种碳酸酐酶抑制药。它减少了脑脊液（CSF）的产生。用量为 250mg，每日 4 次。监测酸中毒的发生。

(4) 经常使用皮质类固醇激素，但是它们是否会降低颅脑外伤的颅内压仍存在争议。有证据表明这样做可能危害大于受益。

(5) 在这些患者中使用亚低体温治疗有着不同的结果。根据作者的经验，这是一种有益的治疗形式。

4. 心血管支持

(1) 通常脑损伤不会产生低血压（濒死状态除外）。

(2) 如果存在低血压，请寻找颅外原因。

(3) 为避免液体超负荷，有人建议监测中心静脉压，但要提供足够的血容量和红细胞比容。极少情况下需要进行肺动脉监测。

（三）监测

1. 颅内压。

(1) 适用于严重颅脑损伤且 CT 证实颅内压升高的患者。但是尚未证明监测颅内压会影响生存率。

(2) 通过脑室内导管、蛛网膜下腔螺钉或硬膜外压力传感器进行监测。

(3) 通常建议维持颅内压≥20mmHg。

(4) 脑灌注压（CPP）：监测此值［CPP=平均动脉压（MAP）−颅内压］并维持 CPP＞60mmHg。如果发生低血压，应通过升高动脉压来维持 CPP 在该水平以上，用以预防可能发生的缺血性损害。

建议将 CPP 设定为 60～70mmHg，以改善生存率和预后。

2. 血管内压。

留置动脉导管不仅可用于监测平均动脉压，还便于频繁进行血气监测。

3. 头部外伤还可能造成抗利尿激素分泌异常综合征（SIADH）。这会导致低钠血症，以及尿液浓度相对升高（见第 9 章和第 14 章）。

4. CRASH-3 试验显示了氨甲环酸在受伤 3h 内是有益的。在 10min 内输注 1g，然后在接下来的 8h 内静脉注射 1g。

（四）诊断方法

1. 颅骨 X 线片

(1) 普通颅骨 X 线片可能显示颅骨骨折，但对识别颅内病变的敏感性和特异性较差。

(2) 对于 2 岁以下的儿童可能有用，颅骨骨折有助于明确儿童颅外出血导致血容量不足、软脑膜囊肿形成和虐待儿童的风险。

2. CT

(1) CT 是评估急性颅脑损伤的首选诊断方法。CT 平扫即可。患者的意识水平下降（GCS 评分≤14 分）、精神状态恶化、局灶性神经功能缺陷、癫痫发作或持续呕吐，应进行 CT 检查。

初次 CT 检查发现血肿时，在 6h 内再次行 CT 平扫也是合理的。

(2) 如果 GCS 评分＜9 分，那么在患者血流动力学稳定的情况下，一完成气管插管就应立即进行 CT 检查。

(3) 筛查与颅底骨折相关的颈动脉和椎动脉损伤所导致的钝性脑血管损伤（BCVI）。这可能在受伤时就会导致脑卒中，也可能会延迟数小时，甚至数天后导致脑卒中。抗血栓治疗可以预防随后的缺血性病变，因此，明确是否存在 BCVI 是至关重要的。可使用扩展版的丹佛（Denver）标准来识别这些患者。

3. MRI

(1) 在弥漫性轴索损伤诊断中 MRI 优于 CT。

(2) 急性损伤的局限性：扫描持续时间长，磁场会影响监测和生命维持设备的使用。

4. 超声

对于怀疑有脑室内出血的较小儿童，可能是一种选择。另外，血管血流量的计算在这些患者的治疗中可能是有用的。

三、挤压伤

（一）外伤性窒息

1. 机制：直接大范围胸腹压迫。

2. 临床发现：上胸部和头颈部发白发绀、瘀斑、水肿和结膜下出血。

3. 相关损伤：胸壁损伤、肺挫伤、心脏挫伤、膈肌破裂、腹腔内实质和空腔脏器损伤。

4. 后遗症：臂丛神经损伤、脊髓损伤和短暂性神经功能受损。

（二）腹部和骨盆损伤

1. 挤压伤占骨盆骨折的 5%。可能导致膀胱撕裂。

2. 腹部的挤压导致空腔脏器损伤比例升高。

（三）骨骼肌肉损伤

1. 导致肌坏死。可能产生横纹肌溶解、高钾血症、高磷酸盐血症、低钙血症和肌红蛋白尿。

2. 后遗症包括急性肾衰竭和 DIC。

3. 监测肌酸激酶（CK）、电解质、肌酐和尿量。

4. 受伤后 24～36h 肌酸激酶水平达到最高值。此后每 48 小时该水平应下降 50%。如果在此期间肌酸激酶升高，应考虑新发的肌肉坏死。

5. 通过输液、渗透性利尿和碱化尿液治疗急性肾衰竭（见第 14 章）。

6. 合并动静脉损伤的患者可能出现的四肢骨筋膜室综合征。损伤修复后 24h

应再次评估。监测肌酸激酶是否升高。

四、胸部创伤

胸部创伤所导致的死亡在创伤相关死亡中多达 20%～25%，并占多系统创伤病例的 1/4。胸壁、肺、大血管和纵隔内脏均可能受伤。

大多数损伤都能够通过首次的胸管置入和其他非手术方式得到控制。

开胸手术的指征包括心脏压塞和大量血胸（见下文），肺漏气＞15～20L/min，主动脉弓、食管、气管或主支气管破裂，全身性空气栓塞，子弹栓塞和心搏骤停。

（一）胸壁创伤

1.肋骨骨折是最常见的胸壁损伤。它是胸部存在潜在损伤的重要线索。

(1) 第 1 至第 3 肋：胸内损伤及大血管和支气管损伤的风险增加。手臂脉搏减弱或血压降低或纵隔血肿的影像学证据（见下文）是动脉造影的指征。

(2) 下方肋骨：肾、肝和脾撕裂伤。

2.当有 3 处或更多的肋骨在 2 个位置上骨折，或有累及胸骨的多处骨折时，可能发生连枷胸。

(1) 临床意义各不相同，具体取决于连枷胸的大小和位置，以及潜在肺挫伤的程度。

(2) 获取并监测动脉血气（ABG）。

(3) 用重力、牵引力或骨骼固定来夹固胸部。

(4) 严重低氧血症患者将需要气管插管和正压通气。观察机械通气患者晚期是否出现气胸，尤其是张力性气胸。

3.胸骨骨折与心肌挫伤、心脏破裂和压塞及肺挫伤有关。通常需要早期手术固定，当肋骨胸骨脱位发生在含有气管或神经血管结构的胸廓入口处时，可能需要紧急手术。

4.治疗重大胸壁损伤可能需要的镇痛方法包括肠外阿片类药、硬膜外镇痛药和肋间神经阻滞。

（二）气胸

1. 通常是由于穿透性创伤或钝器伤伴肋骨骨折所致。可能是正压通气（气压伤）引起的。

2. 如有气胸则需要插入 28～40Fr 的胸管。若不伴血胸，可以使用较小的胸管。

3. 开放性气胸需要用气密敷料覆盖胸壁损伤并插入胸管。

4. 张力性气胸需要立即减压并插入胸管。临床表现包括单侧无呼吸音、严重呼吸困难、气管移位、颈静脉扩张、发绀、胸痛和低氧血症。

（三）血胸

1. 初始治疗需要插入胸管以排空血胸、再扩张肺部并监测出血速率。

2. 手术开胸的适应证包括首次胸管引流量＞1500ml，或持续超过 2～3h 出血量超过 300ml/h 或 3ml/（kg・h）。

（四）大血管损伤

1. 重大外伤的常见死亡原因。

2. 如有纵隔血肿的影像学证据：纵隔增宽、主动脉结闭塞、气管或鼻胃管偏斜，考虑大血管损伤。

3. 诊断需要动脉造影或 CT。

（五）心脏压塞

1. 最常见的是穿透伤。胸部外伤伴休克和颈静脉扩张时需怀疑。

2. 需要开胸手术和心包减压。如果诊断不确定可进行心包穿刺术，也可以作为开胸手术准备时的一个临时措施。

（六）肺挫伤

肺挫伤是最常见的肺部损伤类型之一，发生在多达 17% 的多发性创伤患者。治疗包括充足的 O_2 和机械通气（如患者低氧血症不断恶化可加用 PEEP）。胸部 X 线片可见肺实质不规则、非小叶状阴影。

（七）心肌挫伤

根据需要可采取以下措施，包括心脏监测、超声心动图和治疗心律不齐。存在无法解释的心动过速时应寻找损伤部位或持续出血点。

五、腹部创伤

钝器外伤是最常见的腹部损伤的原因，死亡率相对较高，为 10%～30%。钝器受伤的患者可能没有腹部症状或很少有外伤迹象。

（一）评估

快速检查胸部和腹部是否有变形、挫伤、擦伤和扎伤（DCAP）、内脏脱出和腹部膨胀。

1. 如果腹部外伤并发头部或其他损伤或中毒，则体格检查结果不一定可靠。

2. 与腹部内部损伤最一致的表现是腹部压痛和肌紧张。

3. 检查胸部是否有肋骨骨折，触诊侧腹和骨盆，并进行直肠和骨盆检查。

4. 获得基线血象、凝血筛查和尿液分析。

(1) 约 25% 的病例中出现"安全带征兆"，即腹部横向大块擦伤，提示腹内损伤。

(2) 脐周挫伤（库伦征）可能引起对腹膜后出血的怀疑，但请记住，这通常在伤后数小时才会出现。

（二）FAST（腹部创伤超声重点评估）

1. 包括右上腹、左上腹和骨盆腔。

2. 有助于对腹部钝器伤的患者进行及时诊断。

3. 帮助准确诊断腹腔出血。

（三）诊断性腹腔灌洗

1. 各机构对诊断性腹腔灌洗（LPL）的使用存在很大差异。

2. 适应证可包括不明确的腹部体征、因头部或脊柱伤或酒精中毒而导致感觉减退的潜在腹部损伤。

3. 主要优点是能够快速获得腹腔内出血的迹象。

4. 相对禁忌证包括既往腹部手术、严重肥胖、妊娠和既往凝血异常。

5. 以下情况应积极灌洗，包括穿刺出血液＞10ml，穿刺出肠内容物，或灌洗液红细胞＞100 000/mm³、白细胞＞500/mm³、淀粉酶≤20U/L 或胆汁。

（四）腹部 CT

1. 适用于可能患有腹内损伤但存在 DPL 禁忌的生命体征相对稳定的患者。

2. 优点是能看清尿路和腹膜后的情况。

腹部超声用于检测钝性创伤后形成的游离腹腔内血液。

（五）穿透伤

在内脏脱出的病例中，用蘸有盐水或水的纱布轻轻覆盖伤口上突出的器官或内脏。不要推回腹腔内。

抗生素类

(1) 第二代或第三代头孢菌素，例如，每 6 小时头孢西丁 2g，静脉注射或每 8 小时头孢他啶 1～2g，静脉注射。

(2) 庆大霉素［1.5～2.0mg/kg 负荷剂量静脉注射，然后 3mg/（kg·d）维持剂量，分 3 次给药］或妥布霉素（每 8 小时 1mg/kg，静脉注射）与克林霉素（每 8 小时 600～900mg，静脉注射）联用。

（六）剖腹手术的适应证

1. 枪击伤。

2. 伴有休克、腹膜刺激征、胃肠道出血或肠脱出的刺伤。

3. 伴有生命体征不稳定、胃肠道出血、腹膜刺激征、气腹和有膈肌损伤证据的钝器伤。

4. 腹腔镜检查可能在稳定的穿透伤患者中有作用，但是尚未得到广泛使用。

（七）术后并发症

1. 腹腔内出血

(1) 可能是由于低血压导致手术中未发现的出血部位再次出血。

(2) 明确有无凝血缺陷（血小板减少、凝血功能障碍），尤其是在患者大量输血的情况下。

(3) 如果 PT 和 PTT 延长，应使用新鲜冷冻的血浆。

2. 发热

考虑伤口感染、坏死性筋膜炎、腹膜炎和腹腔脓肿。

3. 遗漏腹内损伤

遗漏的腹内损伤包括膈肌、胆道系统、十二指肠、胰腺、输尿管、结肠和直肠。

（八）非手术治疗

1. 可能适用于初次用 1～2L 静脉输液复苏后保持血流动力学稳定的患者。腹腔镜修复可能是另一种选择。

(1) 生命体征正常、尿量＞1.0～1.5ml/h，无输血需求。

(2) 患者必须清醒。

(3) 无凝血功能障碍。

2. CT 可以确定受伤的程度。

3. 以适合下几种损伤。

(1) 只有轻度包膜撕裂或实质损伤的脾脏独立伤。

(2) 无休克、腹膜刺激征或胃肠道出血的刺伤。

4. 监测。

(1) 至少每 4～6 小时重复一次腹部查体，检查是否腹膜刺激征阳性。

(2) 在最初 24h 内，每 1～2 小时监测一次生命体征。

(3) 每 4 小时连续监测红细胞比容。同时监测淀粉酶。

(4) 观察 12h 后再重复腹部 CT 检查，此后按临床体征的提示进行检查。

（九）尿路损伤

1. 用 IVP 或腹部 CT 评估肉眼血尿、胁腹血肿或肿块，以及疑有尿道损伤的穿透伤。

2. 膀胱和尿道损伤：见骨盆骨折。

六、多发骨折

（一）一般注意事项

1. 识别骨折和关节脱位并评估远端神经循环功能。

2. 骨折的并发症包括动脉和神经损伤、出血、筋膜室综合征、ARDS、脂肪栓塞、感染和血栓栓塞。

3. 骨盆和股骨的骨折特别重要，因为可能造成出血。

4. 髋和膝关节脱位需要迅速复位以避免神经血管并发症。

（二）初始管理

1. 受伤肢体制动。

2. 用 Hare 夹板或类似的牵引装置固定股骨骨折。

（三）动脉损伤

1. 动脉损伤可能是血管离断、动脉痉挛、血肿引起的阻塞、外部压迫和动静脉瘘形成所造成的。

2. 急性血管功能丧失需要紧急手术探查或血管造影。

（四）筋膜室综合征

1. 肌肉筋膜室压力增加，可能导致循环血供丧失。最常见于腿，也可发生于前臂。

2. 最早的体征是四肢被动伸展时疼痛。尽管已完成复位和制动，患者仍存在剧烈的持续疼痛，此时应怀疑筋膜室综合征。

3. 通过将与压力检测系统相连的针插入受累四肢的软组织中来测量筋膜室压力；常压下此压力应＜30mmHg。

4. 筋膜切开术是其治疗方法。

（五）开放性创伤感染

见相关章节。

（六）应当预防破伤风

预防破伤风，特别是对于穿透深层组织、有坏死组织和烧伤的伤口。

（七）静脉使用抗生素

1. 静脉注射第一代头孢菌素（例如，每 6 小时头孢唑林 1g，静脉注射）。部分作者喜欢更广谱的抗生素。

2. 如果伤口较大或严重污染，则添加庆大霉素［1.5～2.0mg/kg 负荷剂量静脉注射，随后 3mg/（kg·d）维持剂量，分 3 次给药］或妥布霉素（每 8 小时

1mg/kg，静脉注射或 3mg/kg 的剂量单次给药），前提为患者肾功能正常。

（八）是否有气性坏疽

观察是否有气性坏疽的外观（在 X 线片上出现皮下积液或软组织气体）。

1. 发生在受伤后 12～72h 内，需要广谱抗生素和更大范围的伤口清创。

2. 最常发生在严重污染的、伴有软组织损伤的开放性骨折中。

（九）脂肪栓塞

1. 最常见于多发性骨折，特别是股骨、胫骨和骨盆。

2. 受伤后 1～5 天出现症状：呼吸急促、咯血、发热、瘀斑和精神状态改变。

3. 低氧血症（在室内空气下，$PaO_2 < 60mmHg$）是最为一致的共有表现。

4. 治疗手段包括纠正低氧血症和通气支持，如果不能维持动脉氧合，则使用 PEEP。管理与 ARDS 相似（见第 13 章）。保持输液负平衡。可能需要肺动脉导管进行监测。

（十）骨盆骨折

骨盆骨折被称为沉默杀手，是因为一个体重 75kg 成人的骨盆可容纳高达 1500ml 的血液。高能量撞击引起的骨盆骨折死亡率很高。出血是主要的原因，相关的损伤，如败血症、多器官功能衰竭和 ARDS，也是造成死亡的原因。

闭合性损伤也可能发生盆腔血肿的感染，因为细菌可以通过血源性传播。

1. 评估

(1) 体格检查。

① 触诊骨盆以确定有无压痛和结构不稳定。

② 进行骨盆和直肠检查，以确定开放性损伤和括约肌张力。

③ 直肠检查时发现尿道口或高位前列腺出血表明存在尿道撕裂。

(2) 放射学检查。

① 怀疑存在骨盆骨折的多发伤患者应进行骨盆 X 线片检查。

② CT 在显示骨盆损伤的某些方面更佳，可在稳定的患者中使用。

2. 出血

(1) 通常位于腹膜后，是骨盆静脉丛静脉损伤的结果。出血量可能很大，超过数升。

(2) 持续性出血是骨盆不稳定性骨折外固定术的指征。

(3) 充气抗休克裤的使用可能有助于暂时控制出血（尽管疗效存在很大争议）。一旦抗休克裤就位，在建立好血管通路且血压稳定之前，请勿移除。

(4) 对于存在持续严重出血的患者，考虑行动脉造影和选择性栓塞术。

3. 相关损伤

(1) 需要考虑的损伤：膀胱穿孔、阴道或直肠裂伤和后尿道撕裂。

(2) 如果存在尿道损伤的体征，则应在插入导尿管之前完善逆行尿道造影检查以确定尿道的完整性。

七、脊髓损伤

任何患有多系统损伤、头面部损伤的患者以及意识丧失的患者均应考虑脊柱损伤。保持脊柱固定，直到 X 线片排除脊柱损伤为止。

（一）评估

进行神经系统检查以确定损伤的程度和水平

(1) 检查并记录运动功能和感觉水平。

(2) 确定是否存在骶部感觉保留或肛门括约肌收缩，这是不完全性脊髓损伤的体征。

(3) 骶反射（肛门收缩、球海绵体反射）是脊柱休克后首先恢复的反射，通常出现在受伤后 24h 以内。

（二）治疗

1. 气管插管

(1) 由于呼吸肌麻痹，患者可能需要进行气管插管。

(2) 如需进行插管，则应采用颈椎中立位固定。

(3) 首选经口气管插管，然后通过面罩给予 $100\%O_2$ 并对环状软骨轻柔施压。

(4) 在插管前，静脉注射硫喷妥钠 25～200mg 和维库溴铵 0.1～0.2mg/kg 或依托咪酯 0.3～0.6μg/kg。

2. 呼吸支持

(1) 通过频繁检测肺活量来监测呼吸。肺活量<10ml/kg 是辅助通气的指征。

(2) 通过动脉血气监测低氧血症或高碳酸血症。

3. 皮质类固醇

(1) 在损伤后 8h 内开始全身性使用大剂量类固醇治疗，以减少继发性损伤。

(2) 使用甲泼尼龙 30mg/kg 静脉推注，在接下来的 23h 内再给予 5.4mg/（kg·h）。

(3) 除皮质类固醇激素外，还经常使用纳洛酮［5.4mg/kg 静脉注射，然后在接下来的 23h 内输注 4mg/(kg·h)］，尽管其有效性尚待证实。有时也使用替拉扎特。

(4) 甲泼尼龙与中至重度脑外伤患者的死亡率呈正相关，因此对于同时有脑外伤和脊柱损伤的患者，不应给予甲泼尼龙治疗。

4. 神经源性休克

(1) 是下行交感神经通路受损（通常在颈和胸脊髓损伤中）导致血管收缩张力降低和心脏交感神经支配丧失的结果。

(2) 血管扩张和心动过缓引起的低血压，可能持续数天至数周。

(3) 给予静脉输液以初步治疗低血压。如果持续低血压，应给予去氧肾上腺素或多巴胺。

(4) 如果心率每分钟<45 次，可以给予阿托品（0.5mg）或异丙肾上腺素。

5. 腹部异常

(1) 插入鼻胃管以治疗肠梗阻和急性胃扩张。

(2) 对于有腹部外伤的患者，考虑进行诊断性检查（DPL 或 CT）以确定腹腔内损伤。

6. 泌尿系统

(1) 受伤后膀胱导管应放置至少 4 天，或直到其他损伤稳定下来无须监测尿量为止。此后，可以间歇性地按需插入尿管。

(2) 将导管用胶带粘在耻骨处，以防止尿道牵引伤。

7. 牵引固定

可能需要用 Gardner-Wells 钳进行牵引，以固定和校直颈椎损伤。

(1) 所需的重量会因受伤而有所不同。

(2) 进行神经系统检查，并经常进行 X 线片检查以明确校直正确，且无过度牵拉。

8. 自主神经反射亢进

(1) 自主神经反射亢进是由脊髓损伤部位以下的有害刺激引起的自主神经系统（主要是交感神经）活动增加的结果。

(2) 产生阵发性高血压、头痛、出汗、心动过缓或心动过速及双侧瞳孔不等大。

(3) 最常见的原因是膀胱扩张。其他包括粪便嵌顿、尿路感染和输尿管结石。

(4) 治疗方法是处理根本原因（如膀胱导管置入）。可以使用抗胆碱能药物。

脊髓损伤可采用亚低温治疗。尽管该领域仍待研究，但创伤早期即接受这种干预治疗的患者，可以在神经功能方面获得显著改善（见第 15 章）。

八、常用基础知识和公式

（一）出血

为了评估创伤患者复苏所需的血管内容量，需要了解不同年龄人群的正常血容量（表 17-4）。

表 17-4　不同年龄人群的正常血容量

人群	正常血容量
新生儿	85ml/kg
婴儿	80ml/kg
儿童	75ml/kg
成人	70ml/kg

创伤患者的出血严重程度的分级见表 17-5。

表 17–5 创伤患者出血严重程度分级

出血严重度	血压（mmHg）	丢失血量（ml）	血浆容量（ml）
正常	120/80	–	5000
I级	120/80	<750	4600
II级	115/80	1000~1250	3800
III级	90/70	1500~1800	3200
IV级	60/40	2000~2500	2500

为了估计在创伤患者中必须给予多少全血或浓缩红细胞（PRBC）才能将血细胞比容百分比调整为所需值，可以使用以下公式。

需要的输血量（ml）= 需改变的 Hct×kg× 系数

其中，Hct= 血细胞比容，系数随每千克体重的血容量而有所不同（成人和 2 岁以上的儿童，输注 PRBC，系数为 1，Hct 可达到 70%，而输注全血，系数为 1.75，Hct 可达到 40% ）。

（二）烧伤

有几种公式可指导烧伤后的初始液体复苏。以下是临床实践中最常用的公式。在所有这些公式中，在第 1 个 8h 内应给予计算补液体积的 50%，在随后的第 2 个 8h 内应给予 25%，在第 3 个 8h 内再给予剩下的 25%。

Evans 公式的计算如下。

Evans 公式 = 1ml 晶体液 /kg/% 烧伤面积 /24h

1ml 晶体液 /kg/% 烧伤面积 /24h

2000ml 5% 葡萄糖注射液 /24h

Brooke 公式和改良 Brooke 公式的计算如下。

Brooke 公式 = 1.5ml 晶体液 /kg/% 烧伤面积 /24h

0.5ml 胶体液 /kg/% 烧伤面积 /24h

2000ml 5% 葡萄糖注射液 /24h

改良公式 = 2ml 乳酸林格溶液 /kg/% 烧伤面积 /24h

Parkland 公式的计算如下。

Parkland 公式 = 4ml 晶体液 /kg/% 烧伤面积 /24h

除了这些公式外，还需要计算并替换烧伤患者的蒸发水分损失。蒸发失水量（EWL）的计算公式如下。

EWL（ml/h）=（25+% 烧伤 BSA）×BSA

其中，BSA= 体表面积（图 17-1 和图 17-2）。

其他创伤评分系统。在世界范围内还有其他几种创伤评分系统。其中，简明创伤定级标准（AIS）常常使用（表 17-6）。创伤严重程度评分（TS）是另一种常用的系统，表 17-7 对此进行了描述。

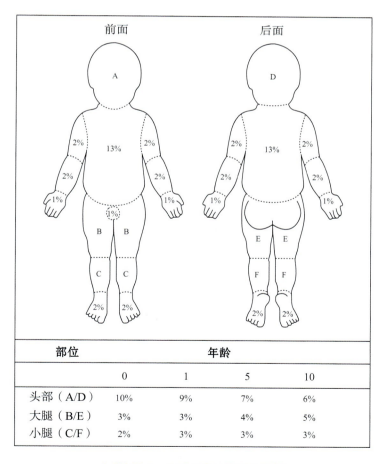

部位	年龄			
	0	1	5	10
头部（A/D）	10%	9%	7%	6%
大腿（B/E）	3%	3%	4%	5%
小腿（C/F）	2%	3%	3%	3%

▲ 图 17-1　估算儿童体表烧伤面积

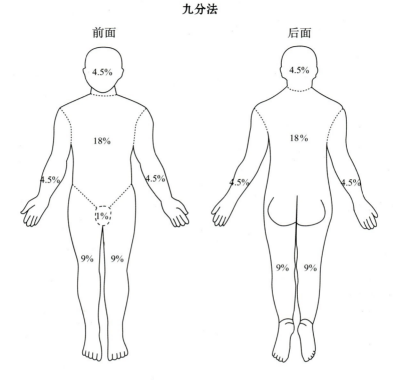

▲ 图 17-2　估算成人体表烧伤面积

表 17-6　简明创伤定级标准

AIS 评分	创伤严重程度
1	轻微
2	中等
3	严重，不威胁生命
4	严重，威胁生命
5	极严重
6	最严重（与死亡相关）

表 17-7 创伤严重程度评分

变 量	测量值	分 数
呼吸频率（次/分）	10～24	4
	25～35	3
	＞35	2
	＜10	1
	0	0
呼吸幅度	浅，困难	1
	正常	0
收缩压（mmHg）	＞90	4
	70～90	3
	50～69	2
	＜50	1
	0	0
毛细血管再充盈	正常	2
	延迟	1
	无	0
格拉斯哥昏迷量表	14～15	5
	11～13	4
	8～10	3
	5～7	2
	3～4	1

修订创伤评分（RTS）去除了对毛细血管再充盈和呼吸幅度的评估，其计算方法如下。

RTS = 0.9368 GCS + 0.7326 SBP + 0.2908 RR 的编码值 × 修正得分系数

这里，GCS = 格拉斯哥昏迷量表，SBP = 收缩压，RR = 呼吸频率。

对于儿童和婴儿，使用儿科创伤评分（表 17-8）。

表 17-8　儿科创伤评分

变量	+2	+1	-1
体重（磅）	>20	10～20	<10
气道	正常	可维持	无法维持
收缩压（mmHg）	>90	50～90	<50
CNS 功能	清醒	迟钝	昏迷
开放创面	无	小	大
骨骼创伤	无	闭合	开放或多个

CNS. 中枢神经系统

（三）神经外伤

在初次评估中，可以使用 AVPU 方法完成早期的神经外伤评估。

- A = 清醒（alert）。
- V = 对言语刺激做出反应（responds to verbal stimulation）。
- P = 对疼痛刺激有反应（responds to painful stimulation）。
- U = 无反应（unresponsive）。

在严重颅脑损伤和颅内压监测的患者中，常用 CPP 进行管理，如下。

$$CPP = 平均动脉压 - 颅内压$$

神经外伤中另一个有用的公式是压力 - 容量指数（PVI）的计算公式，其定义为将脑脊液压力提高 10 倍所需的体积（以 ml 为单位），如下。

$$PVI = \frac{\Delta V}{\log_{10}(P_P/P_0)}$$

其中，ΔV = 在侧脑室使用脑室套管后体积的变化，P_0 = 初始颅内压，P_P = 峰值颅内压。

（范晓明　译）

第 18 章　过敏和免疫急症
Allergic and Immunologic Emergencies

一、过敏

（一）定义

过敏是一种因肥大细胞和嗜碱性粒细胞释放生物活性物质而引起的迅速的、全身性的、威胁生命的反应。过敏症可在多个时间段内发生。所谓双相过敏症是在初始过敏反应"缓解"后出现症状复发。这种情况在高达 20% 的过敏反应中可能出现，且通常发生在初始症状缓解的 8h 之内。但 72h 后也仍可能复发。

（二）病因

医学实践中最常见的过敏病因见表 18-1。

表 18-1　全身性过敏反应的常见病因

药物	食物添加剂
• 抗生素（如青霉素、氟喹诺酮、头孢菌素、磺胺、万古霉素）	• 阿斯巴甜
	• 谷氨酸钠
• 非甾体抗炎药（NSAID）	诊断性制剂
• 质子泵抑制药（PPI）	• 碘对比剂
• 局部麻醉药（如利多卡因、普鲁卡因）	昆虫与蛇（叮咬）
• 肌松药	运动
• 其他（如胰岛素、鱼精蛋白）	其他
食物	• 乳胶手套
• 坚果与种子	• 异种血清（如破伤风抗毒素）
• 鱼、贝类	
• 牛奶、鸡蛋	

（三）机制

1. 免疫性

(1) IgE 依赖：致病因素激活 Th2 细胞诱导 IgE 产生，与肥大细胞和（或）嗜碱性粒细胞上的 FcεRI 受体结合。2 种或更多 FcεRI 受体的交联启动了细胞内的信号级联反应，并引起肥大细胞和嗜碱性粒细胞脱颗粒，进而导致预合成介质（如组胺和类胰蛋白酶）的释放。组胺和类胰蛋白酶可引起过敏症状，并激活其他炎症细胞，这些炎症细胞反过来又释放其他的反应诱导介质（如前列腺素 D_2 和半胱氨酸白三烯）进一步扩大过敏反应。这种情况可见于青霉素等药物的过敏反应。

(2) IgE 非依赖：这类免疫性过敏反应可以是 IgG 抗体介导的，也可以是补体介导的。IgG 抗体与 FcεRI 受体结合，最终导致细胞脱颗粒。类似地，补体组分，如 C3a、C5a 和 C5b-9 也能够诱发肥大细胞和嗜碱性粒细胞激活和脱颗粒，并释放类胰蛋白酶、组胺和其他介质。这种情况可见于 NSAID 和造影剂过敏。

2. 非免疫性

(1) 引起了肥大细胞脱颗粒的直接刺激。

(2) 已发现喹诺酮、阿片类药物、万古霉素、某些造影剂、右旋糖酐及 NMBA 等药物可直接刺激肥大细胞。

（四）临床表现

1. 不同个体起病存在差异，取决于患者的敏感性、过敏原的接触途径、总量和分布速率。

2. 需高度怀疑过敏的早期症状和体征包括如下。

(1) 躁动。

(2) 眩晕。

(3) 头痛。

(4) 恶心、呕吐。

(5) 呼吸困难。

(6) 心悸。

(7) 意识不清。

3. 皮肤受累。

(1) 全身瘙痒。

(2) 潮红。

(3) 荨麻疹。

4. 喉部水肿和唇舌肿胀可导致上呼吸道阻塞（血管性水肿），这可能导致喘鸣和窒息。

5. 呼吸衰竭（从呼吸急促到呼吸暂停的各种表现）可能与上述因素相关，也可能是下呼吸道支气管阻塞引起的，表现为喘息。这些患者也可能出现 ARDS。

6. 公认的心血管衰竭病理生理机制是血管通透性增加、外周血管扩张和回心血量减少。其特征是，心率较基线增加＞20 次 / 分且平均动脉压较基线下降＞20mmHg。

7. 心律失常：室上性和室性心律失常在过敏患者中均有报道。

（五）实验室检查

1. 不要等待实验室检查结果来制订治疗方案。

2. 过敏患者可出现白细胞减少或白细胞缺乏。

3. 严重病例可出现血小板缺乏。

4. 胰蛋白酶和组胺升高有时可作为过敏反应的标志。胰蛋白酶水平在症状出现后约 12h 达到高峰，5～6h 恢复正常。组胺的半衰期要短得多，约 20min，尽管其代谢物能被使用，但因其半衰期短，在临床中使用受限。

5. 免疫球蛋白（IgE）的监测可能没有帮助，因为许多患者表现出的是非 IgE 介导的过敏反应。

（六）治疗

1. 去除诱发因素的暴露。

2. ABC（气道、呼吸、循环）。像任何其他可能出现重症的患者一样，保护气道并做好呼吸和循环辅助。

3. 经常评估精神和皮肤状态。

4. 急性过敏患者的首选药物是肾上腺素。剂量为 0.3～0.5ml，1∶1000 稀释（0.3～0.5mg），每 10～20 分钟皮下注射 1 次，或每 5～10 分钟肌内注射 1 次，或静脉注射（用法见下文）。成人最大剂量为 0.5mg，儿童最大剂量为 0.3mg。当其他途径不可用时，可尝试气管内或骨内给药。

5. 抗组胺药。

通常使用 H_1 受体抗组胺药，如每 6～8 小时苯海拉明（Benadryl），25～50mg，肌内注射，静脉注射或口服。理论上，H_1 受体抗组胺药和 H_2 受体抗组胺药联用，可能在预防组胺进一步介导过敏反应上，优于 H_1 受体抗组胺药单药，如每 6 小时西咪替丁（Tagamet），300mg，静脉注射或口服。

6. 糖皮质激素在急性过敏反应中的地位尚不明确，因为这类药物发挥药效需延时 4～6h。目前推荐的药物是每 6 小时氢化可的松（Solu-Cortef）250mg，静脉注射，或每 6 小时甲泼尼龙（Solu-Medrol）50mg 静脉注射，用药 2～4 次。

7. 严重支气管痉挛的病例中，可使用以下药物。

(1) 肾上腺素 0.3ml 配在 2.5ml 盐水中（5% 溶液），雾化吸入。

(2) 氨茶碱负荷剂量 6mg/kg，静脉注射，超过 30min，随后 0.3～0.9mg/（kg·h）。

8. 以低血压为突出表现的患者处置如下。

(1) 充分静脉补液（按需可达到每 20～30 分钟补 1L）

(2) 肾上腺素 1ml，1∶10 000 或 1∶100 000 稀释。但肌内注射或皮下注射使用同样的稀释倍数是错误的，应按 1∶1000 稀释，否则将导致药物超量，表现为室性心律失常、高血压危象和肺水肿。

(3) 去甲肾上腺素（Levophed）4mg 配于 1L 的 5% 葡萄糖溶液中，以 2～12μg（0.5～3ml）/min 的速度给药。

(4) 胰高血糖素可能在口服 β 受体拮抗药的患者中尤其有用。推荐剂量为 1mg 配于 1L 的 5% 葡萄糖溶液中，以 5～15μg（5～15ml）/min 的速度给药。

（七）过敏高风险患者的预防措施（表 18-2）

表 18-2　过敏高风险患者的预防措施

- 避免暴露（如诱发过敏的食物或药物）
- 可疑药物需缓慢给药，并在有充足设备的部门的医疗监督下进行（如 ICU）
- 基础疾病的优化管理
- 短期或长期的脱敏治疗（如青霉素、阿司匹林）

二、Stevens - Johnson 综合征（多形性红斑）

（一）定义

多形性红斑（EM）是一种突出皮面、形态多样的红色斑丘疹。当 EM 进展到一种较严重的临床状态，就称为 Stevens–Johnson 综合征（SJS）。

（二）病因

EM 和 SJS 常见的病因见表 18–3。

表 18–3　多形性红斑和 Stevens–Johnson 综合征的常见病因

感染 • 病毒（如单纯疱疹病毒、麻疹病毒、乙型肝炎病毒） • 细菌（如链球菌、假单胞菌） • 分枝杆菌（如结核分枝杆菌） • 螺旋体（如梅毒螺旋体） • 真菌（如组织胞浆菌） **药物** • 镇痛药（如阿司匹林等非甾体抗炎药） • 抗生素（如磺胺类药物、青霉素、四环素） • 抗惊厥药（如乙琥胺） • 抗高血压药（如米诺地尔） • 糖皮质激素 • H_2 受体拮抗药（如西咪替丁）	**免疫** • 马血清 • 脊髓灰质炎疫苗 • 百日咳疫苗 **肿瘤（如淋巴瘤）** **结缔组织病（如红斑狼疮）** **物理因素** • 放疗 • 日照 **其他** • 炎症性肠病 • 淀粉样变

（三）临床表现

1. 前驱症状可包括如下。

(1) 不适感和头痛。

(2) 咽炎和流涕。

(3) 腹泻。

(4) 肌肉疼痛。

2. EM 最早的皮损通常是红色、水肿性丘疹，周围发白。它们扩大形成颜色和形态向心性改变的小斑块。

3. 所谓靶病变是指中央表皮坏死伴或不伴大疱形成的区域。

4. 进入 ICU 治疗的 SJS 患者，通常表现为广泛的组织坏死和严重的脱水。

（四）辅助检查

1. 通常为非诊断性检查。

2. 皮肤活检显示真皮上层血管周围淋巴细胞浸润、表皮下大疱形成及内皮细胞肿胀。

（五）治疗

1. 立即停用可疑药物或制剂，以及所有非必需使用的药物。

2. 这种情况下使用全身糖皮质激素的有效性存在争议。虽然缺乏对照临床试验，一些作者推荐治疗开始阶段就每日使用泼尼松 1mg/kg（或相当于静脉注射）。

3. 根据疾病严重程度进行补液。

4. 明确并治疗基础疾病和继发感染。抗生素应在存在活动性感染时使用。不推荐预防性使用全身抗生素。

5. 依据受累程度和部位，获得相应的会诊意见（如眼科、整形科）。

6. 将患者转诊至烧伤中心。

7. 静脉使用丙种免疫球蛋白结局优劣尚存在矛盾。

8. 一些患者接受血浆置换术，获得了成功。

三、血管神经性喉水肿

（一）定义

血管神经性喉水肿（ALE）以累及面部、喉部和四肢皮肤的非瘙痒性局部水肿为特征。

（二）病因

1. 过敏

过敏与食物（如鱼类）、药物［如血管紧张素转化酶（ACE）抑制药］、吸入物质和昆虫叮咬（如蜜蜂）有关。

2. 遗传

由缺乏 C_1 酯酶抑制剂（C_1–INH）引起。呈常染色体显性遗传。诱导事件可能包括创伤和情感应激。有 2 种不同类型的 ALE。1 型是由基因突变引起的，以 C_1-INH 水平下降为特征，是异常分泌或胞内降解所导致的。2 型则是一种点突变引起的，导致合成了一种功能缺陷的 C_1-INH 蛋白。不同于 1 型，2 型的 C_1-INH 水平是正常或升高的。

（三）临床表现

1. 表现取决于水肿的部位。

2. 面部、喉部和四肢皮肤的水肿。

3. 根据进展情况，喘鸣可能是一个明显的特征，随后伴有呼吸窘迫。

4. 腹部疼痛、恶心和呕吐。

（四）实验室检查

除遗传性 ALE 的病例外，均为非诊断性检查。

（五）治疗

1. ABC（气道、呼吸、循环）。像任何其他可能出现重症的患者一样，保护气道并做好呼吸和循环辅助。

2. 避免诱发的过敏原。

3. 如果认为 ALE 起源是过敏性的，使用肾上腺素和抗组胺药（如上文"过敏反应"所述）。

4. 过敏性 ALE 患者很少需要插管，而遗传性 ALE 患者治疗急性发作可能需要紧急插管或气管切开术。

5. 治疗急性发作的其他选择包括静脉注射血浆来源的纳米过滤 C_1-INH 20U/kg、皮下注射 30mg 艾卡拉肽，或皮下注射 30mg 艾替班特。

（高　颖　马琪敏　译）

第 19 章　ICU 常用药物
Pharmacologic Agents Commonly Used in the ICU

缩略语

aPTT	activated partial thromboplastin time	活化部分凝血活酶时间
BP	blood pressure	血压
IM	intramuscular	肌内注射
IV	intravenous	静脉注射
NS	normal saline	生理盐水
PO	by mouth	口服
PR	by rectum	纳肛
SC	subcutaneous	皮下注射
SL	sublingual	舌下含服

1. 对乙酰氨基酚（Tylenol™）

(1) 途径：口服、纳肛。

(2) 剂量：325～650mg，每4～6小时1次（成人）；每日总量60mg/kg，每4～6小时1次（儿童）。

(3) 每日剂量不应超过4g（慢性酗酒者为2g）。

2. 乙酰唑胺（Diamox™）：碳酸酐酶抑制药

(1) 途径：口服、静脉注射。

(2) 剂量：代谢性碱中毒，250mg，每6～12小时1次；高原反应，250mg，每6～24小时1次。

3. 乙酰半胱氨酸（Mucomyst™）

(1) 途径：口服、静脉注射、雾化吸入。

(2) 剂量：用于对乙酰氨基酚中毒。

① 口服：用可乐或其他软饮料稀释至 5%。

初始剂量为 140mg/kg，然后是 70mg/kg，持续 17 天（避免使用活性炭）。

② 静脉注射：按照 150mg/kg 剂量加入 200ml 5% 葡萄糖水溶液中，15min 快速滴完，然后按照 50mg/kg 剂量加入 500ml 5% 葡萄糖水溶液中，4h 滴完；再按照 100mg/kg 剂量加入 100ml 5% 葡萄糖水溶液中，16h 滴完。

(3) 剂量：用于造影剂肾病。

600mg，口服或雾化吸入，每 12 小时 1 次，共 4 次。

4. 活性炭（CharcoAid™）

(1) 途径：口服。

(2) 剂量：用于中毒。

初始剂量：30～100g（1g/kg）加入 250ml 水中。

维持剂量：20～40g，每 6 小时 1 次，直至毒物从体内排出。

5. 腺苷（Adenocard™）

(1) 途径：静脉注射。

(2) 剂量：3mg、6mg、9mg、12mg（快速静脉推注）。

6. 阿替普酶（Activase™）：组织型纤溶酶原激活药

(1) 途径：静脉注射，半衰期 5min，血清浓度达 300～3000ng/ml 启动全身溶解状态。

(2) 剂量：急性肺栓塞，每 2 小时 100mg；急性缺血性脑卒中，0.9mg/kg；冠状动脉溶栓，静脉推注 15mg，然后在 30min 内静脉注射 0.75mg/kg，并且 1h 内静脉注射 0.5mg/kg。

7. 两性霉素 B（Amphotec™）：具有抗真菌活性的大环内酯类药物

(1) 途径：静脉注射。不良反应：发热。

(2) 剂量：每日 5mg/kg。

8. 氯化铵（通用）

(1) 途径：口服、静脉注射。

(2) 剂量：尿液酸化，口服，每日总量 4～12g，分次给药，每 4～6 小时 1 次。

9. 胺碘酮（Cordarone™ 和 Pacerone™）：抗心律失常

(1) 仅在除颤或心脏复律后，一线药物（如肾上腺素）无法纠正室速 / 室颤时使用。

(2) 途径：口服、静脉注射、骨髓输液。

(3) 剂量：在室速 / 室颤无脉冲停搏期间，剂量如下。

300mg，静脉推注。如果没有心脏复律，再次静脉推注 150mg。心脏复律后，在 6h 内静脉注射 1360mg，然后在 18h 内静脉注射 2540mg。

- 对于除无脉冲室速 / 室颤以外的心动过速，在 10min 内静脉注射 150mg。如果室速复发，根据需要重复注射，然后维持输注 1mg/min，持续 6h。

10. 氨力农（Inocor™）：磷酸二酯酶抑制药

(1) 途径：静脉注射。

(2) 剂量：2～3min 内静脉推注 0.75～3mg/kg，然后静脉持续输注 5～20μg/（kg·min）。

11. 阿托品（非专利）：抗胆碱药

(1) 途径：口服、静脉注射。

(2) 剂量：支气管痉挛，1.5～2mg，雾化吸入，每 6 小时 1 次；心动过缓，根据需要每 3～5 分钟静脉注射 0.5mg，最多 3mg；内镜检查前预防心动过缓，0.6mg 静脉注射。

避免用于低温导致的心动过缓。对莫氏 2 型和Ⅲ度房室传导阻滞无效。

12. 比伐卢定（Angiomax™）：凝血酶抑制药

(1) 途径：静脉注射。

(2) 剂量：接受经皮冠状动脉腔内血管成形术或经皮冠状动脉介入术治疗的急性冠脉综合征患者初次剂量 0.1mg/kg，随后 0.25mg/（kg·h）。可用于有肝素诱导的血小板减少患者。

13. 灯盏花素（Bretylol™）

(1) 途径：静脉注射、肌内注射。

(2) 剂量：首次 5～10mg/kg，10～20min 内静脉注射完毕，随后持续静脉输注 1～5mg/min。

14. 卡比威（Carbicarb™）

(1) 途径：静脉注射。

(2) 剂量：严重酸中毒，初始剂量，1mmol/kg，随后 0.5mmol/kg（根据临床情况和血液 pH 调整剂量）。

15. 头孢他洛林（Teflaro™）：覆盖耐甲氧西林金黄色葡萄球菌的广谱抗生素

(1) 途径：静脉注射、肌内注射。

(2) 剂量：静脉注射，600mg，每 12 小时 1 次。用于肾损害患者时，减少剂量（即每 12 小时 1 次，400mg，静脉注射）。

16. 氯氮䓬（Librium™）：苯二氮䓬类

(1) 途径：口服、静脉注射、肌内注射。

(2) 剂量：15～100mg/d，分 3～4 次服用，用于焦虑症、麻醉停药和麻醉前用药。

17. 氯丙嗪（Thorazine™）

(1) 途径：口服、纳肛、静脉注射。用于伴有躁动的严重精神病患者。

(2) 剂量：重度精神病伴躁动，25～100mg 静脉注射，每 1～4 小时 1 次，直到控制症状。

18. 顺式阿曲库铵（Nimbex™）

(1) 途径：静脉注射。

(2) 剂量：0.1mg/kg，静脉推注；持续输注，1～3μg/（kg·min）。

19. 氯维地平（Cleviprex™）：二氢吡啶 L 型钙通道阻滞药

(1) 途径：静脉注射。

(2) 剂量：高血压危象、术后高血压、口服降压药效果不佳时，1～2mg/h 作为起始剂量，静脉注射，每 3 分钟加倍，最高剂量为 32mg/h。

(3) 起效快，代谢快，半衰期 2min。

(4) 持续输注，1～2μg/（kg·min），直到血压稳定。

20. 可乐定（Catapres™）：α 受体激动药

(1) 途径：口服、透皮（在一些国家可以肌内注射和纳肛）。

(2) 剂量：高血压危象和高血压急症，0.2mg，口服然后每 20 分钟口服 0.1～0.8mg，或直至血压得到控制。

(3) 不利影响：体位性低血压、充血性心力衰竭恶化和心动过缓，突然停药可引起戒断综合征。

(4) 口服后 1～3h 达最大降压效果。

21. 低分子肝素（Fragmin™）

(1) 途径：皮下注射。

(2) 剂量：预防深静脉血栓形成，每天皮下注射 2500～5000U；深静脉血栓治疗，200U/kg。

22. 丹曲林（Dantrium™）

丹曲林通过拮抗兰尼碱受体抑制肌浆中钙离子的释放

(1) 途径：口服、静脉注射。

(2) 剂量：恶性高热，初始剂量是快速输注 1～2mg/kg，静脉注射；如有必要，可重给药复至 10mg/kg，然后每日 4～8mg/kg。

23. 达托霉素（Cubicin™）

达托霉素来源于玫瑰孢链霉菌的脂肽

(1) 对需氧、兼性和厌氧革兰阳性细菌具有杀菌作用。

(2) 途径：仅静脉注射，口服吸收不良。

(3) 剂量：对于复杂的皮肤和软组织感染，每日 4mg/kg；对于复杂的菌血症和右侧心内膜炎，每日 6mg/kg。

(4) 不良反应：横纹肌溶解症、神经病变和肌酸激酶升高。

24. dDAVP（通用）

dDAVP 是抗利尿激素的合成类似物

(1) 途径：滴鼻、静脉注射、皮下注射。

(2) 剂量：止血，0.3μg/kg，溶于生理盐水，15～30min 内输完。

(3) 尿崩症，0.5～1ml，静脉注射或皮下注射，每日 2 次。

25. 地西泮（Valium™）：苯二氮䓬类

(1) 途径：口服、静脉注射、肌内注射。

(2) 剂量：癫痫持续状态，5～10mg（1～2mg/min），静脉注射。

(3) 半衰期：超过 24h。不良反应：镇静和呼吸抑制。

26. 二氮嗪（Hyperstat™）

(1) 途径：口服、静脉注射。

(2) 剂量：高血压危象，1～3mg/kg（最大 150mg），静脉注射，每 5～15 分钟 1 次，直到血压得到控制。有血压下降过快的风险。

27. 地高辛（Lanoxin™）

(1) 途径：口服、静脉注射、肌内注射。

(2) 剂量：洋地黄化，0.4～0.6mg，静脉注射（可能需要总共 1.25mg）；维持剂量，0.125～0.25mg/d，口服、静脉注射。

(3) 不良反应：心律失常、恶心、呼吸紊乱、认知功能障碍、黄绿视、房性心动过速伴房室传导阻滞、PR 间期延长、ST 段压低。

28. 多巴酚丁胺（Dobutrex™）

(1) 途径：静脉注射。

(2) 剂量：2～3μg/（kg・min）。

(3) 用于伴有收缩功能障碍的充血性心力衰竭。药物耐受性可能会限制用药不超过 4 天，因此可能需要更换 III 型磷酸二酯酶抑制药。

29. 多巴胺（Intropin™）

(1) 途径：静脉注射。

(2) 剂量：多巴胺能刺激，0.5～2.0μg/（kg・min）。

(3) α- 和 β- 多巴胺能效应，>10μg/（kg・min）。

30. 替加色罗 α 活化蛋白 C（Xigris™）

通过 Va 和 VIII a 因子的蛋白水解失活抑制凝血。降低器官功能障碍发生后 48h 内因严重败血症导致的高死亡率。最近的数据显示，服用这种药物的患者死亡率增加，因此目前市场上没有这种药物。

(1) 途径：静脉注射。

(2) 剂量：24μg/（kg・h），共 96h。

31. 依诺肝素（Lovenox™）

(1) 途径：皮下注射、静脉注射。

(2) 剂量：预防性深静脉血栓形成，40mg/d；急性深静脉血栓治疗，1mg/kg，每 12 小时 1 次或每日 1.5mg/kg（理想体重）。

(3) 半衰期 4h。肾排泄受损患者相对禁忌，这类患者必须调整剂量。

(4) 血小板减少症很少见。

32. 肾上腺素（肾上腺素注射液）

(1) 途径：皮下注射、静脉注射。

(2) 剂量：β_1 和 β_2 效应，1～4μg/min；α 效应，4μg/min。

33. 依前列醇（Flolan™）

(1) 途径：静脉注射、雾化吸入。

(2) 剂量：1～2ng/(kg·min)。

34. 厄塔培南（Invanz™）

(1) 途径：静脉注射、肌内注射。

(2) 剂量：每天 1g。

35. 艾司洛尔（Brevibloc™）

(1) 途径：静脉注射。

(2) 剂量：首次剂量是 0.5～1.0mg/kg，然后输注 50μg/(kg·min)，维持剂量是 50～200μg/(kg·min)。

36. 依托咪酯（Amidate™）

(1) 途径：静脉注射。

(2) 剂量：插管患者，0.2～0.6mg/kg。

37. 非诺多泮（Corlopam™）

(1) 途径：静脉注射。

(2) 剂量：0.1～1.0μg/(kg·min)，静脉输注至所需血压。

38. 芬太尼（Sublimaze™）

(1) 途径：静脉注射、肌内注射。

(2) 剂量：镇静或镇痛，1μg/kg，静脉注射或肌内注射。

39. 氟马西尼（Romazicon™）

(1) 途径：静脉注射。

(2) 剂量：0.3mg，静脉注射。

40. 呋塞米（Lasix™）

(1) 途径：口服、静脉注射、肌内注射。

(2) 剂量：10～120mg，静脉注射或肌内注射。根据需要调整剂量，直到获得满意的效果。可能需要连续输注。

41. 磷苯妥英（Cerebyx™）

(1) 途径：静脉注射、肌内注射。

(2) 剂量：癫痫持续状态，15～20mg/kg（负荷剂量）。

42. 胰高血糖素（通用）

(1) 途径：皮下注射、静脉注射、肌内注射。

(2) 剂量：低血糖，0.5～1.0mg，皮下注射、静脉注射或肌内注射，可在 15min 内重复给药。

(3) 心动过缓，1～20mg/h。

43. 氟哌啶醇（Haldol™）

(1) 途径：口服、肌内注射、静脉注射（未经 FDA 批准）。

(2) 剂量：急性精神病，1～2h 内注射 2～5mg，直到症状得到控制。

44. 肝素（Liquaemin™）

(1) 途径：静脉注射、皮下注射。

(2) 剂量：深静脉血栓预防，5000U，皮下注射，每 8～12 小时 1 次。

(3) 深静脉血栓 / 肺栓塞治疗，100U/kg，静脉推注，然后持续 800～1200U/h 的输液，维持 APTT 在 1.5～2 倍水平。半衰期：1h。治疗范围：血浆浓度 0.3～0.7U/ml。假定 2～3 倍于正常值的 APTT 为正常值。

45. 肼嗪（Apresoline™）

(1) 途径：口服、静脉注射。

(2) 剂量：5mg，静脉推注；5～10mg，静脉推注，每 6 小时 1 次。

46. 氢吗啡酮（Dilaudid™）

(1) 途径：静脉注射、口服、肌内注射、皮下注射。

(2) 剂量：根据疼痛需要，每 1～2 小时服用 0.7～2mg。

47. 亚胺培南 – 西司他丁（Primaxin™）

(1) 途径：静脉注射、肌内注射。

(2) 剂量：每 6 小时 500～1000mg，根据肾功能调整剂量。

48. 异丙肾上腺素（Isuprel™）

(1) 途径：静脉注射、皮下注射、口服、雾化吸入。

(2) 剂量：1～10μg/min，静脉输注。

49. 酮咯酸氨丁三醇（Torado™）

(1) 途径：口服、肌内注射。

(2) 剂量：初始剂量 30～60mg，肌内注射，然后 15～30mg，每 6 小时 1 次。

50. 拉贝洛尔（**Normodyne™**）

(1) 途径：口服、静脉注射。

(2) 剂量：快速血压控制，5～20mg（缓慢），静脉推注；如果有必要，5min 后重复。以 1～2mg/min 开始持续输注直到达到效果。

51. 来匹卢定（**Refludan™**）

(1) 途径：静脉注射。

(2) 剂量：0.4mg/kg，静脉推注，然后以 0.15mg/（kg·h）的速度持续输注，最大静脉推注剂量为 44mg 每次，最大速度为 16.5mg/h。

52. 利多卡因（**Xylocaine™**）：

(1) 途径：静脉注射、肌内注射、皮下注射。

(2) 剂量：首剂 1.0～1.5mg/kg，静脉推注，然后以 1～4mg/min 持续静脉输注。

53. 利奈唑胺（**Zyvox™**）

(1) 途径：口服、静脉注射。

(2) 剂量：每 12 小时 600mg。

54. 劳拉西泮（**Ativan™**）：苯二氮䓬类

(1) 途径：口服、静脉注射、肌内注射。

(2) 剂量：2～10mg/d，分次给药（口服、静脉注射或肌内注射）（有些患者可能需要持续输注）。

55. 甘露醇（**Osmitrol™**）

(1) 途径：静脉注射。

(2) 剂量：对于脑水肿，用 15%～25% 的甘露醇溶液静脉注射 0.15～2.0g/kg，持续 30～60min；最大剂量为每 24 小时 6g/kg。

56. 哌替啶（**Demerol™**）：麻醉性镇痛药

(1) 途径：口服、肌内注射、静脉注射、皮下注射。

(2) 剂量：50～150mg，每 3～4 小时 1 次。

57. 美罗培南（**Merrem™**）

(1) 途径：静脉注射。

(2) 剂量：每 8 小时 1～2g。

58. 咪达唑仑（Versed™）：短效苯二氮䓬类

(1) 途径：静脉注射、肌内注射。

(2) 剂量：1～4mg，每 2～6 小时 1 次。

59. 吗啡（Duramorph™）

(1) 途径：静脉注射、肌内注射、口服、纳肛。

(2) 剂量：5～10mg，每 4～6 小时 1 次（一些患者可能需要持续静脉输注）。

60. 纳洛酮（Narcan™）

(1) 途径：静脉注射、肌内注射、皮下注射。

(2) 剂量：0.4～2.0mg，静脉注射；最多可重复给药达总量 10mg。4～5μg/（kg·min）持续静脉输注。

61. 尼卡地平（Cardene™）

(1) 途径：静脉注射、口服。

(2) 剂量：高血压急症，5mg/h，静脉注射，每 5～15 分钟增加 2.5mg/h，直到到达降压效果。制造商建议最大剂量为 15mg/h。根据作者的经验，安全剂量远高于此。

62. 硝酸甘油

(1) 途径：口服、静脉注射、舌下含服、局部用药。

(2) 剂量：10～400μg/min，静脉注射。

63. 去甲肾上腺素（Levophed™）

(1) 途径：静脉注射。

(2) 剂量：4～10μg/min。

64. 奥曲肽（Sandostatin™）

(1) 途径：静脉注射、皮下注射。

(2) 剂量：磺脲类药物中毒时低血糖，根据需要，每 6 小时 50～100μg，皮下注射。食管静脉曲张，25～50μg，静脉推注，然后每小时静脉输注 25～50μg。

65. 昂丹司琼（Zofran™）

(1) 途径：口服、静脉注射。

(2) 剂量：根据需要每 6～8 小时服用 4～8mg。

66. 泮托拉唑（Protonix）

(1) 途径：口服、静脉注射。

(2) 剂量：每天 40～80mg，静脉注射，或持续静脉输注 8mg/h。

67. 苯巴比妥（Barbital™）

(1) 途径：口服、纳肛、静脉注射、肌内注射。

(2) 剂量：癫痫持续状态，静脉注射，以 50mg/min 的速度输入 10mg/kg，每日最高剂量是 20mg/kg（成人）。

68. 酚妥拉明（Regitine™）

(1) 途径：静脉注射、肌内注射。

(2) 剂量：成人必要时 5mg，静脉注射或肌内注射，逐渐减少直至起效。儿童必要时，0.1mg/kg，静脉注射。

69. 去氧肾上腺素（Neo-Synephrine™）

(1) 途径：静脉注射。

(2) 剂量：15mg 溶于 250ml 5% 葡萄糖水溶液（60μg/ml）中；以 20～30μg/min 开始，滴定至所需血压。

70. 哌拉西林 – 他唑巴坦（Zosyn™）

(1) 途径：静脉注射。

(2) 剂量：每 6～8 小时 2.25～4.5g，静脉注射。

71. 普鲁卡因胺

(1) 途径：口服、静脉注射。

(2) 剂量：100mg/min，静脉注射，输注至起效，或输入总剂量 1000mg，然后持续静脉输注 2～6mg/min。

72. 丙氯哌嗪（Compazine™）

(1) 途径：口服、静脉注射、肌内注射、纳肛。

(2) 剂量：口服，每天 3 次，每次 5～10mg；静脉注射，每 3～4 小时 5～10mg；纳肛，每次 25mg，每日 2 次。

73. 丙泊酚（Diprivan）

(1) 途径：静脉注射。

(2) 剂量：持续输注 2～15ml/h，以达到所需的镇静水平。

74. 普萘洛尔（Inderal™）

(1) 途径：口服、静脉注射。

(2) 剂量：0.5～1.0mg，静脉注射，每 5 分钟 1 次，直到起效。

75. 鱼精蛋白（Protamine sulfate™）

(1) 途径：静脉注射。

(2) 剂量：每 90 单位肺肝素用 1mg 鱼精蛋白，或每 115 单位肠肝素用 1mg 鱼精蛋白。1～3min 内缓慢静脉推注，最大剂量是 10min 内使用 50mg。

76. 罗库溴铵（Zemuron™）

(1) 途径：静脉注射。

(2) 剂量：插管患者，0.6mg/kg。

77. 碳酸氢钠（碳酸氢钠注射液）

(1) 途径：静脉注射、口服。

(2) 剂量：严重酸中毒，初始剂量为 1mmol/kg，随后为 0.5mmol/kg。根据临床情况和血液 pH 调整剂量。

78. 硝普钠（Nipride™）

(1) 途径：静脉注射。

(2) 剂量：将 50mg 与 250ml 5% 葡萄糖溶液混合，以 0.5μg/（kg·min）持续静脉输注至起效。持续输注 8h 以上常见硫氰化物和氰化物中毒。

79. 聚磺苯乙烯（Kayexalate™）

(1) 途径：口服、纳肛。

(2) 剂量：15g，口服，每 6～24 小时 1 次。

80. 琥珀酰胆碱（Anectine™）

(1) 途径：静脉注射、肌内注射。

(2) 剂量：1～1.5mg/kg，静脉注射；2～4mg/kg，肌内注射（仅限儿童使用）。

81. 硫喷妥钠（Pentothal sodium™）

(1) 途径：静脉注射、纳肛。

(2) 剂量：全身麻醉药，2～3ml 的 2.5% 溶液（50～75mg），静脉注射，每 20～40 秒 1 次，直至达到预期效果。癫痫发作，75～125mg，静脉注射。

82. 替加环素（Tygacil™）

(1) 途径：静脉注射。

(2) 剂量：首剂 100mg，然后每 12 小时 50mg。

83. 曲美沙芬（Arfonad）

(1) 途径：静脉注射。

(2) 剂量：从 0.3mg/min 开始，逐步加量至起效。

84. 丙戊酸钠（Depakote™）

(1) 途径：口服、静脉注射。

(2) 剂量：癫痫持续状态，15～45mg/kg（负荷剂量），静脉持续输注 1～4mg/（kg·h）。

85. 万古霉素（Vancocin™）

(1) 途径：口服、静脉注射。

(2) 剂量：口服，每天总量是 500～1000mg，分次给药；静脉注射，每天总量是 2～3g，分次给药。

86. 血管加压素（Pitressin™）

(1) 途径：肌内注射、静脉注射、舌下含服、骨髓输液。

(2) 剂量：血管扩张或败血性休克，1～6U/h。

（王康安　马琪敏　译）

第 20 章　ICU 中常用实验室检查值
Common Laboratory Values in the ICU

本章介绍了评估重症患者最常用的实验室检查值。这些检查值按字母顺序及生物学来源进行排列，其中（P）代表血浆，（B）代表血液，（S）代表血清，（U）代表尿液，（CSF）代表脑脊液，（RBC）代表红细胞，（WBC）代表白细胞。这些检查值并不是绝对的，其正常范围数值因医院而异。惯用单位和国际标准单位（SI）均被列出。

1. α_1– 抗胰蛋白酶（血清）

150～350mg/dl（双报告）（SI，1.5～3.5g/L）。

2. 17– 羟基皮质类固醇（如脱氢表雄酮）（尿液）

(1) 女性：7～12mg/24h（SI，25～40μmol/24h）。

(2) 男性：9～17mg/24h（SI，30～60μmol/24h）。

3. 17– 酮类固醇（如脱氢表雄酮）（尿液）

(1) 女性：6～17mg/24h（SI，20～60μmol/24h）。

(2) 男性：6～20mg/24h（SI，20～70μmol/24h）。

4. 谷丙转氨酶（ALT）（血清）

0～35（35℃）U/L（SI，0～35U/L）。

5. 白蛋白（血清）

4.0～6.0g/dl（SI，40～60g/L）。

6. 氨（血浆）

(1) 氨（NH_3）：10～80μg/dl（双报告）（SI，5～50μmol/L）。

(2) 铵（NH_4）：10～85μg/dl（双报告）（SI，5～50μmol/L）。

(3) 氮（N）：10～65μg/dl（双报告）（SI，5～50μmol/L）。

7. 淀粉酶（血清）

(1) 0～130（37℃）U/L（SI，0～130U/L）。

(2) Somogyi 法测量 50～150U/dl（SI，100～300U/L）。

8. 天冬氨酸氨基转移酶（AST）（血清）

0～35（37℃）U/L（SI，0～35U/L）；8～48（37℃）U/L（SI，8～48U/L）。

9. 胆红素（血清）

(1) 总胆红素：0.1～1.0mg/dl（双报告）（SI，2～18μmol/L）。

(2) 结合胆红素：0～0.2mg/dl（双报告）（SI，0～4μmol/L）。

10. 钙（血清）

(1) 男性：8.8～10.3mg/dl（双报告）（SI，2.20～2.58mmol/L）。

(2) 女性：<50 岁，8.8～10.3mg/dl（双报告）（SI，2.20～2.58mmol/L）。

11. 钙，正常饮食（尿液）

(1)<250mg/24h（SI，<6.2mmol/24h）。

(2) 男性：25～300mg/24h。

(3) 女性：20～275mg/24h。

(4) 高钙尿：>350mg/ 标本。

12. CO_2 含量（$CO_2 + RHCO_3$）（血液、血浆、血清）

(1) 22～28mmol/L（SI，22～28mmol/L）。

(2) 23～30mmol/L（SI，23～30mmol/L）。

13. 氯化物（血清）

95～105mmol/L（SI，95～105mmol/L）。

14. 胆固醇酯，总胆固醇的一小部分（血浆）

60%～75%（SI，0.60～0.75）。

15. 补体，C3（血清）

70～160mg/dl（SI，0.7～1.6g/L）。

16. 铜（血清）

70～140μg/dl（SI，11.0～22.0μmol/L）。

17. 胆固醇（血浆）

<200mg/dl（双报告）（SI，<5.20mmol/L）。

18. 铜（尿液）

＜40μg/24h（SI，＜0.6μmol/24h）。

19. 促肾上腺皮质激素（ACTH）（血浆）

20～100pg/ml（SI，4～22pmol/L）。

20. 肌酸激酶（CK）（血清）

0～130（37° C）U/L（SI，0～130U/L）

21. 肌酸激酶同工酶 MB 型（血清）

心肌梗死时＞5%（SI，＞0.05）。

22. 肌酸（尿液）

(1) 男性：0～40mg/24h（SI，0～300μmol/24h）。

(2) 女性：0～80mg/24h（SI，0～600μmol/24h）。

23. 肌酸（血清）

(1) 男性：0.17～0.50mg/dl（SI，10～40μmol/L）。

(2) 女性：0.35～0.93mg/dl（SI，30～70μmol/L）。

24. 肌酐（尿液）

可变化 g/24h（双报告）（SI，可变化 mmol/24h）。

25. 肌酐（血清）

0.6～1.2mg/dl（双报告）（SI，50～110μmol/L）。

26. 肌酐清除率（血清、尿液）

75～125ml/min（双报告）（SI，1.24～2.08ml/s）。

27. 胱氨酸（尿液）

10～100mg/24h（SI，40～420μmol/24h）。

28. 脱氢表雄酮（尿液）

(1) 女性：0.2～1.8mg/24h（SI，1～6μmol/24h）。

(2) 男性：0.2～2.0mg/24h（SI，1～7μmol/24h）。

29. 地高辛，治疗剂量（血浆）

0.5～2.2ng/ml（双报告）（SI，0.6～2.8mmol/L）。

30. 红细胞沉降率（血液）

(1) 女性：0～30mm/h（SI，0～30mm/h）。

(2) 男性：0～20mm/h（SI，0～20mm/h）。

31. 雌二醇：男性，＞18 岁（血清）

15～40pg/ml（双报告）（SI，55～150pmol/L）。

32. 乙醇（血浆）

＜100mg/dl（SI，＜22mmol/L）。

＜80mg/dl（0.08g/dl）。

33. 本胆烷醇酮

(1) 女性：0.8～4.0mg/24h（SI，2～14μmol/24h）。

(2) 男性：1.4～5.0mg/24h（SI，4～17μmol/24h）。

34. 纤维蛋白原（血浆）

200～4300mg/dl（SI，2.0～4.0g/L）。

35. 促卵泡激素（FSH）（血浆）

(1) 女性：2.0～15.0mU/ml（SI，2～15U/L）。

(2) 峰值：20～50mU/ml（SI，20～50U/L）。

(3) 男性：1.0～10.0mU/ml（SI，1～10U/L）。

36. 促卵泡激素（FSH）（尿液）

(1) 卵泡期：2～15U/24h（SI，2～15U/24h）。

(2) 排卵期：8～40U/24h（SI，8～40U/24h）。

(3) 黄体期：2～10U/24h（SI，2～10U/24h）。

(4) 绝经期女性：35～100U/24h（SI，35～100U/24h）。

(5) 男性：2～15U/24h（SI，2～15U/24h）。

37. γ- 谷氨酰转移酶（GGT）（血清）

0～30（30℃）U/L（SI，0～30U/L）。

38. 葡萄糖（血浆）

70～110mg/dl（双报告）（SI，3.9～6.1mmol/L）。

39. 血细胞比容（血液）

(1) 女性：33%～43%（SI，0.33～0.43）。

(2) 男性：39%～49%（SI，0.39～0.49）。

40. 血红蛋白（血液）

(1) 男性：14.0～18.0g/dl（SI，140～180g/L）。

(2) 女性：11.5～15.5g/dl（SI，115～155g/L）。

41. 血红蛋白（血液）

(1) 女性：12.0～15.0g/dl（SI，120～150g/L）。

(2) 男性：13.6～17.2g/dl（SI，136～172g/L）。

42. 免疫球蛋白类（血清）

(1) IgG：500～1200mg/dl（SI，5.00～12.00g/L）。

(2) IgA：50～350mg/dl（SI，0.50～3.50g/L）。

(3) IgM：30～230mg/dl（SI，0.30～2.30g/L）。

(4) IgD：＜6mg/dl（SI，＜60mg/L）。

(5) IgE。

- 0—3 岁：0.5～1.0U/ml（SI，1～24μg/L）。

- 3—80 岁：5～100U/ml（SI，12～240μg/L）。

43. 铁（血清）

(1) 男性：80～180μg/dl（双报告）（14～32μmol/L）。

(2) 女性：60～160μg/dl（双报告）（11～29μmol/L）。

(3) 儿童：50～120μg/dl。

(4) 新生儿：100～250μg/dl。

44. 铁结合力（血清）

250～460μg/dl（双报告）（SI，45～82μmol/L）。

45. 酮类固醇组分（尿液）

(1) 雄酮。

- 女性：240～2300μg/24h。

- 男性：320～5400μg/24h。

(2) 脱氢表雄甾酮。

- 女性：21～2170μg/24h。

- 男性：21～2170μg/24h。

(3) 本胆烷醇酮。

- 女性：195～1500μg/24h。

- 男性：130～900μg/24h。

(4) 11β- 羟基本胆烷醇酮。

- 成人：14～680μg/24h。

(5) 11- 氧代雄酮。

- 女性：8～87μg/24h。

- 男性：15～111μg/24h。

(6) 11- 氧代本胆烷醇酮。

- 成人：78～1165μg/24h。

(7) 孕三醇。

- 女性：47～790μg/24h。

- 男性：71～1000μg/24h。

46. 乳酸脱氢酶（血清）

50～150（37℃）U/L（SI，50～150U/L）。

47. 乳酸脱氢酶同工酶类（血清）

(1) LD_1：15%～40%（SI，0.15～0.40）。

(2) LD_2：20%～45%（SI，0.20～0.45）。

(3) LD_3：15%～30%（SI，0.15～0.30）。

(4) LD_4 和 LD_5：5%～20%（SI，0.05～0.20）。

(5) LD_1：10～60U/L（SI，10～60U/L）。

(6) LD_2：20～70U/L（SI，20～70U/L）。

(7) LD_3：10～45U/L（SI，10～45U/L）。

(8) LD_4 和 LD_5：5～30U/L（SI，5～30U/L）。

48. 铅中毒（血液）

＞60μg/dl（双报告）（SI，＞2.90μmol/L）。

49. 铅中毒（尿液）

＞80μg/24h（双报告）（SI，＞0.40μmol/24h）。

50. 总脂类（血浆）

400～850mg/dl（双报告）（SI，4.0～8.5g/L）。

51. 脂蛋白（血浆）

(1) 低密度脂蛋白（LDL），如胆固醇

- 最佳：＜100mg/dl。

- 次最佳：100～129mg/dl。

- 临界高：130～1459mg/dl。

- 高：160～189mg/dl。

- 非常高：>190mg/dl。

(2) 高密度脂蛋白（Hdl），如胆固醇。

- 男性：<40mg/dl（双报告）。

- 女性：<50mg/dl（双报告）。

52. 镁（血清）

1.7～2.4mg/dl（双报告）（SI，0.70～1.00mmol/L）。

53. 红细胞平均血红蛋白浓度（血液）

(1) 质量浓度：30～35g/dl。

(2) 物质的量浓度（Hb［Fe］）：30～35g/dl。

54. 红细胞平均血红蛋白量（血液）

(1) 质量浓度：27～33pg（SI，27～33pg）。

(2) 物质的量浓度：［Hb（Fe）］：27～33pg（SI，1.68～2.05fmol）。

55. 红细胞平均体积（血液）

红细胞体积：80～100μm^3（SI，80～100fL）。

56. 苯妥英（血浆）

(1) 治疗水平：10～20mg/L（SI，40～80μmol/L）。

(2) 中毒水平：>30μg/ml。

(3) 致死水平：>100μg/ml。

57. 酸性磷酸酶（前列腺）（血浆）

<或 2.1ng/ml。

58. 碱性磷酸酶（血清）

50～100U/L（SI，50～100U/L）。

59. 磷酸盐（如磷）（血清）

(1) 男性：2.5～4.5mg/dl。

(2) 女性：2.5～4.5mg/dl。

60. 血小板（血液）

150～400×10^3/mm^3（SI，150～400×10^9/L）。

61. 钾（血清）

3.5～5.5mmol/L（SI，3.5～5.5mmol/L）。

62. 降钙素原（血清）

(1) 健康人＜0～0.05μg/L。

(2) 降钙素原水平＜0.5μg/L 表明可能存在感染，但这个水平不太可能是像脓毒症一样的系统性感染。可能提示如牙或呼吸道的局部感染。

(3) 降钙素原水平在 0.5～2μg/L 表示可能发生全身性感染，但不能诊断为脓毒症。

(4) 降钙素原水平为 2～10μg/l 表明脓毒症可能。

(5) 降钙素原值为 10μg/L 或更高表明严重脓毒症或脓毒症休克的可能性很高。

63. 孕激素（血浆）

(1) 5—9 岁：0.6ng/ml。

(2) 10—13 岁：10.2ng/ml。

(3) 14—17 岁：11.9ng/ml。

(4) 卵泡早期：0.6ng/ml。

(5) 卵泡晚期：14.5ng/ml。

(6) 黄体期：31.4ng/ml。

(7) 排卵期：16.1ng/ml。

(8) 绝经后：0.2ng/ml。

64. 总蛋白（尿液）

＜150mg/24h（SI，＜0.15g/24h）。

65. 总蛋白（血清）

6～8g/dl（SI，60～80g/L）。

66. 总蛋白（脑脊液）

＜40mg/dl（SI，＜0.40g/L）。

67. 红细胞计数（红细胞）（血液）

(1) 女性：（4.10～5.10）×10^{12}/L。

(2) 男性：（4.52～5.90）×10^{12}/L。

68. 红细胞计数（脑脊液）

0/cu mm（SI，0×10^{6}/L）。

69. 网织红细胞计数（成人）（血液）

0.5%～1.5%。

70. 钠（血清）

135～145mEq/L（SI，135～145mEq/L）。

71. 钠离子（血清）

135～145mmol/L（SI，135～145mmol/L）。

72. 钠离子（尿液）

饮食依赖 mmol/24h（SI，5～25mmol/24h）。

73. 类固醇（尿液）

(1) 羟皮质类固醇（如氢化可的松）。

(2) 3～12mg/24h。

74. 睾丸素（血浆）

(1) 女性：＜0.6ng/ml（双报告）（SI，＜2.0nmol/L）。

(2) 男性：4.0～8.0ng/ml（双报告）（SI，14.0～28.0nmol/L）。

75. 甲状腺素（T_4）（血清）

4.9～11.7mg/dl。

76. 甲状腺素结合球蛋白（TBG）（血清）

12～30mg/L。

77. 游离甲状腺素（血清）

0.7～1.8ng/ml。

78. 三碘甲状腺原氨酸（T_3）（血清）

80～220ng/dl。

79. 甘油三酯（血清）

(1) 正常：＜150mg/dl。

(2) 临界高值：150～199mg/dl。

(3) 高：200～499mg/dl。

(4) 非常高：＞500mg/dl。

80. 尿酸盐（如尿酸）（血清）

(1) 男性：2.5～8mg/dl。

(2) 女性：1.9～7.5mg/dl。

81. 尿酸盐（如尿酸）（尿液）

饮食依赖 g/24h（SI，饮食依赖 mmol/24h）。

82. 尿素氮（血清）

3～20mg/dl（双报告）。

83. 尿素氮（尿液）

12～20g/24h（双报告）（SI，430～700mmol/24h 尿素）。

84. 尿胆原（尿液）

0～4.0mg/24h（SI，0.0～6.8μmol/24h）。

85. 白细胞计数（血液）

（4.0～10）×10^9/L。

86. 白细胞计数（脑脊液）

0～5/cu mm（SI，0～5×10^6/L）。

87. 锌（血清）

75～120μg/dl（SI，11.5～18.5μmol/L）。

88. 锌（尿液）

150～1200μg/24h（SI，2.3～18.3μmol/24h）。

（王飞飞　译）

相 关 图 书 推 荐

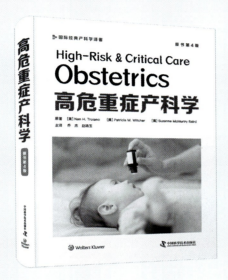

主译 乔 杰 赵扬玉

定价 198.00 元

　　本书引进自世界知名的 Wolters Kluwer 出版社，是一部实用性极强的高危重症产科学专业著作，目前已更新至全新第 4 版。著者就目前产科遇到的严重并发症，针对临床诊疗方面进行了详细阐述，既描述了疾病的病理生理过程，又介绍了疾病诊治的循证医学证据。书中所述既涵盖了常见的产科并发症（如产后出血、妊娠期高血压疾病），又结合目前临床现状及孕产妇疾病谱的变化，更新纳入了胎盘植入、静脉血栓性疾病等病种。同时根据当前高危重症孕产妇的管理需求，新增了有关孕产妇发病率及死亡率相关内容，并引入了管理理念，阐述了提高产科重症护理能力及改善孕产妇结局的策略。对美国产科的分级管理也进行了详细介绍，通过规划孕产妇就诊的优先级，提高医疗资源分配的效率。书末的附录部分以简洁的条目方式呈现了临床指南中的诊疗建议，以便产科临床医务工作者参考。本书内容简洁明晰、图表丰富，是重症产科学临床医生日常实践的理想参考书，非常值得致力于重症产科学领域的专业人员阅读参考。

相 关 图 书 推 荐

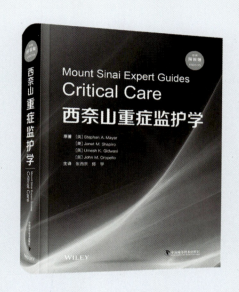

主译　张西京　陈　宇

定价　298.00 元

　　本书引进自 WILEY 出版社，由美国纽约医学院神经病学和神经外科专家 Stephan A. Mayer 和西奈山伊坎医学院肺科、重症监护、心脏病、肝病、重症外科等著名专家联合编写，是一部系统介绍重症医学诊断和治疗技术的实用性指导用书。全书共八篇 58 章，包含基础技术和操作流程、心血管重症、呼吸重症、神经重症、外科重症、感染性疾病、肾脏疾病、血液和肿瘤，内容全面，涵盖了重症监护的各个领域，重点介绍了重症监护的临床诊断和有效的患者管理，使医护人员能在临床实践中迅速获得准确且具有指导价值的相关信息，提高危重患者的救治质量。本书内容丰富，紧扣临床，条理分明，便于速查和系统学习，可作为重症医学相关专业学生及临床工作者的参考用书。

相 关 图 书 推 荐

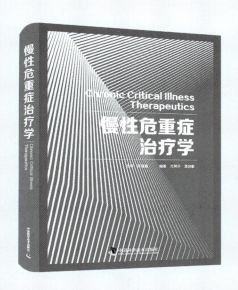

主审　陈德昌

编著　尤荣开　潘剑敏

定价　198.00 元

　　本书是我国第一部有关慢性危重症治疗的专业著作。作者从临床实践出发，结合国内外慢性危重症相关的最新进展，以实用为原则，以治疗康复为目标，切合临床实际，编写而成。全书共 28 章，主题得当，重点突出，全面介绍了慢性危重症的监测、治疗与康复的相关内容，不仅介绍了慢性危重症的流行病学、发病机制、病理生理、诊断治疗等基础知识，还对各种常见的慢性危重症进行了系统阐述，并且对慢性危重症的康复治疗、HDU 病房建设、护理及伦理学问题进行了介绍。本书非常适合广大从事重症医学科、康复科、神经科、老年科等领域的医务工作者借鉴参考，也可供医学专科生、本科生、研究生、进修生作为重症医学、重症康复的选修教材和辅导读物。

相 关 图 书 推 荐

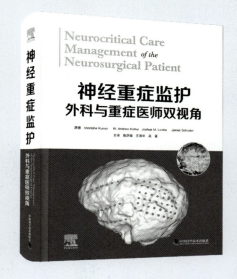

主译　张洪钿　王清华　吴　喜

定价　398.00 元

　　本书引进自 ELSEVIER 出版集团，由美国宾夕法尼亚大学神经病学、神经外科、神经重症，以及麻醉部门的联合主任 Monisha Kumar 教授与多位权威专家共同编写。全书共 6 个部分，首先回顾了神经外科患者术后监护的核心，即神经麻醉学原则，然后重点介绍了血管神经外科、肿瘤神经外科、癫痫外科、功能神经外科和创伤神经外科的各种开颅手术，同时介绍脊柱神经外科手术、血管内介入神经外科手术，并对特殊手术进行了专门讨论，包括心室分流、颅内压监测的放置及多学科联合手术（如联合耳鼻咽喉科或整形外科及周围神经外科）。本书由神经外科医生、神经介入科医生、神经重症监护医生联合撰写，融合了多学科医生的观点，具有广泛的适用性，可供临床多学科医生参考阅读。